为什么会生病

DON'T DIE YOUNG

别年纪轻轻就死掉

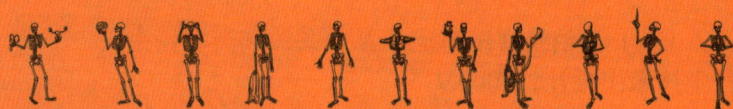

[英] 艾丽丝·罗伯茨／著

闫海英／译

辽宁科学技术出版社

沈 阳

图书在版编目（CIP）数据

为什么会生病／（英）罗伯茨（Roberts, A.）著; 闫海英译.
—沈阳: 辽宁科学技术出版社, 2009.9
 ISBN 978-7-5381-5730-7

Ⅰ.为… Ⅱ.①罗… ②闫… Ⅲ.疾病－防治－普及读物 Ⅳ.R4-49

中国版本图书馆 CIP 数据核字（2009）第 123479 号

出版发行: 辽宁科学技术出版社
　　　　　（地址: 沈阳市和平区十一纬路 29 号　邮编: 110003）
印 刷 者: **沈阳市北陵印刷厂有限公司**
经 销 者: 各地新华书店
幅面尺寸: 184 mm × 260 mm
印　　张: 12
字　　数: 100 千字
印　　数: 1~5000
出版时间: 2009 年 9 月第 1 版
印刷时间: 2009 年 9 月第 1 次印刷
责任编辑: 赵敏超
封面设计: 辛晓习
版式设计: 袁　舒
责任校对: 李　雪

书　　号: ISBN 978-7-5381-5730-7
定　　价: 36.00 元

联系电话: 024-23284367
邮购热线: 024-23284502
E-mail: www.lnkj@126.com
http://www.lnkj.com.cn
本书网址: www.lnkj.cn/uri.sh/5730

目 录

为什么会生病
DON'T DIE YOUNG

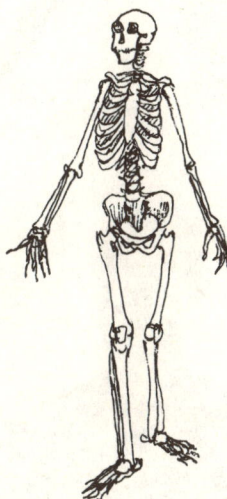

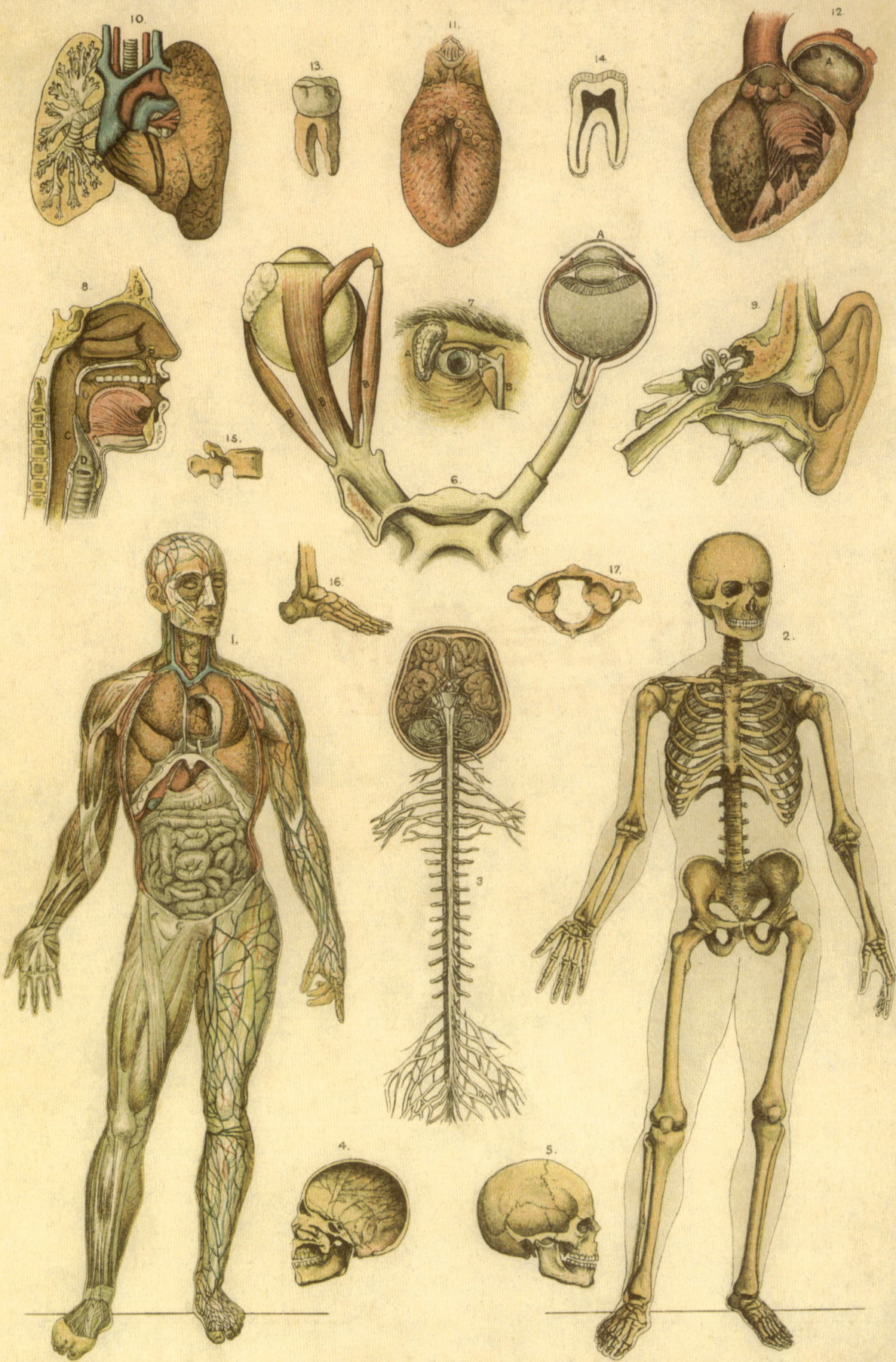

前 言

你能逃脱死亡的追捕吗？尽管法国有一个叫珍妮·卡尔门特的妇人活到了122岁零164天，这已经相当长寿了，但是还没有谁能够摆脱死亡。她是个素食者，由此看来，向身体供应充足的水果和蔬菜（经口摄入）是目前最佳的长寿方法之一。当然良好的遗传基因也是很重要的。

偶尔我会遇到并不相信什么长寿秘诀的病人，他们尽管每天抽40支没有过滤嘴的香烟，膳食中的糖吃得也不少，但却活到了百岁，面对这些长寿天敌，他们的DNA一定有着神奇的修复能力。然而多数人在和死亡的博弈中，却没有那么幸运地胜出。就像艾丽丝·罗伯茨博士在这本精彩的书中所观察到的：通过改变膳食和生活方式，80%的心脏病、90%的2型糖尿病和70%的癌症都能得以避免。

本书中，罗伯茨博士不仅仅告诉大家如何避免早亡，而且还告诉大家为什么会造成早亡。多数人没有经历过人体解剖，也就不会体会到解剖的快乐和神奇，但这的确是一件极其美好的事情。我们就像乘坐一辆解剖过山车，途中经过人体的所有重要器官系统，对于哪里可能出错并如何纠正过来给出明晰的解释。本书充满热情，笔触幽默，把科学研究与逸闻趣事巧妙融合，使阅读变得轻松愉快。

最后一章是综合论述，点明共同的主题。一个无法回避的事实是我们都会衰老死亡，而有些人迈向死亡的步伐会比别人更快些。我们把呼吸进的氧气看做是赋予我们生命的物质，可它的确有很大毒性。因为氧气遇到蛋白质和酶会迅速与它们发生反应，阻止二者发挥作用。氧气燃烧机体的方式就像浮士德契约一样，既给予又索取；它是维持我们生命的必需物质，但它也破坏活组织，最终导致我们的死亡。

我们做不到长生不死，但关键是也不能年纪轻轻就死掉，我们要保证人体这台机器良性运转，这样才能享受生活。我们只在这世上走一遭，如果领会了这本书，那么人生路上，我们的身体就会极少出现故障。

菲尔·哈蒙德博士

左页图 19世纪的解剖图所展示的一系列的人体部件。

绪 论

人的身体好比一台奇妙的机器，各个部件分工迥异，做着自己特定的工作。比如有的像风箱一样负责吸入氧气，有的像水泵一样把氧和养分输送到全身各个部位。人的身体里还有一种燃料转换器，能将人们吃进的各种各样大量的动植物食品分解成很小的化合物，或者用于燃烧供能，或者作为养料贮存起来等待循环再利用。这就像一家工厂，购进原料，或者马上投入生产，或者储备起来以备将来之需。人体这台机器也有废物处理系统，废物经过处理后贮存起来等待排出体外。此外，它甚至有能够制造一代又一代的新的人体机器的组件。

人体这台机器敏锐地感受着环境变化：它的特殊部件对光子做出反应，使它能构建一幅外部世界的动态画面；有的部件负责监测大气中的压缩波；有的能够探查到大气中的液体或微量化学元素。整个人体外部覆盖着一层膜，这层膜能够感受到周围的温度和质感，使人体与外部环境隔离开，免于受其侵害。

人体这台机器能活动自如。它会思维，这一中央处理系统使各个器官充分协调，共同发挥作用，努力使我们保持鲜活的状态。

人体各个器官紧密地排列在一起，就像一个立体的拼板游戏，模块间没有缝隙，互相交错地拼在一起。还有一些具有服务功能的导管和通信系统，它们也密密实实地分布在人体内，包括动脉、静脉、淋巴管和神经。层层包裹着的管道和神经分布于各个器官，其中的结缔组织固定并保护身体各个部分。这些器官也是独立的个体——通过外科手术，你能把眼睛、肾脏、心脏、肺取出体外——每个器官都有它专门的职能。但是所有这些器官共同协调所发挥的作用却超出了各个器官个体作用叠加之和。如果所有的器官都能发挥最佳功能，我们就能拥有健康。

健康对于不同的人来讲，意义是不一样的。对于有些人来说，健康就是幸福，就是感觉身体各部分都处于最佳状态。在医生看来，他们往往认为健康就是不得病。我在这里从这两种观念出发尽力来讲述健康，即：一种是身体各部分运行良好，由

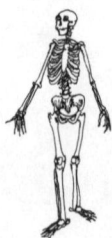

此带给人积极的感受；一种是不得病。前一种观点围绕人体器官结构和各自所发挥的功能以及什么时候能良好发挥功能展开，还包括善意对待各个器官，并确保它们获取所需进而通畅运转，由此来确定哪些生活方式能够帮助大家做到上述这些。后一种观点先给大家展现一些由于器官功能失调所带来的问题，进而阐述健康的生活方式是避免这些问题的方法。每一章都有关于正常器官本身和它的功能的描述，然后是些影响器官功能的常见问题，尤其是生活方式和膳食的变化所导致的健康问题。

尽管有许许多多的研究表明健康的膳食和生活方式能够带来积极的效果，我们由此能够最大限度地获得健康、长寿和幸福，然而，多数人都做不到，这一点也很明显。这也许和我们得不到关于如何生活并且吃什么这些细节方面的建议有部分联系：要做什么样的运动，多长时间锻炼一次，每周吃多少杏仁或者我们的膳食需要包含哪些营养素成分，尽管这些营养素的分子名称都长得令人难以置信。报纸上会报道某种不常见的食物可能有助于我们某些方面的健康，每一次都鼓吹是"健康妙方"。我在本书中针对大家在报纸新闻中所看所听到的一些东西给予解释（到底什么是抗氧化剂和ω–3鱼油？它们对人体真的有好处吗？如果有，从哪里能够获得这些物质而不需要买药丸来服用？）。大量的真假信息充斥在我们生活中，有时使我们很难找出哪种膳食对我们的健康是最重要的。完成这一部分的确很艰难，艰难得犹如在沼泽地里前行，但基于严谨的科学和有力的证据，我们还是找出了保持健康的方法，并以此作为建议供大家参考。

归纳起来，很多的建议都是常识。实际上，保持健康的确比摆脱一些人的劝说容易得多。如果你还没有怀疑，那你应该有所质疑；尤其是如果有人极力向你推销"健康"产品，但却不能告诉你其作用机制或你不能确认它是否科学。健康可是大事，因而许多人下血本劝说你相信他们的超级健康理念。

本书对于健康的描述不是空泛的无稽之谈。我没有任何药丸或提高能量的物品售卖给大家，我不是一个信仰宗教疗法的医者，我不会把观点强加给大家。我要做的是希望在不给大家增加花销的情况下帮助大家理解身体是如何运作的，怎样照顾

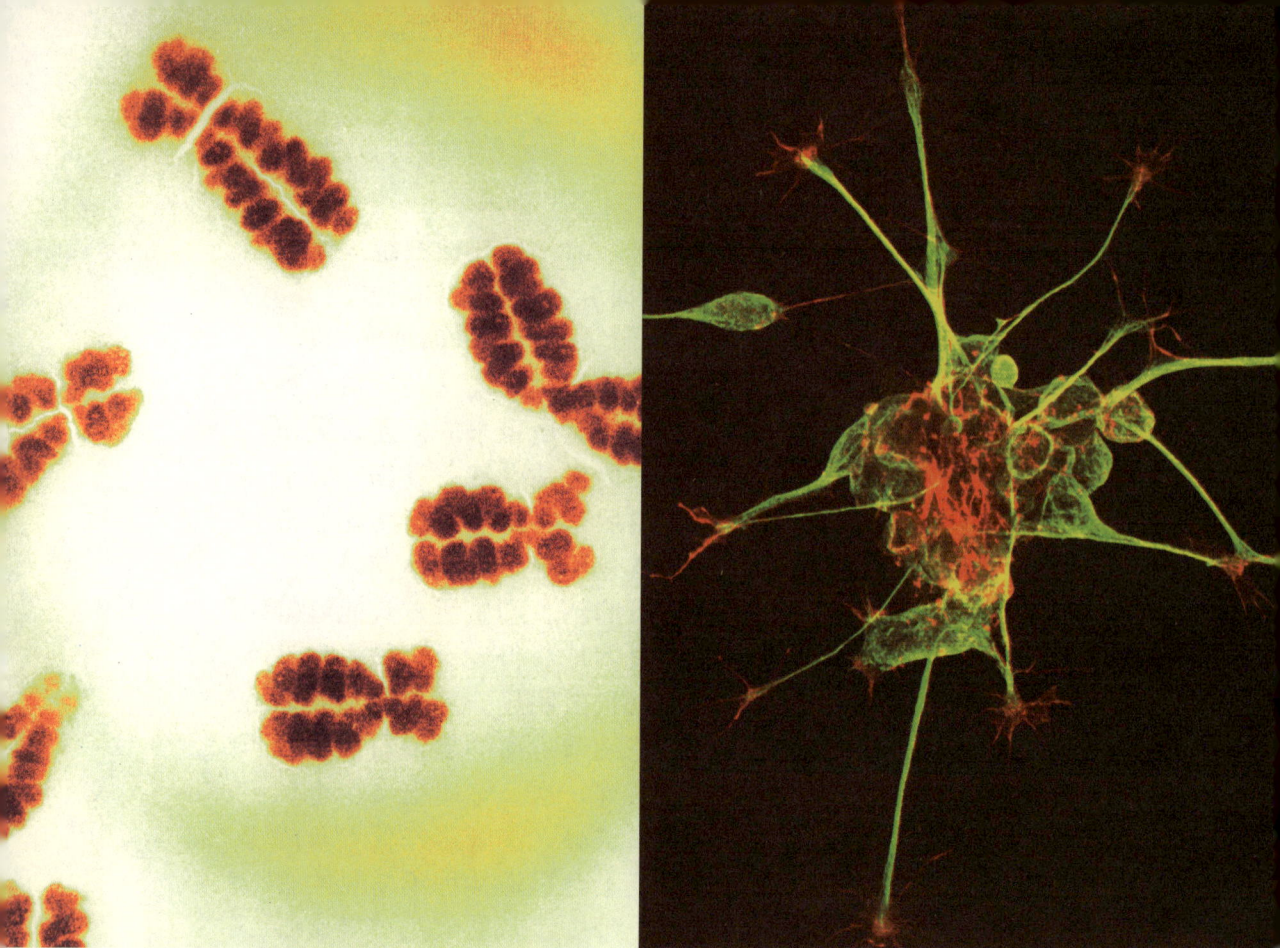

左图 人的密码：在电子显微镜下看到的染色体，放大了1万倍以上。
右图 梭形神经纤维：这些特定的神经细胞把来自身体的感觉信息传入脊髓。用染料上色，蛋白质就清晰地显示出来了，这些蛋白质构成了每个细胞的内部骨架及其外形。

好身体。

　　我们会看到每一器官在身体里的结构和功能以及如何尽可能地让它们保持健康。依据来源于官方的健康指南和最新研究，每一章的结尾处在生活方式和膳食方面，都提供几个与此有关的重要建议。健康的生活方式使身体尽可能地不得病，保持良好健康状态。这并不是说大家就不会得病，因为还有许多的其他因素在影响人的身体——对人体有重大影响的先天基因条件——但是你所选择的膳食和生活方式无疑将影响你的生活，决定你是不是能长寿、快乐和健康地活着。

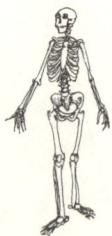

人体的建构图

　　从最基本的层面上来看，人体就是原子的集合体。这种集合不是随意的；原子（碳、氢、氧和其他许多元素）组成分子，

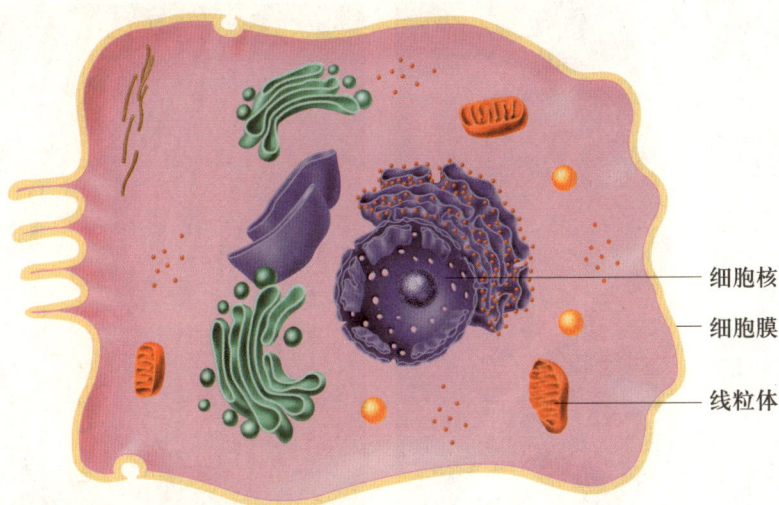

一个细胞内的特化程序包。

例如糖、蛋白质和油，当然还有含有机体自身密码的脱氧核糖核酸即DNA分子。分子经过排列形成细胞，每个细胞内都有自身DNA密码复本。

如果拉近镜头仔细观察细胞，你会看到分化不仅仅发生在生物体及其器官这些大范围内：每个微小细胞都包含着具有不同分工的特化程序包。一个细胞核程序包存有细胞行使日常功能的数据库。

在23对染色体上，数据库以长长的DNA链条形式被记录下来。从本质上来看，DNA链条好比一个存有很多密码指令的图书馆，这些指令是关于如何合成细胞一直需要的以及很多它永远都不需要的所有蛋白质。机体内的每个细胞都拥有同样的图书馆，但是所打开的却是不同系列的基因，制造出许多不同类型的细胞，从细长的神经纤维到肥厚的脂肪细胞，肾脏的章鱼状足细胞或者眼部视网膜的杆状细胞：每个细胞都有同样的图书馆，但它们却选择阅读不同的书。也有些程序包是把细胞核内的DNA信息"翻译"为新的蛋白质；好像DNA在向各个工厂下达命令制造特定产品一样。其他程序包含有细胞用来自我保护的具有破坏作用的酶。

线粒体是细胞的动力站，接受燃料——糖，将其燃烧产生能量。用这一能量向分子电池——三磷酸腺苷（ATP）充电。这

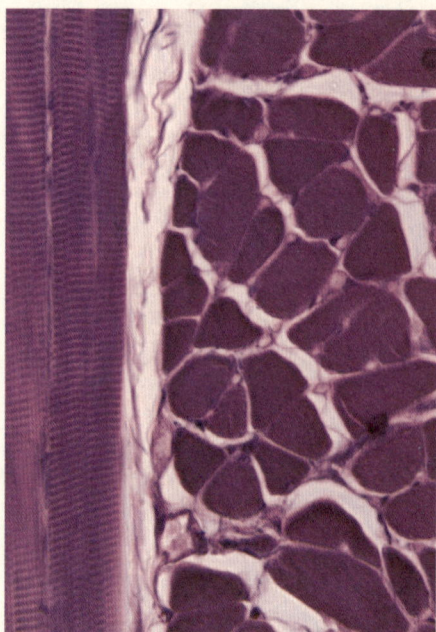

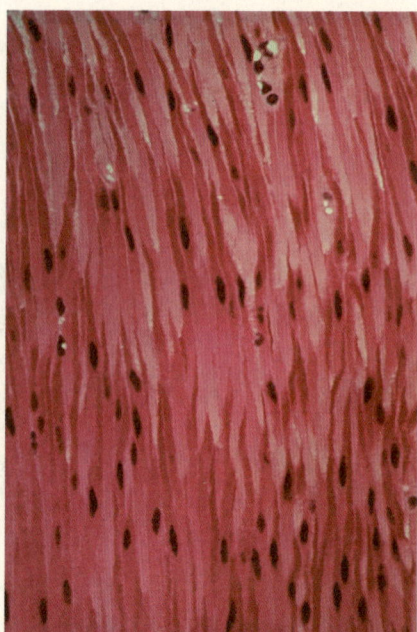

左图 随意肌或横纹肌纤维，如二头肌或四头肌（纵向切开，纤维间的条纹很清晰）。
右图 不随意肌或平滑肌的梭形细胞，如肠壁上的细胞。每个黑点都是一个肌细胞的细胞核。

个听来并不吸引人的化学物质对于生命是绝对必需的。无论何时何地，当细胞需要能量执行任务时，它都要使用ATP。

这些程序包是人体细胞或者任何动物细胞的基本特点，但除了这些基本特点，细胞在外观形态和功能上都呈现出多样性，这取决于它们从自身的DNA图书馆中选择哪些书阅读。神经细胞（神经元）有一个细长的突起叫做轴突，轴突就像一根微型电缆，神经冲动沿此运行。肌肉细胞（肌细胞），或是很小的梭形细胞（见于平滑肌或不随意肌——位于器官内面或是肠壁），或是长杆状的，由许多细胞融合在一起构成（见于构成二头肌和四头肌的横纹肌）。红细胞极为不寻常；它们没有细胞核（实际上当它们发育成熟的时候就丢失了细胞核），真的就是一包包的血红蛋白，负责将氧气运输到全身。骨细胞和软骨细胞都是很小的圆形细胞。眼部视网膜细胞形状很怪异，呈杆状和锥形，能够对投到上面的光作出反应。除了红细胞和白细胞，大多数的细胞都是固定不动的。

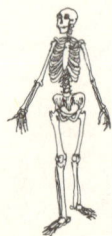

组　织

　　组织是细胞的集合。神经细胞集合在一起形成神经组织。肌细胞集合在一起形成肌肉组织。很多组织还包括细胞以外的其他物质，被称作"基质"，可能是种液状、凝胶状或更硬些的物质。这些"结缔组织"有点像葡萄干面包或蓝莓松糕：水果馅是细胞，而糕饼是基质。带有基质的组织包括血液（血细胞在液体基质里浮动）、软骨（软骨细胞存于凝胶状基质里）和骨（骨细胞位于一个硬的矿化基质里面的微小洞穴内）。

　　更广义的结缔组织包含基质里的成纤维细胞（希腊语意为"纤维生成"），由形成长纤维的两种蛋白质即胶原蛋白和弹性蛋白构成。如果纤维彼此平行排列，那么其组织善于抵抗张力——这是腱和韧带的组成物质。如果胶原蛋白纤维任意排列，那么组织就是"松散的结缔组织"。这样一来就可能出现很大的差异：一些地方排列很紧凑，纤维很多，一些地方形如蜘蛛网，很纤细，还有些地方可能被塞满了脂肪细胞。这就是解剖学家所指的被称作"筋膜"的东西，意思是"包裹"或"捆绑"——它是机体的覆盖物。当外科医生进行手术时，他们常常循着"筋膜平面"分离组织：他们会用手或钝的器具打开组织内的自然平面，而不是把一层层的筋膜撕裂。在解剖实验室，筋膜会妨碍我们看到器官和脉管，因而解剖者会很仔细地清除筋膜，使里面的内容呈现出来。

　　一些组织在机体内外形成屏障或独特的里衬。这些"上皮"通常由一层细胞构成（可能小到只有一个细胞的厚度或者几层厚），这层细胞位于一层膜即基底膜上。一种特殊类型的上皮即内皮衬于血管内。最细的血管即毛细血管是微小的内皮管道，其宽度只够一个红细胞挤过。

　　内皮壁非常地薄，这就意味着物质能轻松穿过毛细血管壁。因此，在肺内，从空气中吸入的氧能进入到毛细血管内的红细胞；在组织内，氧能从毛细血管返回来；在胃肠道，分解的营养物能进入到毛细血管。

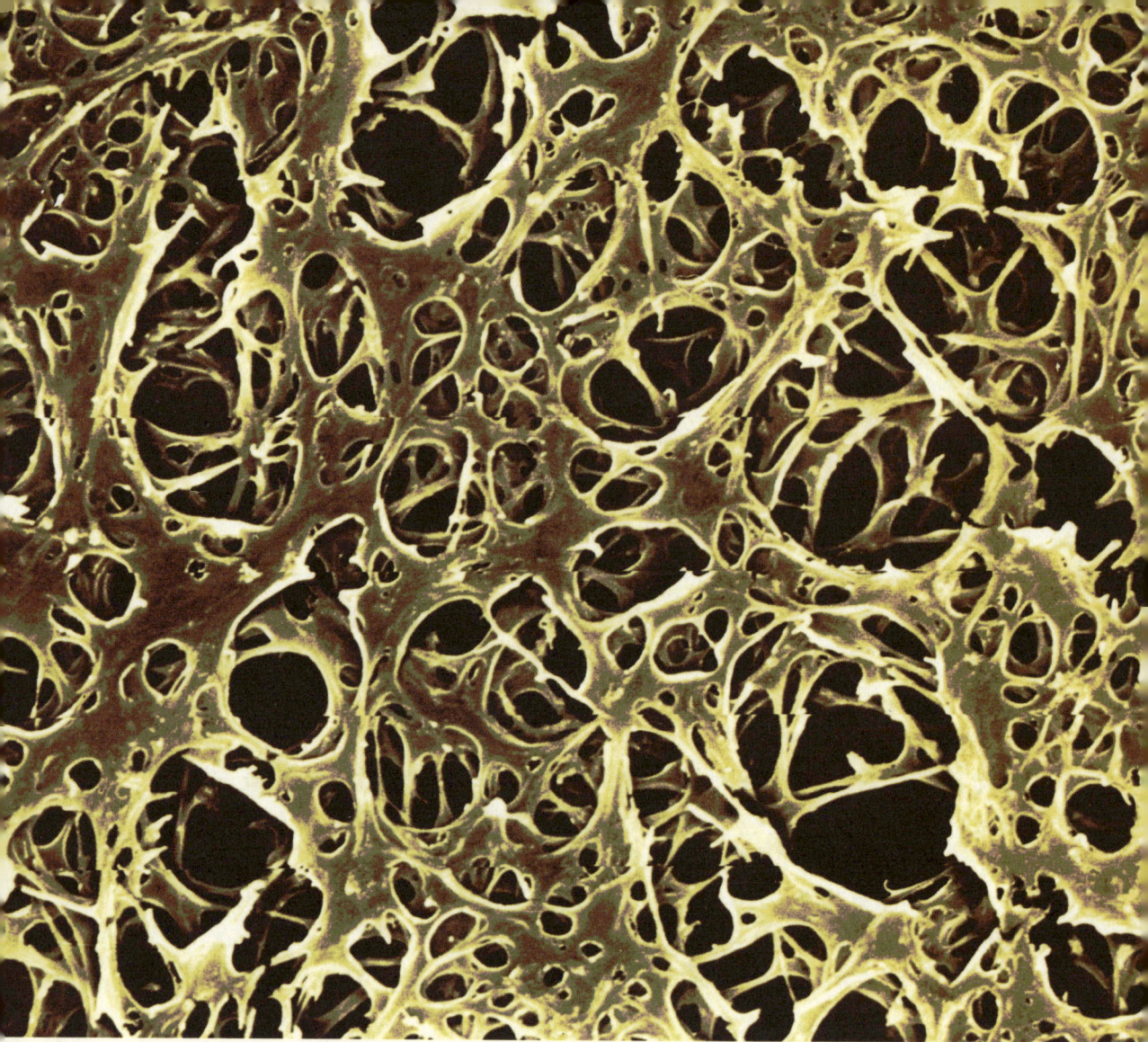

结缔组织胶原纤维网。

器 官

　　器官是不同组织的集合。每个器官都有血管，里面衬有内皮，平滑的肌壁，外面包绕着结缔组织的大血管及微小的内皮毛细血管。器官也都有一束束的神经纤维，包裹在结缔组织鞘内。一些神经把信息从器官传递到脑，带去有关疼痛或伸展的信息（以及有关外部环境引起皮肤变化的信息）。其他的神经把信息传给器官，指示它们刺激细胞释放分泌物或使器官的平滑肌收缩。器官里面有些导管衬有上皮。也有些特殊组织，其

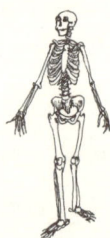

组成细胞只存在于这一器官里：肺的肺细胞，心脏的心肌细胞，眼部的感光细胞，卵巢中能分裂形成卵子的细胞或在睾丸中形成的精子。

人体内部

对人体结构的研究叫做解剖学，字面意义是"切开"。自古以来，外科医生通过解剖来了解人体和器官。年轻外科医生常常做解剖示教员的工作，因为他们知道教授医学生解剖学有助于自己温习医学知识，为外科考试做好准备。为解剖课做准备使医生们对人体及其构造真正有了立体形象的理解，能够准确找出器官、血管和肌肉的位置。

我总以为这种学习方法与技工学习机械的方法是类似的。看书固然有益，然而技工还是需要拆开发动机看个究竟为好，看看零部件是怎样咬合拼装在一起的——有些事情需要自己动手做，从中学来的东西是无法从书本或电脑动画中获得的。虽然有些非常形象的人体塑料模型和电脑解剖模型，但却不能展示人体精细复杂构造的神奇以及人与人之间所存在的解剖变异，抑或不能亲身感受到包裹在深部的组织。人体解剖在21世纪的医学学习中还是有一席之地的，为此医学院对那些慷慨捐献遗体的人非常感激。这对于人类来说是多么神奇的礼物啊：将自己的遗体捐赠出来，教授未来的医生学习解剖知识。

我从一名医学本科生开始，经历了执业医师、医学示教者和解剖学讲师等角色的变化，通过人体解剖和手术观摩非常荣幸地学习了人体解剖学。我已能探索人体结构的复杂性以及其复杂精细的美妙设计（虽然人体不是第三方设计的，但经过深思熟虑，我还是采用"设计"这个词：它是进化的产物，是几百万年来真实的改进方式）。人体是奇妙的，我希望这本书能展现给读者其中的部分神奇。

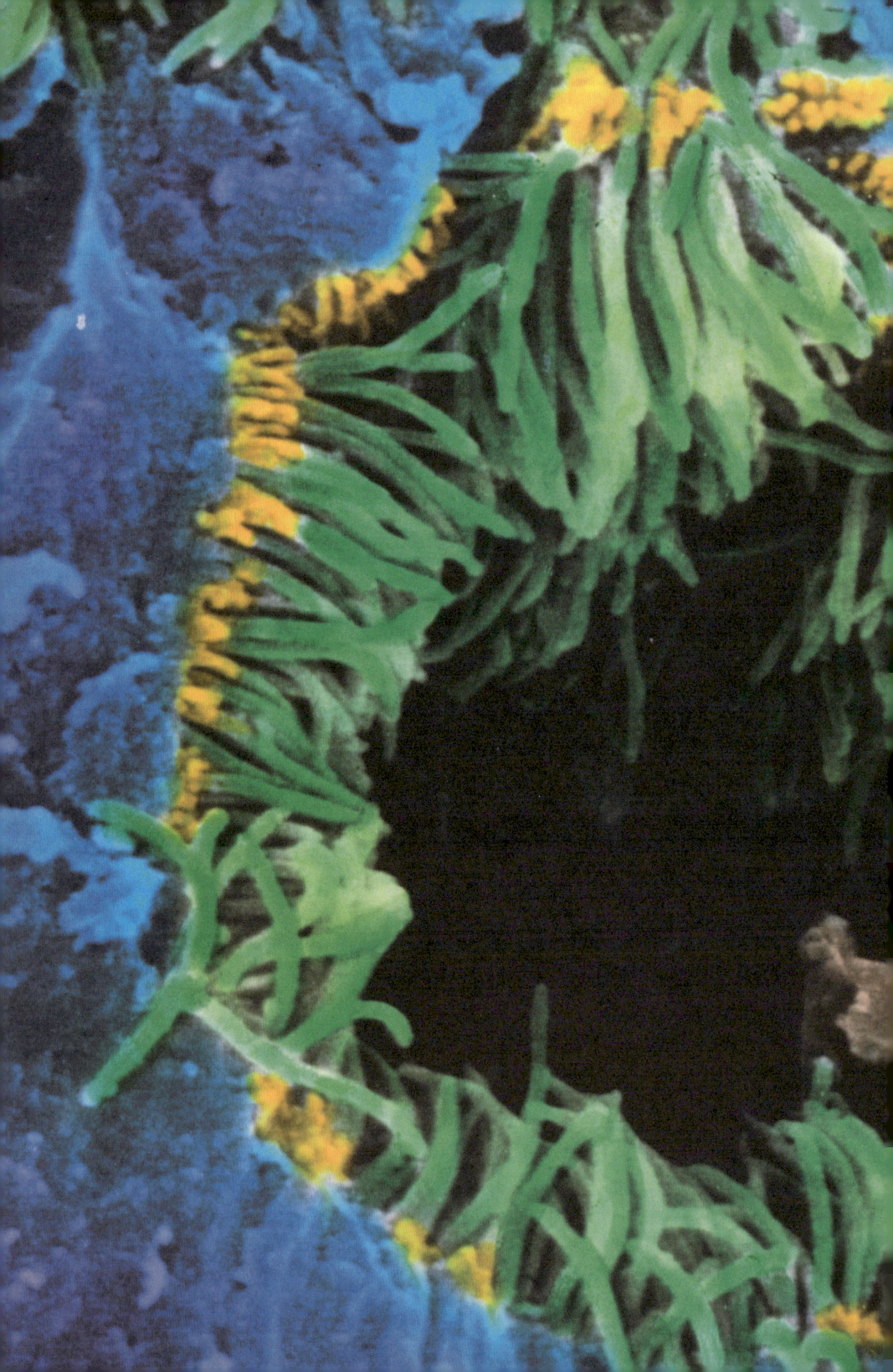

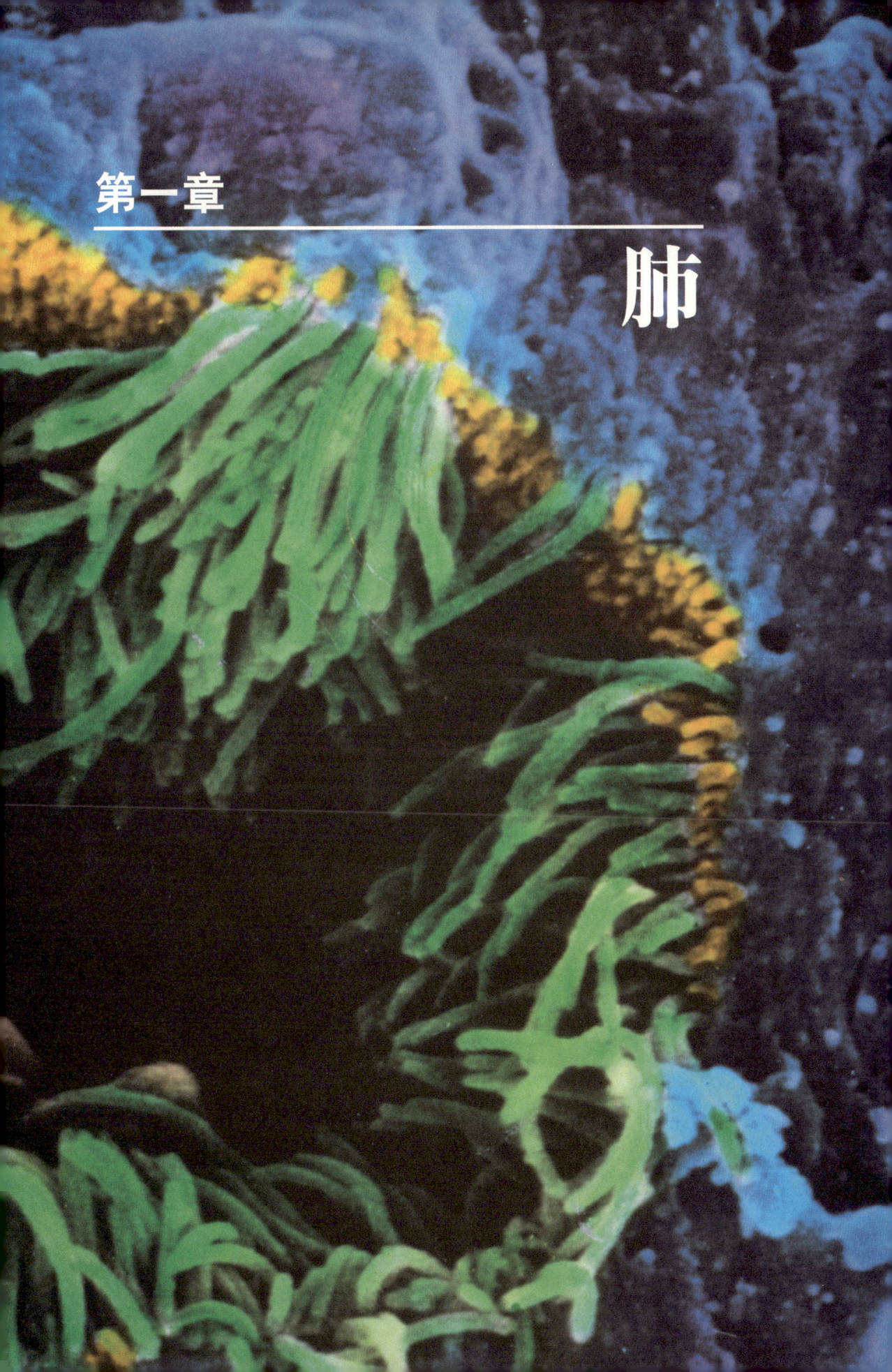

第一章

肺

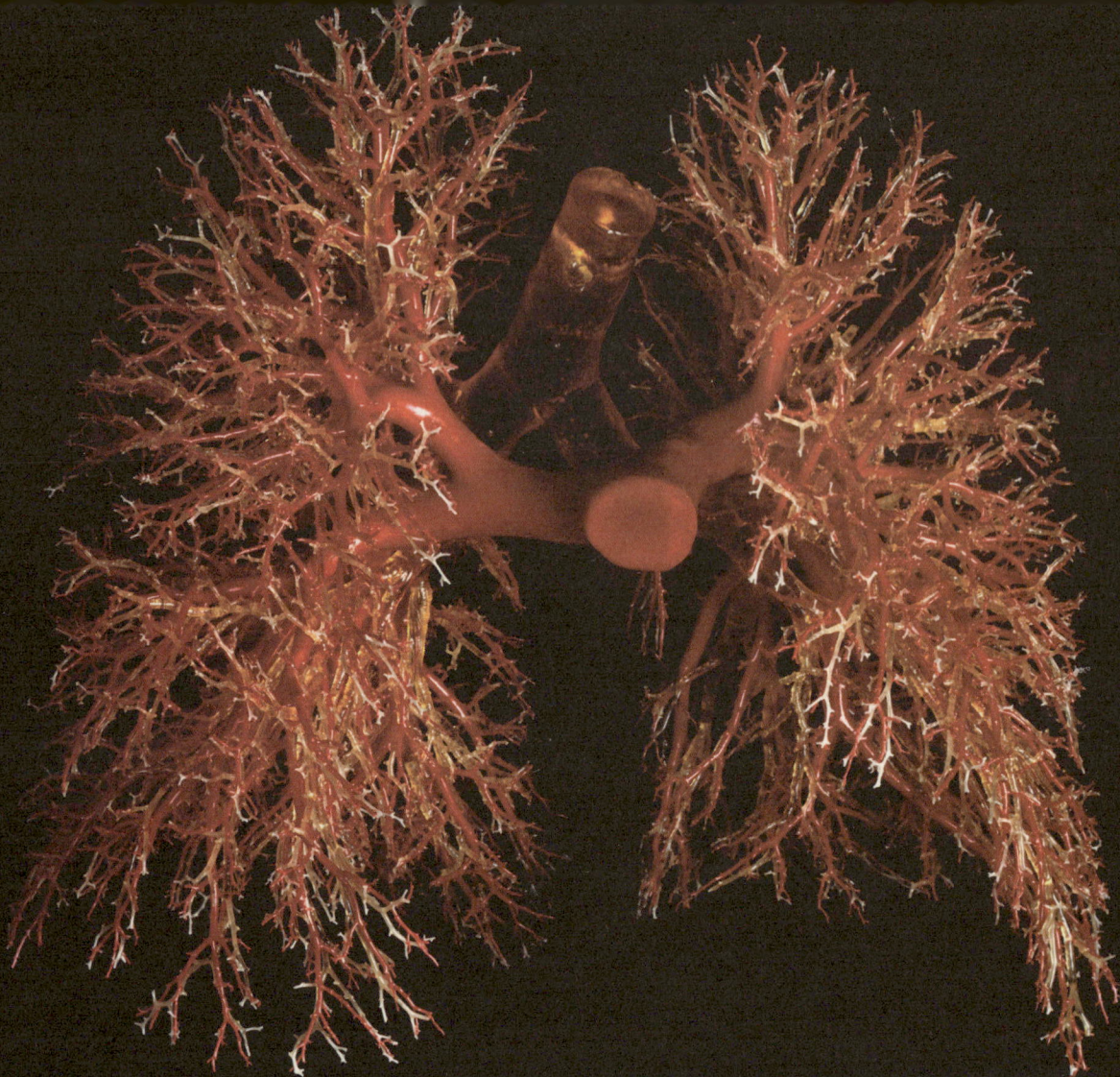

身体的每个细胞都需要吸进氧气并呼出二氧化碳。在微生物中，比如单细胞的阿米巴，这些气体以简单扩散的方式通过细胞膜进入细胞。大型动物需要通过血液把这些气体输送到全身。气体在空气和血液间的交换发生在肺。"肺"这个词源于古老的盎格鲁——萨克森词汇，和"轻"同属一个词根：肺很轻，因为里面充满了空气。屠夫称呼动物的肺依然用"轻"这个英语单词。

　　从本质上来看，肺是一对有弹性的袋囊，能够扩张吸入空气。每次我们吸入空气时，气体就进到肺，而氧进入数百万个毛细血管——等待被输送到身体其他部位。与此同时，二氧化碳扩散出血液进入肺的气腔，准备被呼出体外。

　　气腔很小，数量也多：每个肺大约有3亿个小气泡，即"肺泡"，是氧和二氧化碳交换的场所。如果打开所有的肺泡然后摊平，它的面积多达80平方米。

肺在哪里

肺位于心脏两侧，占据胸腔。虽然下端还未到达胸廓底部，但上端的确就比第一根肋骨高出了几厘米。给病人做颈部穿刺的医生要格外当心，不要刺到胸膜顶。实际上，现在的医生指南建议当需要向颈部大静脉（颈内静脉）刺针的时候，他们应该使用超声波，由此能看到肺和针的准确位置。肺下面的膈将其封住，与腹腔的肠道分开。膈与周围的胸廓下缘连接，但是由此能向上拱起进入胸腔——其顶端能达到很高位置，与人的乳头持平。

肺的外观是怎样的

成年人的肺表面，无论什么人种，都是蓝灰色的。而婴儿的肺是红色的，略带粉色。我刚从医学院毕业的时候，作为一名年轻医生来到了儿外科工作（主要做些微不足道的琐事），这里所做的手术是那样的神奇，挽救了小婴儿们的生命。能够参与其中我感到十分荣幸，我对那些儿科医生简直羡慕极了，他们极其精确地在这些小小人身上动手术。其中一种手术需要在膈处修补婴儿先天性疝：要把胸腔和腹腔分开处的膈上的一个洞缝合上，要不然肠道会通过这个洞进入胸腔挤压肺。当我看到那些早期的未受污染的粉红色肺时，感到十分震惊。可是生活在现代化的世界中，每一口都呼吸着脏东西，即使不是主动吸烟——那些本该是粉色的肺慢慢地也都变成了工业时代的灰色肺。

肺如何工作

每个肺都由称为胸膜的双层膜包裹（简单说就是胸膜）。胸膜是一层位于肋骨和肺之间的膜，起润滑作用。有一薄层液体将肺包裹，使其与相邻的肋骨和膈分隔开。在每一侧肺的内表面，即支气管进入的地方，胸膜折返形成一个封闭的袋囊。

16~17页图 具有自洁作用的上皮细胞：电子显微镜下，可观察到气道内细胞表面有一层微小绒毛或称为纤毛（绿色）。这些摆动的纤毛把黏液及其捕获的脏东西从肺里清除出去。
18页图 在这个涂了树脂的模型上，肺的气道已经充满了清澈的树脂，肺动脉支是红色的，其余的肺组织已经被酸腐蚀掉了。

吸气和呼气

当吸气时，膈收缩然后呈扁平状，肋骨向上向外运动。胸膜内的浆液使肺和膈以及肋骨很好地贴附在一起，因此肺能同时向各个方向拉伸——肺扩张。这意味着每一侧肺的容量都增加了，肺内压下降，外界气体进入肺内填满空隙。当呼气时，所要做的就是让每个部分都放松下来：有弹性的肺恢复原位，膈放松后顶部再次提升，肺内压升高，气体受到压力作用排出。尽管参与呼吸活动的肌肉是"随意"肌——受人主观意志的驱使，但所有这些行为（都是很自然发生的）不必加以考虑，这真是件幸事，如果你愿意做做看：如果深吸一口气，那么你在有意放平膈，有意使肋骨活动起来。但多数时候，呼吸肌的运动是有规律的，受低位脑干的调节（这部分脑就位于脊髓上面，恰好在头骨底部，掌控身体很多自主过程）。这是很重要的：这意味着无须自主思考："吸入……放松然后呼出……再吸入……再放松……"膈和肋肌只是随着运动，也不需要对此多加思考，一个成人在平缓的休息状态时每分钟呼吸的次数大约为12～20次。上了年纪的人的呼吸往往会快些，每分钟达到25次，婴儿呼吸会更快，每分钟约为20～40次。可是，如果肺出了问题，像哮喘或支气管炎，那么你就能感受到呼吸，意识到肺在扩张和收缩。这种感受会越来越明显。

沿着气道的旅行

鲜活的肺很黏稠，这真是很奇怪。里面有弹性组织，充满了数百万个小气囊，质地轻软而且类似搅过的牛奶布丁。肺像是装着空气的袋囊，不过并非完全是空的。每一侧肺都有一个支气管树，分支会变得越来越细小，就像是真正树木上的枝丫，到了末端微小的气管通向一簇小气囊——肺泡——气体交换的地方。气管树主干是气管。在颈部你能感受到；很浅，仅在皮肤下方几毫米处。

气管是从喉到胸腔的支气管汇聚支点的管道，大约12厘米长。然后分成两段支气管，各自进入相应的肺叶内面。如果你能从胸腔取出肺，观察这一内侧面，你会看到肺的支气管和血管：肺动脉，把不含氧的血液带到肺；肺静脉，把新鲜的含氧血液带离肺，回到心脏，准备将其泵到身体各部。

左右支气管一进入肺，就分支成越来越细小的支气管，遍布

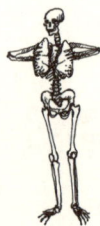

气管 ————

右侧肺被密封
在胸膜囊里面 ————

肺里面的支
气管分支 ————

胸膜 ————

膈 ————

肺受到胸廓的保护：由一薄层胸膜覆盖着的肺
被胸廓围起来。膈的穹隆与胸廓下缘连接。

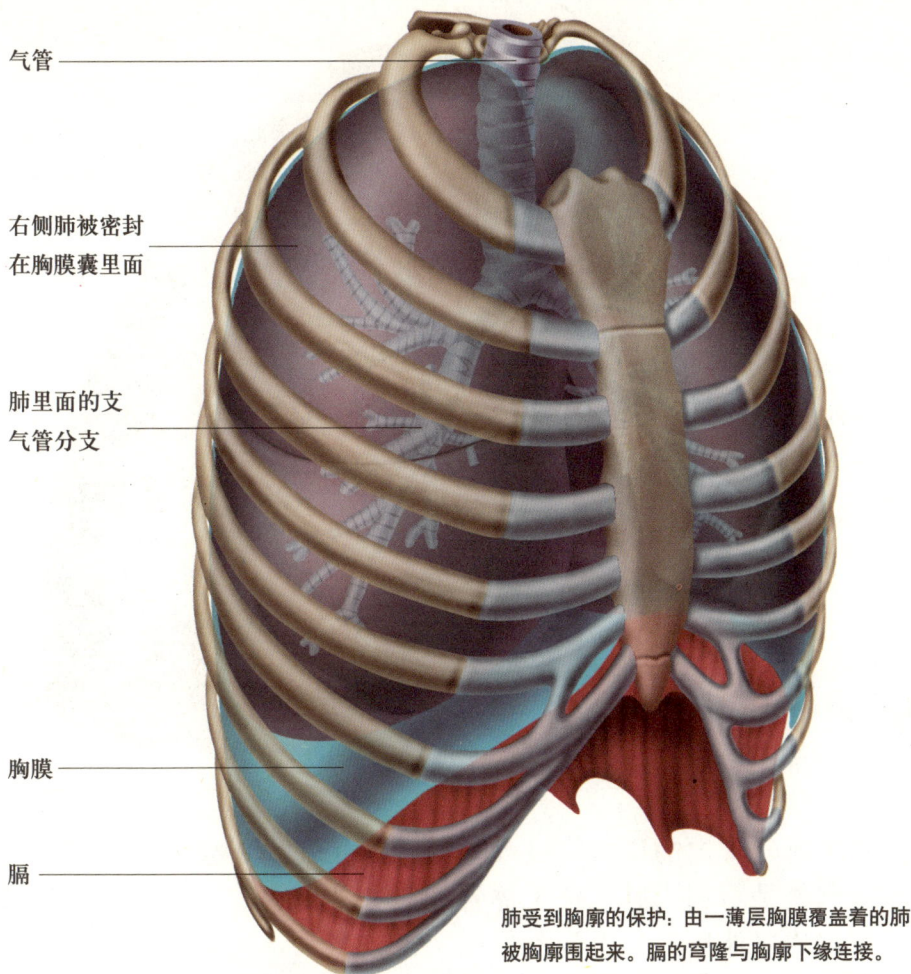

所有的肺叶。左肺有两个肺叶，右肺有三个，为什么这样分配就
不可知了。不仅仅里面是这样的划分；就是从外表面也能明显看
出各个肺叶之间很深的裂隙。

　　气管和支气管是由肌肉组成的管道，软骨环使其充分打开。
不像膈的随意肌能够在肋骨间伸展，肺内的肌肉是"不随意肌"或
平滑肌。随意肌和不随意肌大不相同：在显微镜下，它们看上去
是不同的，其间的神经类型也不同。平滑肌的神经源于自主神经
系统，这部分神经系统自主支配机体。就像我们每天使用的自治这
个词，意思就是"自己管理自己"，非常恰当地描述了这部分神经
系统，使得机体不需要有意识地控制就能管理好自己。

　　在肺内，支气管再分支，分得越来越细，直到分叉形成细支
气管，结于终端的一串串的（像是一串串的微型葡萄）充满气体
的肺泡。这些细支气管没有软骨；它们只是肌性管道。支气管和
细支气管内壁的平滑肌意味着它们能变得更窄或更宽，呼吸时就

左侧支气管 ————————
肺动脉 ————————

肺静脉 ————————

胸膜被切开的边缘 ————————

正在氧合血液：在肺内，血液由肺动脉进入肺，再由肺静脉离开肺。

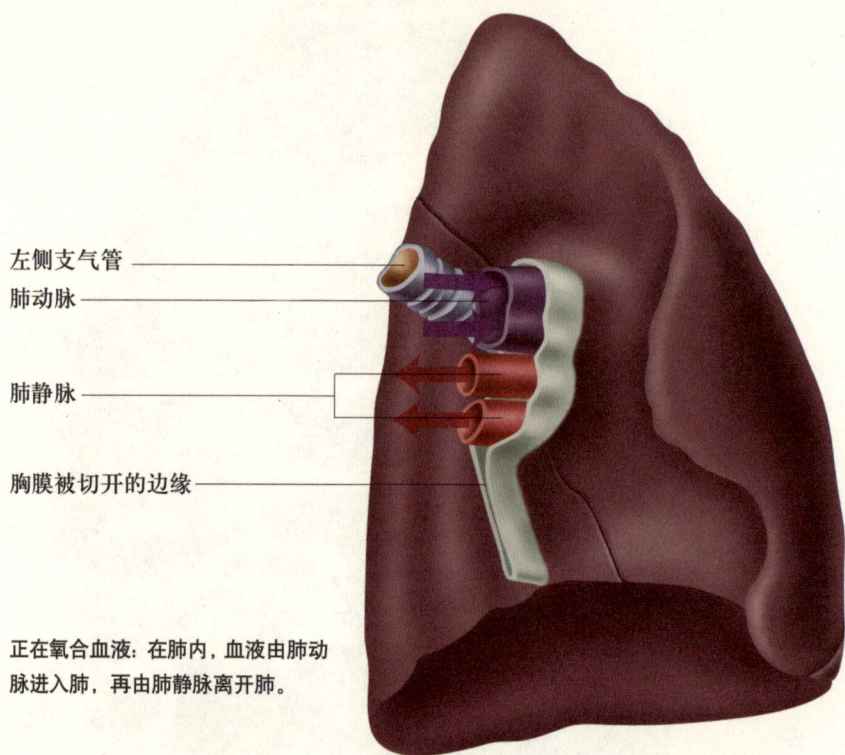

能够平衡气管内的压力。吸气时变宽，呼气时变窄。

气流是否出入肺取决于体外气压和肺泡内的压力变化：如果肺泡内的气体压力低于外界气压，空气冲入；如果肺泡内的气体压力高于外界气压，空气被挤出肺。但是在气体呼出气道的过程中，肺泡内压力逐渐下降。为了保持足够大的压力把气体呼出，呼气时气道就会变狭窄。

不仅每次呼吸有变化，每天气道的宽度变化也有规律，大约凌晨4点最窄。哮喘发作时气道收缩的反应更剧烈、更夸张——与每天的正常节律重叠在一起，哮喘症状往往在凌晨变得更加严重。你所吸入的各种物质也会产生影响：作为对冷空气、灰尘和烟草这样的物质的反应，气道变窄。

肺如何保持清洁

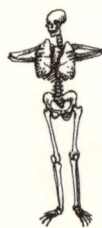

肺有神奇的自我清洁装置，去除吸进来的全部脏颗粒。气管每个分支都衬有一层很薄的黏液，捕捉灰尘微粒、细菌和花粉这类物质。黏液是分散在支气管和细支气管膜上的"杯状细胞"分泌出来的。这些细胞真的很像小小的高脚杯，随着分泌的黏液越来越多，便不断地从杯里溢出。那么所有的黏液去哪了呢？是啊，衬于气道的其他细胞外表很奇怪，将其放大看上去就像天鹅绒，因为细胞被一层绒毛状的突起覆盖，这些突起叫做纤毛——而且这些纤毛能活动。虽然每根纤毛极其微小，但却能协调摆动把黏液送出。纤毛如波浪一样推动黏液沿细支气管、支气管向上，再送达气管穿过喉，然后你再吞咽下去。从医学上来讲，黏液受到微小纤毛的推动，这一活动层让人想起一个极为贴切的名字："黏膜纤毛活动梯"。

氧合血液

观察显微镜下的肺泡（最细毛细血管末端的一串串微小"葡萄"），会看到肺如何氧合血液。每个肺泡（拉丁文意思是"腔"）是一个微小的气囊。每个肺泡内膜只有一个细胞厚——而且那些细胞是扁平的。每个肺泡外面都有一层毛细血管网；微血管壁也只有一个扁平细胞那么厚。这些包裹在肺泡外面的膜很薄，这对肺功能极其重要。氧要穿过肺泡壁和毛细血管壁才能进入血液——因而这些壁越薄越好。然而，肺泡壁薄也意味着有隐患存在。当吸气时，肺泡内的压力比大气压低；这么低的压力使得薄薄的肺泡面临破裂的危险。肺泡内表面的细胞通过产生一种特殊的称

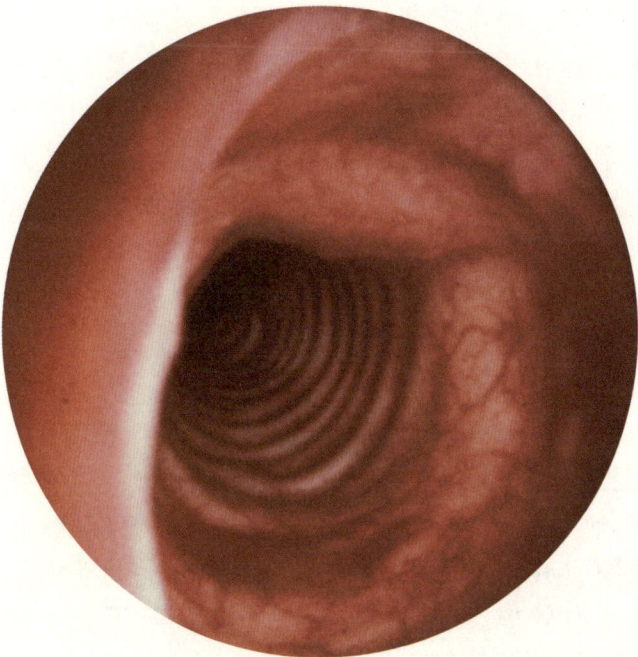

气管内部：用于气管镜的纤维光学技术使医生能够深入检查气道；清晰可见C形气管软骨环使气管保持开放状态，红色黏膜组织形成褶皱。

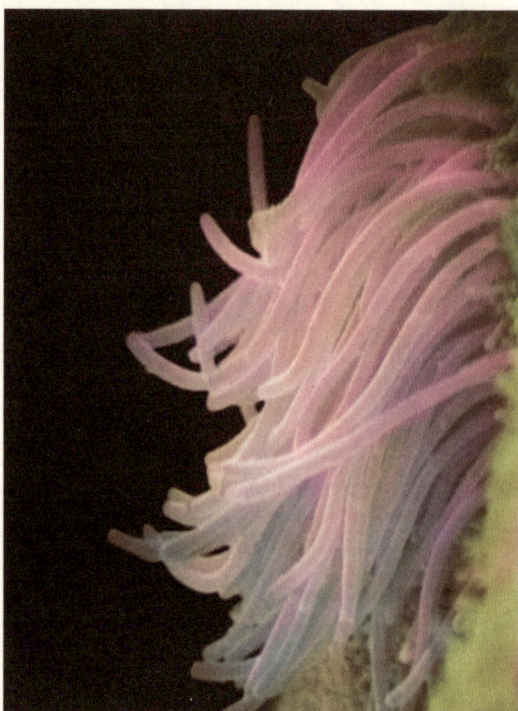

神奇的绒毯：电子显微镜下看到的纤毛。

为肺表面活性物质的黏液克服了这一问题，这种黏液降低肺泡表面张力，有助于肺泡保持开放状态。

早产婴儿经常出现呼吸问题。有时他们的肺泡细胞不是很扁，尚未成熟，因此这些细胞为氧进入肺泡设置了更多的障碍。更紧要的是，肺泡细胞可能还未开始分泌肺表面活性物质（人在呼吸气体时才需要肺表面活性物质，因而母亲子宫内的胎儿是不需要的）。早产给婴儿的肺来了个措手不及：婴儿还未期待呼吸气体，只有怀孕满九个月才是准备好的时候。没有肺表面活性物质，肺泡会破裂，呼吸对于婴儿来讲就是非常非常困难的一件事了。通过压力把气体压入肺内使其呼吸并把人工肺表面活性物质注射到肺，能够帮助有这一问题的婴儿。

我们回头看看氧的旅行情况：氧一进入血液，就会和血红蛋白分子结合，血红蛋白存在于面包圈状的红细胞内。它是一种专门运氧的分子。然而，一氧化碳这一危险气体与血红蛋白的亲和力比氧与血红蛋白的亲和力大得多。这就是为什么一氧化碳成为致命的大气污染物的原因：它占用血红蛋白空间，降低血液所运输的含氧量。许多市中心设有污染传感器，监测街上一氧化碳水平。这一技术也用到了移动装置上，有了移动传感器就能测量步行街和环路的一氧化碳水平了。

血液流经肺泡周围的毛细血管时，不仅摄取氧气，其中的二氧化碳还穿过毛细血管壁进入肺泡，准备被呼出。每个肺都有3亿个肺泡，这为气体交换提供了巨大的空间（氧进入血液，二氧化碳被带走）。血液是运输系统，满载着氧（或者说满载着红细胞）运送到机体的各个组织，并带回二氧化碳。有规律地运动能增加肺容量，使气体交换更有效率。越是经常运动——而且不管是哪种类型的运动——你的肺容量就越大。

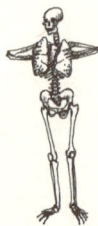

肺的常见问题以及如何预防

前面已经谈了很多健康的肺是如何发挥功能的。现在我们来看看肺的一些常见问题；尤其是受生活方式和饮食习惯影响重大的问题。这些是你能进行一些控制的问题，通过健康的生活方式甚至是能够预防的。这些问题也对全民健康状况有着巨大的影响。我们来看看吸烟对肺的影响及其后果，然后对有上升趋势的哮喘详细讲述。

吸烟、肺癌和慢性阻塞性肺病

众所周知吸烟与肺癌之间是有关联的。没有办法避开：吸烟是肺癌最主要的诱因（它也会引起其他疾病，比如口腔癌、食道癌和膀胱癌），大大增加了患心脏病和卒中的危险。香烟中充满了毒素和致癌物。这些危险物引发基因突变，也就是DNA密码发生改变，导致细胞成为癌性的。不仅是主动吸烟有此危害，被动吸烟也能导致肺癌。还有室外大气污染；欧洲大约有11%的肺癌是由污染造成的。

吸烟也会引发慢性阻塞性肺病（COPD），也就是过去常说的慢性支气管炎。据推测，到2020年COPD将成为第三大常见死亡原因，90%以上是由吸烟引起的。如果患上COPD，肺分泌太多的黏液，支气管壁变成瘢痕状，气道变得更窄。肺的呼吸就很吃力了。肺泡破裂后合并在一起形成更大的气囊，这不利于气体交换，这种病被称为肺气肿。肺的基本功能被扰乱：上亿的微小气泡表面积缩小了，肺最重要的功能即血液和气体之间的氧和二氧化碳的交换功能受损，肺的状况越来越糟。最终，COPD会造成致命的"呼吸衰竭"，这时肺不再胜任吸入充足的氧并呼出二氧化碳的工作。

哮 喘

在20世纪的英国，有一种毁灭性的威胁生命的肺病急剧上升。此处，我们不讨论肺癌。你也许会认为我有点小题大做，对于这种疾病我们用一个小小的蓝色喷雾吸入器就能控制住。但是哮喘是一个重大的健康问题，影响全世界3亿人口。在英国，五百多万人患有哮喘：成人患病比例大约为1/12，儿童大约为1/8。有

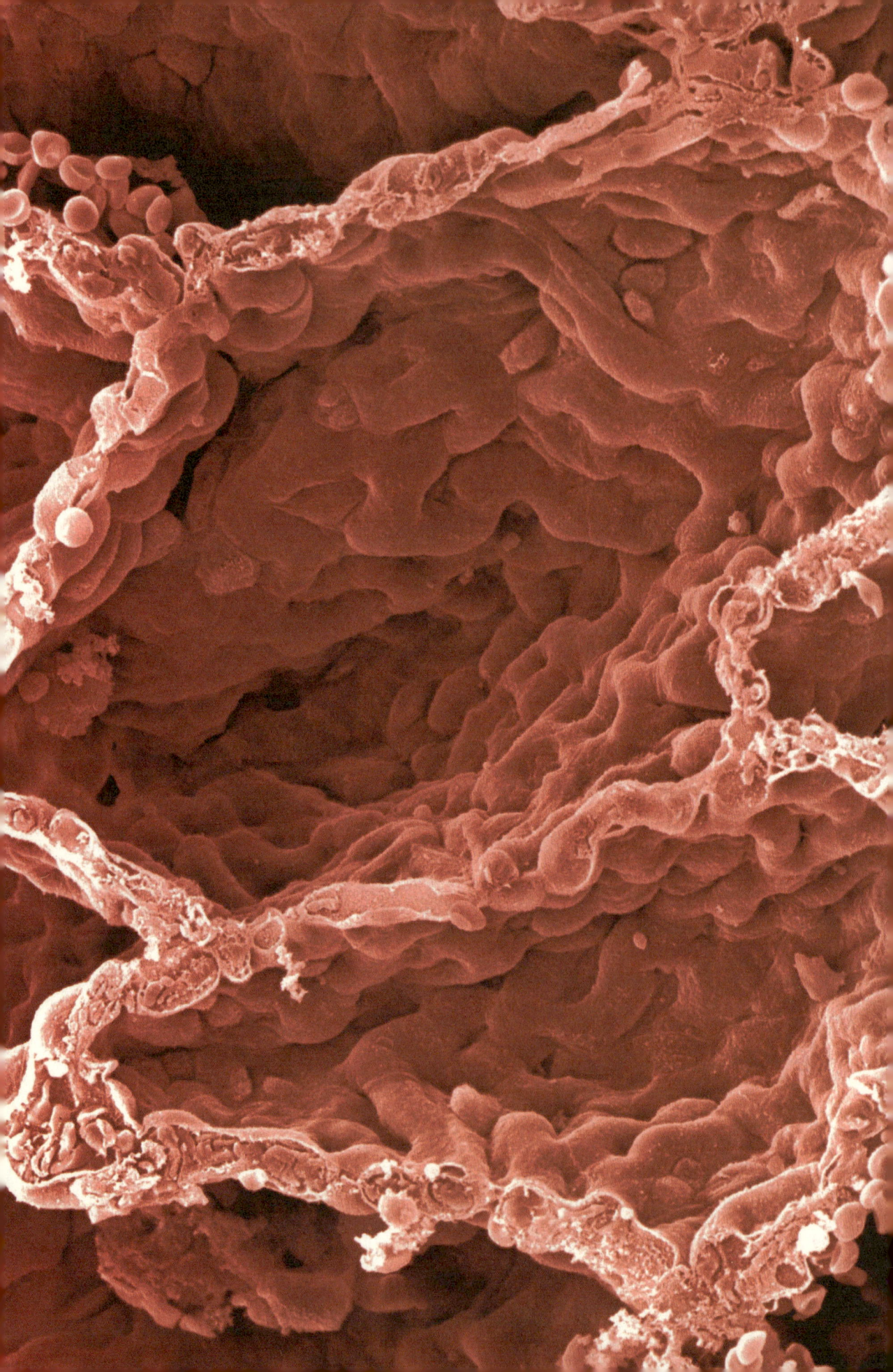

关他们的总体健康状况和日常生活受影响的程度，和糖尿病比起来，哮喘带给人的健康危害更大更久。而且哮喘就是一个杀手——英国每年至少都有一千人死于哮喘。

"哮喘"这个词源于希腊语，意思是"努力呼吸"；任何一个患哮喘的人都知道而且害怕胸闷的感觉。还没有弄清是怎么一回事，就得停下手头的事情来喘气。奋力呼吸占据了你的身体和心思——你不得不把注意力真正地集中在尽可能地扩张肺上面，每吸一口气，每呼一口气，都要努力争斗一番。细支气管出现发炎变窄的情况，变窄意味着气体进出肺更加困难。就像本来是三条机动车道，由于道路作业被减到了只有两条车道，但交通流量还是那么多，要通过这两条车道就得奋力拼争了。

细支气管狭窄产生的影响很奇怪。当气体通过狭窄管道时，会发出像吹口哨一样的声音，这是哮喘患者的哮鸣音。我记得在我5岁那年，我听到过自己的哮鸣音，但很久以后才听说哮喘；躺在床上盖着羽绒被（我对此过敏），对着这种胸部发出来的长笛般的柔和的交响曲当时甚感惊奇。

过敏原：哮喘患者的气道"高度敏感"；它们对环境中的一些东西——"过敏原"——比如花粉、尘螨和动物毛过度反应，这些东西对其他人根本不会引起任何问题。他们却对这些物质"过敏"：身体对自身所识别的"异类"作出反应。这种识别靠免疫系统执行。这一系统不断地检查确保我们的身体中没有"异类"；那些存在于体内的是得到认可的、和我们是一类的。因此，当让人厌恶的外来者，比如病毒和细菌极力想要进入我们身体时，它们会很快被识别为异类，然后免疫系统调动自身的防御机制。

如果身体出错，那么在变态反应中会出现什么样的情况呢？那就是对并非特别有害的物质作出过度反应。这就好比身体先发制人发动攻击，而实际上对方没有一枪一弹。

哮喘是变态反应性疾病中的一种，身体发生反应的部位可能不是最初接触到过敏原的部位。这种反应叫做"特应性反应"。发生这种情况是因为白细胞产生的抗体这一防御性蛋白质游走全身，激发身体发生反应，但反应的部位却不是接触到过敏原的地方周围。特应性疾病包括湿疹性皮疹、流泪和流鼻涕的枯草热、有细支气管狭窄和喘鸣音的哮喘。湿疹、哮喘和枯草热这三种疾病由

左页图 气囊：两个肺泡间的切面表明肺泡壁极其地薄，只有一个
细胞厚。面包圈状的红细胞从肺泡边缘的毛细血管溢出。

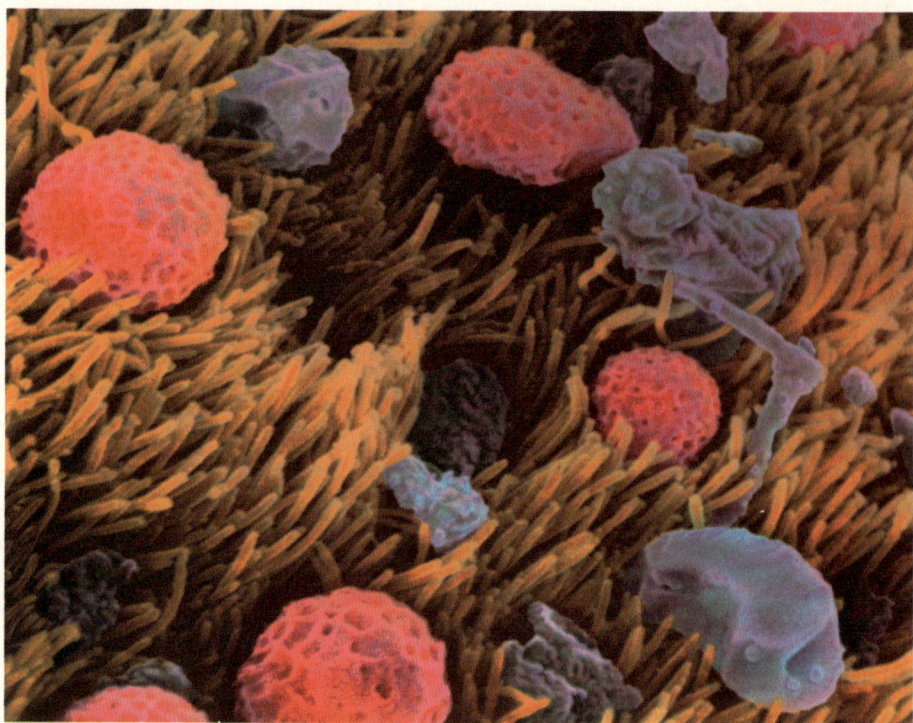

散布在天鹅绒般的气管纤毛膜上的花粉颗粒（粉色）和灰尘颗粒（蓝色）。纤毛摆动使这些颗粒——粘到黏液上并向上清出肺。

于潜在的高度敏感倾向而被联系到一起，如果你患过其中的一种，那么你就比从没患过特应性疾病的人更容易患上另外两种。如果三种都患上了，那么你就跳不出特应性反应的魔爪了。

在现代西方社会，哮喘患者人数的上升使特应性疾病人数普遍增多。到了19世纪早期才有人第一次描述枯草热，那时还很少有人患此病。如今，在发达国家有50%的人对周围环境中的某种东西过敏。英国特应性疾病的发病率比亚洲国家高出10～15倍。统一前的德国的哮喘发病模式表明这与生活方式有着某种联系而非基因的作用：富裕的西德比贫困的东德（现正迎头追赶）哮喘发病率高。看来哮喘患者的增多和西方的生活方式有关——可是又有怎样的联系呢？

像很多疾病一样，哮喘也是多种因素所致。这意味着许多因素协同发生作用从而诱发哮喘。这也意味着哮喘患病率的增长可能是由几种因素诱使，因而很难找出哪些是最重要的致病因素。这里面既有基因因素又有环境因素；还有大量的令人眼花缭乱的研究把哮喘和所有潜在致病因素联系起来，包括大气污染、各种食品和化学物质，这些东西我们可能正在吸入或正在食用。

卫生：特应性疾病很可能早在幼年时就患上了，"卫生学假

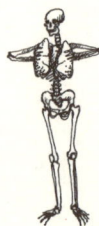

说"认为这一疾病增多是因为在儿童时期没有接触过环境中的细菌等过敏原。我们过于讲卫生了。过去千百万年来，感染一直是夺去人类生命的第一大敌。当人们认识到肉眼看不到的微小"细菌"是很多疾病的元凶时，19世纪开展的"卫生革命"对人的预期寿命产生了巨大影响，这是毫无疑问的。这一时期，人类知晓了如何降低被感染的危险，只要讲卫生，饮用洁净的水就能做到。维多利亚时代的人们以类似宗教的狂热实践着这一原则——石碳酸皂成为了人类生命的拯救者。在减少感染发病率方面，卫生革命所产生的影响和抗生素的发现可能是同样重要的（即使不比它更重要的话）。但在这方面，我们人类做的有点太过分了——我们的身体是在充满细菌的环境中进化来的；如果我们把它们完全清除出去，我们也不能生存到今天。试图把所有的细菌和病毒从周围的环境中清除可能带给我们更多的是害处而非益处。

这一问题始于幼年，正是免疫系统学会识别可能引发感染的东西的时候。婴儿的免疫系统尚未成熟，对潜在的健康危胁会作出普遍反应。可是当免疫系统"见到"更多具体的细菌和病毒时，这种反应攻击就变得更精确且更能瞄准目标，而普遍反应则会关闭。如果免疫系统接触不到病菌，靶向性反应得不到发展，普遍反应还存在，这就会引起特应性反应、过敏和哮喘。如果孩子能和其他很多小朋友玩耍，或者成长在一个大家庭或托儿所，或者在成长过程中接触动物，而后真的感染了（特别是病毒感染，比如感冒、麻疹和水痘），那么这样的孩子不大容易患变态反应性疾病。可是生活在小家庭里的孩子，卫生标准"高"，并且抗生素用得早，非常可能患哮喘、湿疹和枯草热。因此我们需要平衡一下这两方面，一方面要预防严重的危胁生命的疾病；另一方面要让孩子接触到一些有助于使他们的免疫系统成熟的病菌。

早点接触到过敏原看来非常重要——脏点是有好处的。研究者正在测试一种"疫苗"，由无害的土壤细菌制成，看看是否能减少过敏性反应。看来益生菌（或"友好细菌"）在减少特应性反应方面甚至在我们出生前可能已经发挥了作用。英国《柳叶刀》杂志上公开的一项研究表明，母亲在怀孕或分娩后服用益生菌，孩子患湿疹的可能性减少了一半。

关于母乳喂养对特应性反应的影响多少有些争议；长期以来，人们都认为用母乳喂养的孩子不会患变态反应性疾病，但是最近的一些研究表明，母乳喂养与哮喘和特应性反应都增多的情况有关。然而，就此得出的结论并不能充分地证明婴儿不该用母乳喂

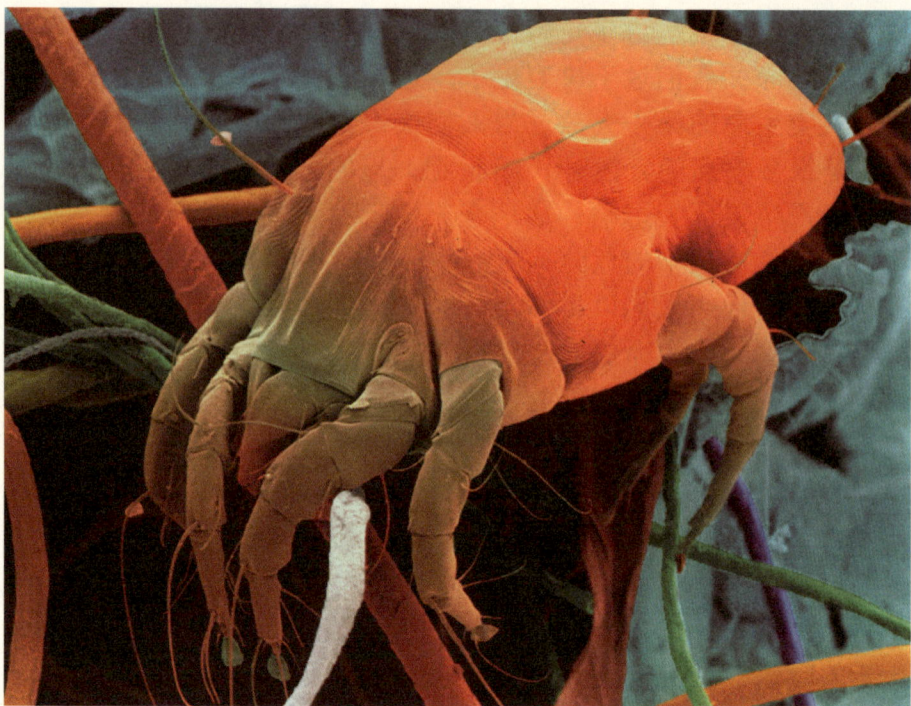

哮喘患者的大敌：微不足道的尘螨不断吞噬我们脱落的死皮，每家都有上百万的尘螨。

养，众所周知，母乳喂养还有很多其他益处。

对于那些已经患上哮喘或有其他过敏症状的人来说，避开过敏原是绝对推荐的办法。室内尘螨这一微小的生物就是普通的过敏原之一，它大约1/3毫米长，在房子里生活在我们周围。一个普通的床垫上大概有200万个室内尘螨欢快地生活着。欧洲对室内尘螨有个科学术语叫做皮肤角质物，源于希腊语"吞噬皮肤"；我们每人每天脱落1克左右的死皮，这就成了这帮微小病菌的主食。在过去几十年里，室内尘螨水平已经增高。它们特别喜欢地毯，尤其是厚厚的羊毛地毯，而且它们在拥有现代化的集中供热和双层玻璃的房子里繁殖得更加旺盛。因而建议大家保持室内通风以及定期除尘。这让我很痛苦，因为我讨厌做家务，而且除尘会诱使我的哮喘发作，但使用湿式除尘器至少能把灰尘吸进而不会飘到空气中。减少接触如室内尘螨这样的过敏原已被证明能减轻哮喘症状。

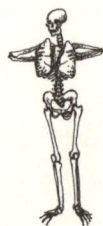

膳食和锻炼：一些科学家把发达国家生活方式的变化和哮喘增长率联系起来。人们越来越富裕，可膳食却变得不健康了，二者之间真是个矛盾的联系：水果和蔬菜（含有有价值的抗氧化剂）吃得少了，人造奶油吃得多了，黄油和深海鱼吃得少了。膳食、身体活动或肥胖能和哮喘联系到一起吗？人们被建议吃某种维生素

和深海鱼或者 ω-3 补充剂，以此作为降低患哮喘的危险或控制哮喘症状的方法，可是科学研究结果却大大让人失望了。然而，这只是因为在哮喘和膳食方面所做的研究还不够，不能以此作为借口而不注重健康膳食！肥胖是患哮喘和慢性阻塞性肺病的一个危险因素。肥胖不但会给肺功能增加机械性障碍，多多少少可能会使人的气道变得高度敏感。

越来越多的研究指出身体锻炼应作为哮喘患者重点考虑的办法。这并不奇怪：虽然大多数人都知道哮喘患者活动身体时常常发出哮鸣音。但是锻炼在预防哮喘方面的作用还未得到广泛重视。有规律的身体锻炼对减轻哮喘影响，提高患者生活质量具有重大意义。美国对哮喘患者的指导就包括了有规律的锻炼，然而这一讯息在其他地方却来得相当缓慢。很快，英国胸科协会在对哮喘处理指南中提到了锻炼，但奇怪的是，将锻炼排在了"补充剂和替代药品"之后的第七位，前五位分别是草药、针灸、离子空气净化器、顺势疗法、催眠和按摩。身体锻炼不仅能改善已患哮喘病人的健康状况，而且童年时期的身体锻炼可以预防哮喘的发生。发达国家儿童身体活动的减少可能是哮喘发病率上升的一个重要因素。

你所能做到的：在这一领域的一些研究中提到了"过敏群"，重点强调医学疗法和避开过敏原。这无疑和我早年患哮喘的经历是相吻合的。这要从我第一次遇到的一个变态反应学专家谈起，他把已知晓的过敏原置于胳膊瘙痒处，从引起的条痕中来推断出我对什么过敏——哎呀，差不多所有的东西我都过敏——猫、狗、草花粉、室内灰尘和室内尘螨……那时我想象着自己将来要生活在像国家航空航天局那样密封的环境下了！哮喘展现在我面前的就是我患了此病；而我却不能积极地做些什么加以控制。所能做的就是避开这些东西（像室内灰尘、花粉和锻炼）并服用药物，即完全依靠一个小小的蓝色喷雾器。对于一个从来没有真正享受过体育快乐的七岁孩子来说，哮喘提供了一个到室外的极好条件。在学校我错过了锻炼的机会，对此我反而很感激，因为我获得了更多的补偿，那就是放学后我能遛狗、散步，还能爬树。我很幸运地在一个很大的满是树木的公园边长大，并且要照顾狗，这意味着每天我都能在公园玩；更多时候我在森林里玩，在溪边玩耍时还会沾满了泥巴。我在室外而不是在屋子里看着电视长大。

对于一个患有哮喘的成人，医生在定期检查中当然会提到锻炼，不过真正的重点却是关于我是否正处于"良好"状态，是否定时吸入类固醇。我再一次被引入进一个消极的角色——继续避开过敏原并且继续服药。

当然，我并非建议哮喘患者应该扔掉吸入器或找出过敏原。那样是没有意义的，并且也不负责任。避开诱发哮喘的东西是常识，而吸入器不仅能马上缓解哮鸣，让人顿觉愉悦，而且的确有助于减少肺部炎症变化。哮喘全面发作时，吸入器能救你性命。但是如果锻炼对改善肺部健康以及减轻哮喘有如此重要的影响，那么让锻炼成为哮喘处理办法的核心举措当然是有意义的。这是一种控制哮喘的方法——一种真正改善健康状况的积极方法。

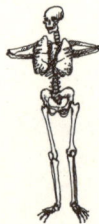

五种保持肺健康的方法

不要吸烟——吸烟增加患肺癌、支气管炎和慢性阻塞性肺病的危险。

进行规律锻炼，健康膳食，减轻体重，以便减少患哮喘和慢性阻塞性肺病的危险。

保持房间清洁，通风良好，以便减少室内生物污染物（例如霉菌孢子和室内尘螨）。

避免室内化学污染物，比如空气清新剂、香薰蜡烛、灭蝇剂和香烟烟雾。

减少与室外污染物的接触，比如汽车尾气和烟尘。

健康疑论：氧吧

有一种很时髦的新"疗法"，就是提高你的能量水平，消除疲劳，减轻压力，让你达到一种"最好的自然状态"。20世纪90年代早期美国就有了氧吧——现在在英国突然涌现出来。你可以在氧中添加苹果、芒果、草莓、西瓜、桃子、橙子、小红莓、薄荷、果汁朗姆冰酒、酸橙或巧克力的味道。对于眼光敏锐的顾客，有各种颜色的鼻吸管。这个世界已经疯了吗？

氧吧打出的广告用语往往很模糊、很空洞，大谈能量水平和放松作用，但关于吸氧所带来的健康益处通常不作任何医学论断。这是因为没有任何科学论据支持这类论断。如果你很健康，肺功能良好，那么你就能从空气中获取全部所需要的氧（空气大约含有21%的氧气）。毫无疑问，医院的病人需要输氧，但只有当血液中的氧含量低到危险水平的时候才能输氧。如果氧"充满了"，这对你可能更有害。经证实，医院病人输入太多的氧会患上氧化应激（见181页）。过长时间接触高水平的氧气实际上对人很有害处，造成心动过缓、眩晕、幻觉和意识丧失（这与氧吧广告所宣传的吸上十分钟氧就能"增进能量"是相反的）。添加到氧中的香气也是个问题，对肺有潜在的刺激性。尽管没有确凿的证据表明吸一阵氧可能对健康人有害（当然，暂且不论钱包遭受严重损失），但对于患有心脏病和肺病的人可能是危险的。我尝试过，除了鼻吸管让人有点不舒服并且味道有点怪外，根本没有任何作用。

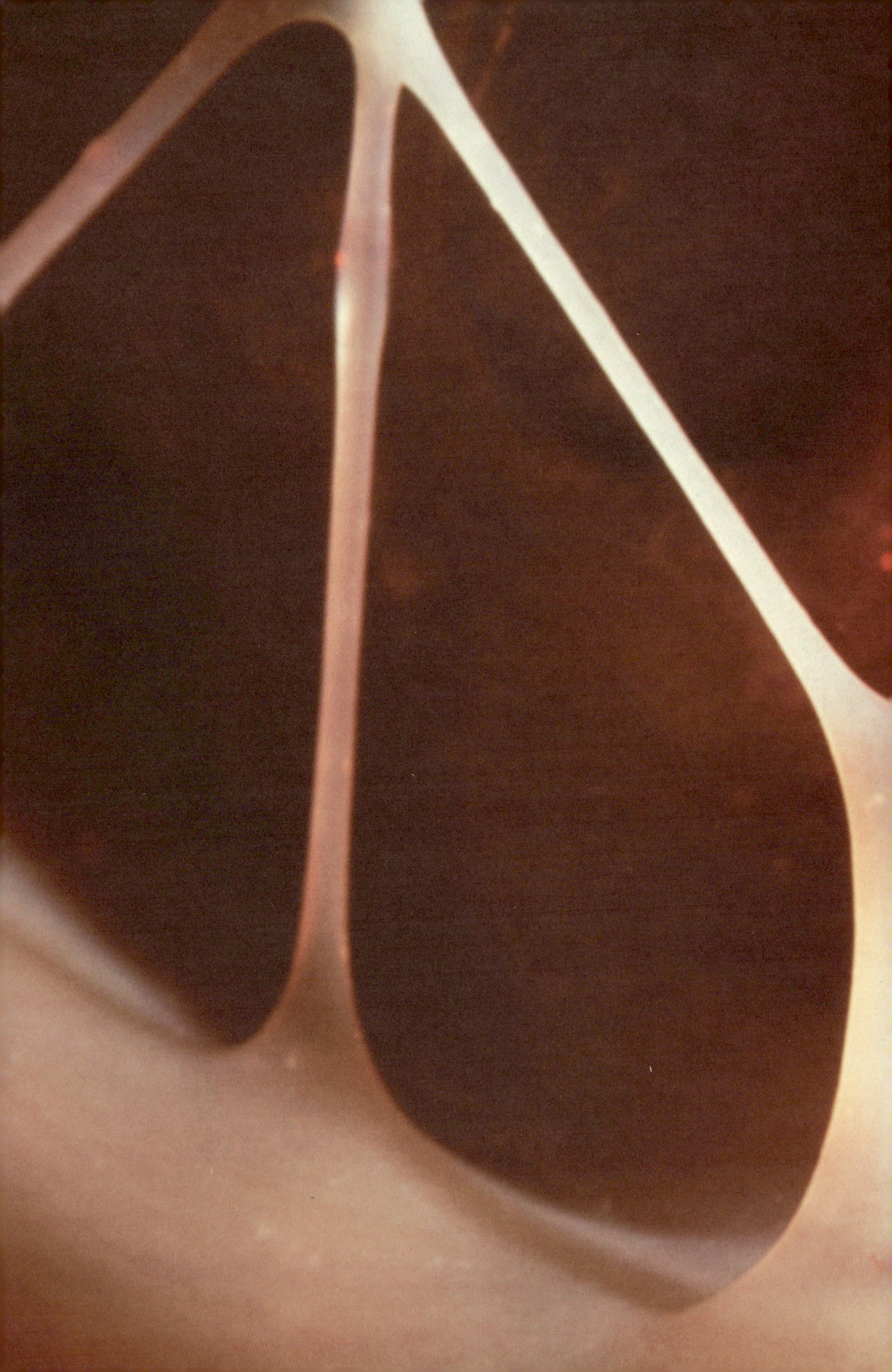

第二章

心脏

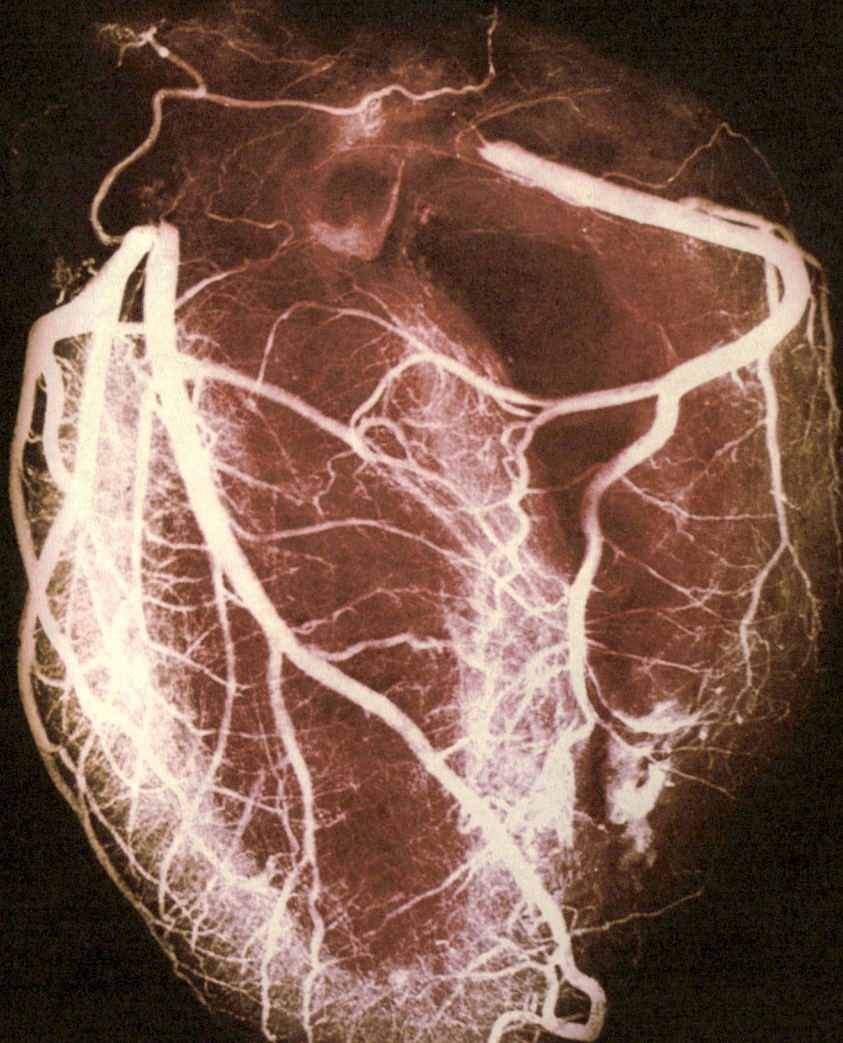

空气进入肺后与血液进行气体交换，二氧化碳被带走，氧气进入血液。但是血液要从肺流到全身各部分以输送氧气，必须有个器官能使体内的血液循环流动，这个器官就是心脏。

　　心脏通过泵血将氧气输送到全身各部分。血液循环是一个遍及全身的输送系统，携带了从胃肠道吸收来的营养物质和具有抗感染能力的白细胞以及机体的化学信使即激素。然而，与超市配送货品不同的是，血液循环同时也把机体代谢出的废物带走。

　　心血管系统（心脏和血管）是一个复杂的维持心脏泵血的管道网络。影响心血管系统的许多疾病归根到底都是由于管道狭窄或堵塞而引起的；简单地说，就是心绞痛、心肌梗死、外周血管疾病和深静脉血栓症。

心脏在哪

把两手攥拳放在一起后大致就是你心脏的大小。心脏位于胸腔内，有点偏向左侧。如果你是男性，心尖部（心脏底端尖部）在体表的投影和左乳头平齐。如果你是女性，因为乳房的影响，这一标准就不可靠了。

心脏是如何工作的

心脏连接着动脉和静脉系统，静脉将血液运回心脏，心脏泵出的血液则由动脉运到全身。心脏有四个腔：左心房和左心室，右心房和右心室。心脏两侧的血流是完全独立的：缺氧的血液通过右心被泵到肺里，而来自肺的含氧血液流回左心后被泵到全身各

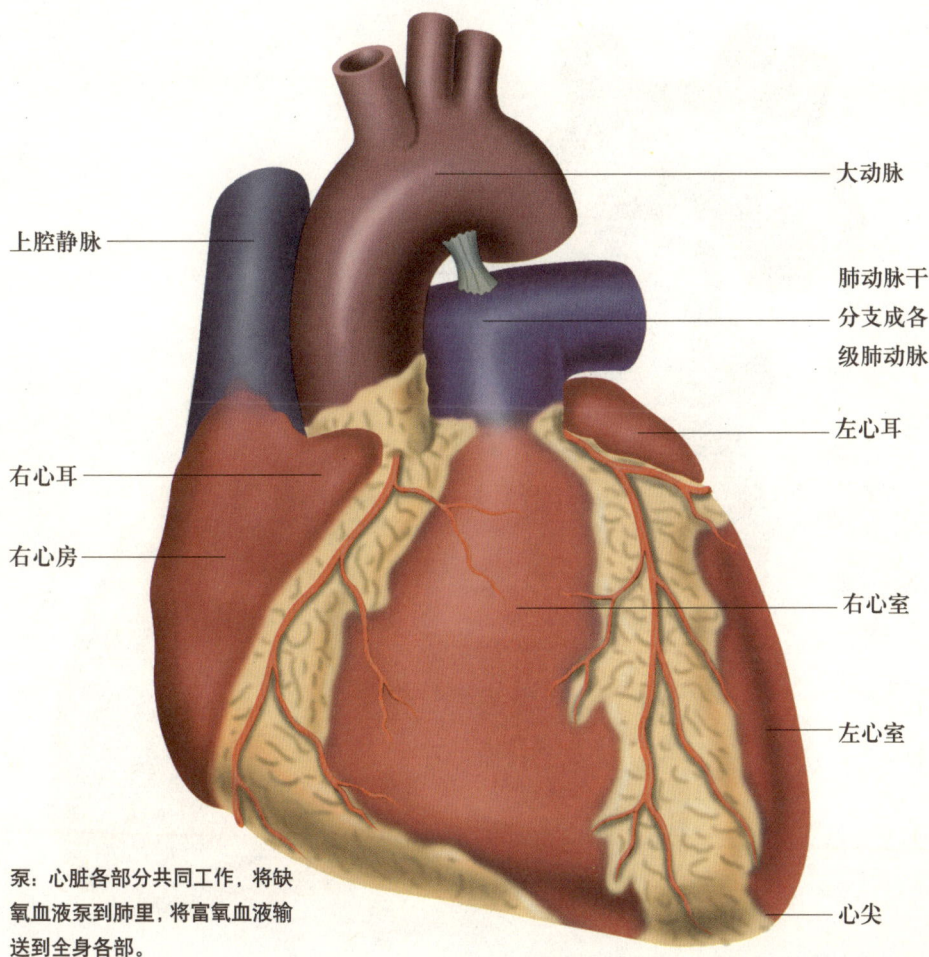

上腔静脉

大动脉

肺动脉干分支成各级肺动脉

左心耳

右心耳

右心房

右心室

左心室

心尖

泵：心脏各部分共同工作，将缺氧血液泵到肺里，将富氧血液输送到全身各部。

34～35页图 肌腱的牵引：肉眼可见，这些是帮助心脏瓣膜工作的肌腱。

左页图 冠状动脉：包绕心脏，两条冠状动脉供应心肌氧气使其一直搏动。

部。两侧共同工作，左右心房几乎同时收缩，左右心室也是如此。

　　静脉血首先流回心房（拉丁文的意思是"入口大厅"）。心房有一个很奇特的部分，看起来就像松软下垂的小耳朵，叫做心耳（拉丁文意思是"小耳朵"）。心房内壁很光滑，而心耳里面有很多褶皱。这样小巧的、有盲端和皱襞的部分连在心房上好像很奇怪——甚至有点不妥。看上去就像是个小盲管容易堵塞，容易形成血栓。事实上，尽管心耳在血液贮存方面可能发挥了某种作用，但它的确是血栓容易形成的地方。

　　左右心房之间的隔膜，即房间隔上有一卵圆形凹陷称为卵圆窝，是卵圆孔的遗迹（孔是一个普通的医学术语，意为"洞"）。胎儿时期，血液经过卵圆孔直接从右心房流到左心房。这是因为来自母体胎盘的含氧血液流到胎儿右心后，需要迅速进入左侧才能被输送到各个组织。因此，卵圆孔成为血液通过的捷径，这样血

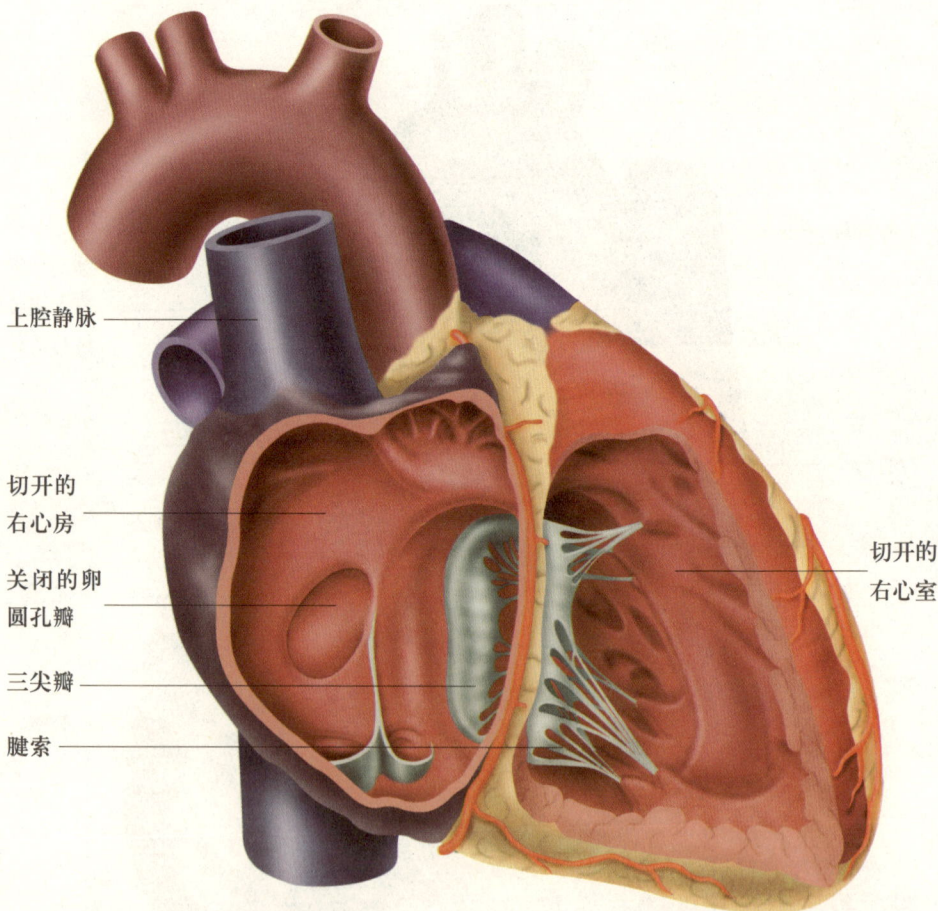

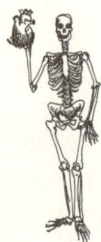

上腔静脉

切开的
右心房

关闭的卵
圆孔瓣

三尖瓣

腱索

切开的
右心室

心脏解剖图：右心房和右心室已被"切开"；在两次搏动期间三尖瓣打开如图所示，血液因此进入右心室，但当心室收缩时又关闭了。

液就不需要流经肺。它像一个阀门，出生时这个孔就会关闭，这极其重要。有些人因为阀门出错，"心脏内的孔"就遗留下来。如果孔很小的话，可以不必在意，但是如果孔径很大就要通过手术缝合。

每个心房通过一个瓣膜通向心室——右心室有三片瓣膜（三尖瓣），左心室有两片瓣膜（二尖瓣）。二尖瓣也被称作僧帽瓣，因为两个瓣尖合在一起的形状像主教所戴的头冠。这些瓣膜边缘有腱索与之相连，心室收缩时这些腱索能防止瓣膜翻向心房。心脏真的是有心弦啊！

"室"这个词（拉丁语意思是"小的凸起"）用于此处的意思为心室是中空结构。室壁肌肉粗糙。左心室肌肉的厚度大概是右心室的三倍，因此当它收缩时产生更大的压力。这样我们就明白了心脏左右两部分互不相通的原因了。血液由心脏泵出后流向全身（由左心完成），此时需要足够的压力才能把血液一直送到脚尖、指尖以及脑部。然而，要是肺循环中的压力太高（从右半心脏泵出），会迫使液体从毛细血管进入肺泡，这很危险，积聚的液体会从体内开始把你淹没。这就是心衰时发生的情况：心脏不能快速地有力地泵出血液，肺内压力逐渐升高。心衰病人呼吸困难，因为肺泡内充满了液体，咳出的痰呈泡沫状。虽然情况危急，但应用增强心肌收缩力的药物能缓解症状。

心脏是怎样搏动的

如同肺一样，心脏的工作也不受自主意识控制。基础心脏搏动根本不受大脑控制——甚至不受潜意识控制；心脏是靠自身控制的。心肌是一种特殊的不随意肌，与其他器官和血管壁内的很小呈梭状排列的平滑肌细胞不同，心肌细胞是呈网状排列的。

电流能迅速通过心肌细胞间传播，就像是森林大火迅速席卷干树丛的情形，导致心肌收缩。但这是怎么发生的呢？在右心房顶端有一小群特殊分化的心肌细胞能自动放电，每分钟大约70～80次。每次放电都能引起心房收缩，从而将血泵入心室。

当然心脏收缩远不止如此，因为心室需要从底部开始收缩，所以电流要很快从心房向下传导至心底释放。心脏瓣膜连在纤维环上，纤维环在心房和心室之间起到绝缘的作用——阻止电流通过，但有一小块区域除外，这里另一组特殊分化的细胞与一束直达心底的细胞相同。这束细胞逐渐分支，终结于心内膜下，此处

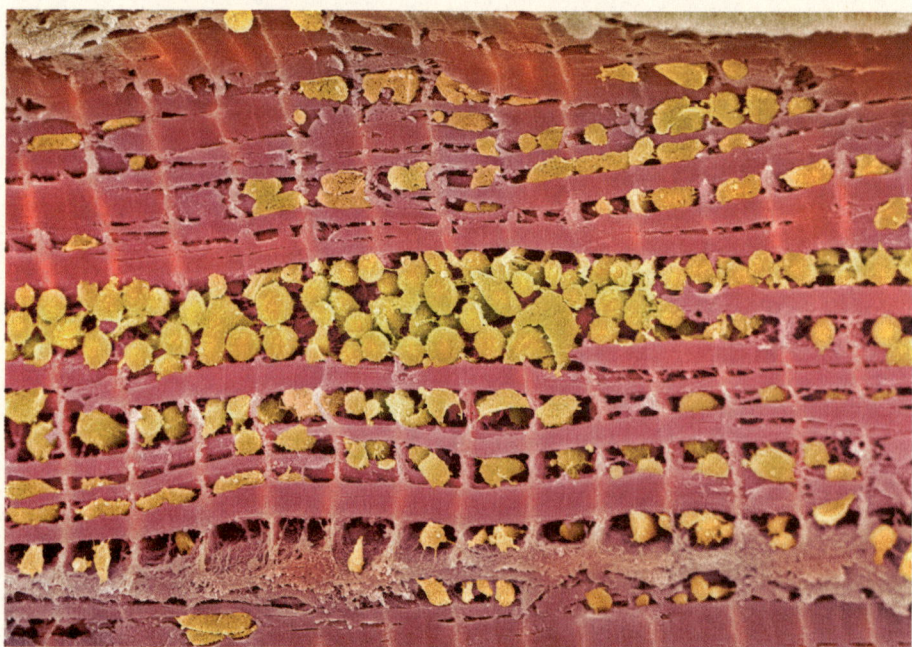

心肌细胞内部：在细胞内堆积起来的是使其收缩的一束束蛋白质（粉色），而填充其中的是细胞的微型发电站，即线粒体（黄色）。

细胞放电，引发心室从底部收缩，将血液向上挤压进入大动脉，从而泵出心脏（左侧是主动脉，右侧是肺动脉）。

在胸部连接电极能将心脏的电活动记录下来——这就是心电图（ECG）的工作原理。心电图曲线反映了电流通过心房、心室以及心脏复极重新恢复电荷的情况。心电图的变化能告诉医生心脏哪里可能出现损害：比如，如果心脏病发作时有部分心肌发生坏死，心电图可出现特征性变化。

心脏电路有时也会出错，发生心律失常，可以是先天的原因，也可以是心肌受损的结果，例如心脏病发作时。心律失常能引起眩晕、心悸和昏厥等症状。有些心律失常很严重，能打乱心脏各腔室正常的收缩顺序，从而导致心脏出现泵血减少（心衰）或根本不能泵血。

心脏瓣膜能保证血液朝着正确方向流动。心脏舒张时血液流入心房，向下穿过三尖瓣和二尖瓣进入心室。当心房收缩时血液更多地被射进心室。然后心室收缩，随着压力的升高，三尖瓣和二尖瓣关闭以阻止血液倒流进心房，并促进血液经主动脉和肺动脉泵出心脏。当心室再次舒张时，血液流向心脏，但由于主动脉和肺动脉起始端也有瓣膜，可阻止血液反流入心脏。主动脉瓣和肺动脉瓣都是三叶瓣，当血液反流时瓣膜因受挤压而关闭。

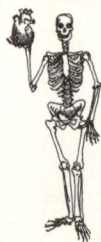

我们听到的心跳声音实际上并不是心肌收缩的声音，而是瓣膜关闭的声音。第一声心跳听起来像"啦"音，是三尖瓣和二尖瓣同时关闭时发出的声音，然后主动脉瓣和肺动脉瓣也一起关闭发出"哒"音。因而心跳的声音听起来就像"啦——哒……啦——哒……啦——哒"声。

情之所在

过去人们常常把心脏看做"情感所在地"。尽管心脏是自主控制的，但来自脑部的信号（并非有意识的）却能加快或减缓心跳。当你紧张或恐惧时，由自主神经传递的信号促使心跳加快，而平静时心跳则减缓。

心跳加快或减慢是为了满足各个组织的需要。如果你很恐惧，机体就会进入逃避或格斗状态，这些反应需要肌肉的参与，机体通过自主神经兴奋和分泌肾上腺激素促使心跳加速，从而把更多血液泵给准备动员的肌肉。当心脏在胸腔里跳动时，这就像是"情感"反应，但却是一个很有逻辑性的机制，给你提供最佳生存机会。儿童和年轻人的自主神经有时产生奇怪的，但却正常的心脏节律，吸气时加快，而呼气时减慢。

就像紧张或恐惧时心跳加快一样，运动时由于要增加供氧也会出现心跳加速。心脏本身也是由肌肉组成的，像身体其他处的肌肉一样，有规律地进行锻炼能使心肌变得更强壮。运动员的心跳往往较慢——有时一分钟不到60次——因为锻炼使他们的心脏工作得更有效率。

氧气如何进入心脏

为了维持正常工作，心脏也需要含氧丰富的血液供应。心脏供血全靠两条冠状动脉实现，这两条动脉开口于主动脉瓣上方，由主动脉根部分支而来。左右冠状动脉包绕心脏，发出许多分支直达心底。只要心脏不停泵血，身体所有组织、细胞都会不断获得重要物质的供应。心跳一旦停止就会出现麻烦。大脑是机体中消耗氧气和能量最多的器官，供血供氧停止后甚至连几分钟也坚持不了。除非能迅速恢复供血，否则大脑将永远停止活动。

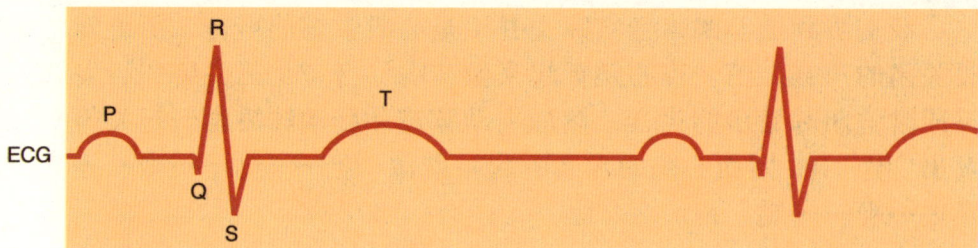

心电图曲线："P波"代表电流通过心房，一段间歇后，电流通过心室（"QRS"波），接着当心脏复极时，"T波"出现。

常见心脏问题以及如何预防

最常见的心脏疾病是冠心病，它能引起心肌梗死，而它在很大程度上受生活方式和膳食影响。冠心病是西方社会最大的健康问题，尽管有些人的基因使其易患此病，但我们仍能通过更健康的生活方式和膳食降低其危险。其他常见的心血管疾病，例如高血压、心律失常、心衰和深静脉血栓症（DVT），也能通过健康的生活方式降低风险。

冠心病

了解一些有关心脏解剖学的知识，对于弄明白心脏病发作的情况是至关重要的，因为心脏有一点儿设计上的缺陷。正如我前面所描述的，左、右冠状动脉分别发出许多分支向心脏各个部分供血——但二者之间并不相通。如果一条冠状动脉或它的一个分支被血块阻塞，就没有其他通路将血液送到那部分心肌：这块心肌就会因缺氧而死亡。医学上称心脏病发作为"心肌梗死"（通常简写为MI）。梗死是个大词，字面意思是"堵塞"，指的是血块堵住了冠状动脉。

即使没有被血块完全阻塞，动脉狭窄时因为限制了流经的血流量也会引发问题。当心脏剧烈搏动时，比如在运动过程中，心脏比休息时需要更多的血液供应。如果动脉狭窄，心肌就可能得不到全部所需的血液（以及氧），这时就会发生心绞痛。这种疼痛很剧烈，而且经常让人觉得是来自肩部或颈部（因为肩部、颈部以及心脏都是同一神经支配，大脑便搞不清疼痛信号是哪里传来的）。这种痉挛性疼痛就是心绞痛（希腊语意思是"窒息"）。冠状动脉狭窄意味着当心脏尽力努力工作时，却不能供应自身足够的

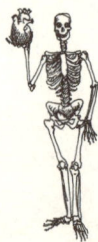

氧，的确是令自己窒息。

那么应该如何来护理你的心脏呢？首先要避免患冠心病。第一，我们要让冠状动脉保持良好的通畅状态；第二，减少血块在血液中形成的可能性。

当脂肪斑块在血管壁内堆积引起动脉狭窄时，局部形成血块从而导致动脉完全阻塞的可能性会大大增加。大家都知道这些脂肪斑块被称作"粥样病变"（希腊语意思是"粥"），它并不在血管壁表面，而是在内膜里面（"血管内膜"是一个极其传意的词组，基本是指血管内壁）。动脉粥样硬化（由于粥样病变而致的动脉狭窄）看来始于对动脉内膜的损害，可由以下因素引起：感染、毒素（如烟草）、血糖水平过高或高血压造成的机械性损害。机体白细胞能定位受损的血管内膜并进驻其中，接着发生一系列转变，奇怪的是白细胞对胆固醇倍加钟爱，从而能吞噬大量的胆固醇，最后细胞变得很大，像一个膨胀的囊袋，里面充满了胆固醇。这时的白细胞在显微镜下看上去就像包含了很多的泡沫，所以被称作"泡沫细胞"。

泡沫细胞聚集到一起在动脉内壁形成一条脂纹，最终会发展成纤维斑块。斑块引起的动脉狭窄本身并不危险——真正危险的是当斑块变得不稳定的时候。如果斑块表面破裂，血栓（希腊语意思是"血块"）就会在裂口处形成（很像手指割破形成的痂）。血栓能快速形成，并且可能完全堵塞冠状动脉，从而引起心脏病发作。剧烈运动或紧张时血压升高可能引起斑块破裂，导致血栓形成。动脉栓塞也可由来自其他地方的血栓引起。从血栓上脱落的小血块能够在血液中移动，被称作栓子（希腊语意思是"塞子"）。栓子到达发生粥样硬化的血管后，可能嵌顿在狭窄的病变处，从而堵塞动脉。

好胆固醇与坏胆固醇：如果动脉粥样斑块含有胆固醇，那么减少我们膳食中胆固醇摄入量——比如少吃鸡蛋——就能避免得冠心病。这是 20 世纪上半叶心脏膳食假说的要点。很快胆固醇成为了公众的第一大敌。但当生物化学研究揭示出胆固醇在血液中以不同轻重、不同形式的球形体被转运后，情况就变得更加复杂了。研究显示这二者之间的平衡以及血液总胆固醇含量在心脏病的发生发展中起着重要作用。相对高水平的"有害"胆固醇（在轻球形体即低密度脂蛋白中）增加了患心脏病的危险，然而相对高水平的"有益"胆固醇（在重球形体即高密度脂蛋白中）能减少患病危险。

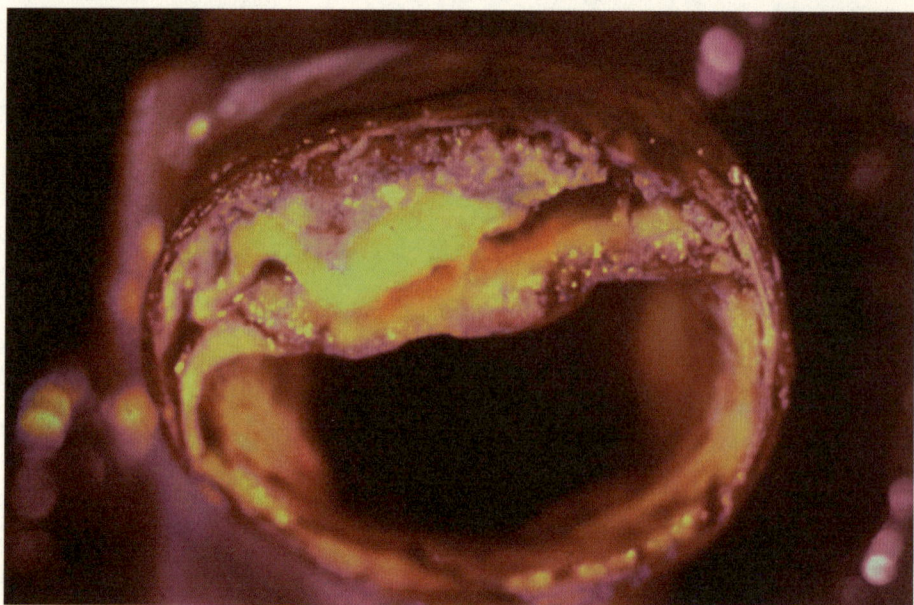

动脉粥样硬化：动脉壁内的粥样硬化病变上可见黄色的脂肪堆积，能造成动脉狭窄。

　　胆固醇的摄入量对循环中总胆固醇量或胆固醇的包装方式影响很小。更重要的是膳食中脂肪含量尤其是饱和脂肪酸的含量。饱和脂肪多是固态的，在黄油、猪油、肥肉、奶酪、蛋糕和巧克力中含量丰富；不饱和脂肪往往是液态的——在橄榄油和菜子油中含量很高。饱和脂肪酸（由已消化的饱和脂肪产生）以及反式脂肪酸（"反式"非常详细地描述了分子结构：意思是一条链上的两个碳原子之间有双键，氢原子在碳链的两边），尤其是后者，能增加血浆中坏胆固醇的水平。

　　我们需要知道的是，反式脂肪酸能破坏不同形式的胆固醇之间的平衡，因而要尽力避免。我们日常膳食中的许多反式脂肪酸都是人工形成的：例如可在油炸、烧烤中形成；同样为了将植物油变得更加稳定，就会用氢加以处理，比如人造黄油，这一过程中也会形成反式脂肪酸。此外，反式脂肪酸也存在于天然食物中，例如牛奶、奶酪、鸡蛋和肉类。目前在英国，建议人们一天摄入的反式脂肪酸要少于 5 克；注意减少食用油炸和加工食品可以做到这一点。所以对食物进行的加工应该越少越好。

　　地中海式膳食：减少脂肪摄入，确保摄入健康脂肪，能有助于你的心脏保持健康状态。饱和脂肪和心脏病是密切相关的，而采用"地中海式膳食"即食用橄榄油、大量的水果和蔬菜，已被证明能大大减少心脏病的患病率。水果和蔬菜极其重要：

　　它们含有维生素和抗氧化剂，这些物质不仅能减少患冠心病

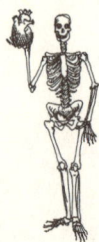

的危险，还能减少患其他疾病的危险。坏胆固醇被氧化后更有可能被吸收到动脉内膜；抗氧化剂能预防胆固醇被氧化，因此也能缓解动脉粥样硬化。英国卫生部建议每天吃五份水果和蔬菜：这可是通过实践总结出的好主意，但也不要过于教条，只要尽可能多吃些新鲜水果和蔬菜即可！

研究还表明地中海式膳食中的某些食物，例如大蒜和洋葱，对心脏病、高胆固醇血症和高血压可能会有某种保护作用。干果特别是杏仁和胡桃是抗氧化剂非常好的来源，有助于提高机体中好胆固醇水平，对抗坏胆固醇。苹果、洋葱和红酒（以及茶）中含有的黄酮醇也是强的抗氧化剂，能明显降低冠心病的死亡率。有趣的是，尽管吃水果和蔬菜的益处被很好地证明了，但好像也没任何证据表明补充维生素或抗氧化成分在预防或治疗冠心病中能发挥作用。所以药物是不能完全弥补不健康的膳食的。

传统的地中海式膳食中也有丰富的鱼类。鱼油里充满了ω−3脂肪酸。对于"ω−3脂肪酸"这个名称，有机化学师也许能很容易说出来，但它到底是什么呢？它也有让人发晕的分子结构——相信我，以我得优的化学成绩和本科时学到的生物化学知识，我也得穿越时间的迷雾探究这一问题。

脂肪酸的基本结构是一条长的碳链，上面连着氢原子。在ω−3脂肪酸上，从末端开始的三个碳原子之间通过双键连接（"ω"是希腊字母的最后一个）。ω−3和ω−6脂肪酸被称作"必需脂肪酸"，因为我们的细胞不能合成这些脂肪酸，必须从膳食中获取。必需脂肪酸对机体有积极的作用：能扩张动脉从而有助于降低血压；降低血糖水平，使血栓不易形成，并能改善心脏功能。这对心脏健康有着积极的影响：一星期吃一次鱼或许能使你患心脏病的危险减半。如果你讨厌吃鱼或者是个素食者也大可不必惊慌，从植物中也能获取ω−3，比如亚麻子油和菜子油，绿叶蔬菜和胡桃。

在地中海式膳食中，饮酒也能对你的心脏产生保护作用：它能提高好胆固醇水平，降低坏胆固醇水平，因而减少粥样硬化病变在动脉内的形成。酒也有抗血栓的作用。当然重要的是"要适量"——已经证实每天喝一两杯酒能降低患心脏病的危险，降幅高达40%，不过一下子喝掉一星期的量对心脏可是有害的（对其他的器官也是如此）。就像菲尔·哈蒙德在他那本很有趣并且知识性也很强的书《我是一名医生，请相信我》中所说的，"周六猛喝一次酒是不会让你整个星期都有抵抗力的"。酒精对心脏和血管的有益作用只能持续一天，所以从心脏角度来看，只是偶尔饮酒是不会产生益处的。但这并不意味着戒酒的人应该重新拿起酒瓶子：对于那些不喝酒的人，喝酒带给心血管的益处并没有神奇到应该开始喝酒，尤其是那些因为酒精依赖或肝脏有问题而戒酒的人。

适量饮酒对心脏有益，这或许能解释所谓的"法国悖论"。尽管法国人膳食中有很多胆固醇和脂肪，但因为每天都喝葡萄酒，使他们心脏病的患病率低于其他西方国家的人们，格拉斯哥（英国一城市）死于冠心病的人数是图卢兹（法国南部一城市）的三倍。并非只有法国人享用这一妙方：整个欧洲南部的人的心脏都比英国和北欧的更健康。这要特别归于红酒的作用；研究表明葡萄酒对心脏的积极影响大于啤酒或烈酒。红酒不仅含酒精，也含有丰富的抗氧化剂黄酮醇，这对动脉粥样硬化的发展初期有抑制作用。

锻炼你的心脏：锻炼对保持心脏健康极其重要。规律的有氧运动（比如散步、游泳或骑单车）能增强心肌的适应性，帮助降低血压。规律运动也有一些其他有益心脏的影响；这就像适量饮酒一样，它能降低血液中脂肪和胆固醇的含量，并能提高好胆固醇水平。此外，还能使血液不易凝结。最近，一项针对看上去很健康的年轻男性和女性进行的研究显示：积极锻炼的人和惯于恋坐沙发的人之间存在显著差异。所有被调查者都在40岁以下，但是恋坐沙发的人的动脉已经变得更僵硬。不爱活动的人患冠心病的危险大概是积极锻炼的人的两倍。

锻炼对心脏病患者也很重要：运动能降低25%的死亡风险——不过关于运动量多少，你应该向医生咨询。规律锻炼首先能降低心脏病发作率，也能降低心脏病患者的死亡风险。

然而，运动过量也会引起斑块破裂，导致血栓形成，引起心脏病发作。如何权衡这一危险与规律锻炼的益处呢？当已经习惯了久坐生活方式的人们突然开始剧烈运动的时候，往往会有危险。血流突然加速不仅可以使斑块破裂，而且更易形成血栓，并且这些人的机体已不善于将血栓溶解。对于那些健康的每天都运动的人来说，活动量减少的时候患心脏病的危险会增加。规律锻炼会使加速运动的心脏放缓速度，使血压平稳。这也意味着血液不易凝结，增强了血块的自然裂解。如果你身体状况不佳，那么任何剧烈的运动——包括房事——都是很危险的，但是如果身体总体状况良好，那么就能降低由于房事或任何其他运动所引起的心脏病发作的危险。显然，缺少锻炼和肥胖之间是有联系的，因此一些体重超标的人患心脏病的危险更高也就不足为奇了。

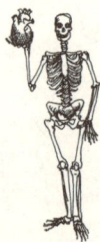

紧张：到现在为止，我提到的所有因素都是与身体有关的，而

精神紧张是心绞痛和心脏病发作的一个重要危险因素。精神紧张对人影响很大，休息时出现精神紧张，能引起心肌血液供应受限。精神紧张通过兴奋交感神经系统使心脏跳动更快、更有力，因为这时你并没有真的在跑步，这种反应就没有益处。此外，它还能造成心律失常，即使没有动脉物理狭窄的情况，也会导致心肌缺血，这是因为心脏没有有效地跳动。精神紧张也容易使血液凝结，降低血液中血块裂解的能力，这意味着更易形成血栓。生气、恐惧和焦虑增加了患心律失常、心绞痛和心脏病的危险。

吸烟与大麻：可卡因和大麻能增加心脏病发作的危险。二者都能引起心跳加速，可卡因也能加速动脉粥样硬化或狭窄的进展。吸烟即使不是最重要的因素，也是导致冠心病很重要的因素。对心脏和动脉绝对无益。吸烟能引起动脉内膜发生炎症，使其不能发挥正常功能。与红酒的作用相反，吸烟能氧化坏胆固醇，并使其更易被动脉壁吸收，也能使血液更易凝结。心脏病的危险随着吸烟数量的增多和香烟吸入的深度而增加。在英国，吸烟是导致死亡和疾病的最大的独立因素——而这原本是完全可以避免的。如果你想要算算因吸烟而耗费的经济账，可以登陆英国国民健康服务网站，找到吸烟这一项，然后点击"戒掉坏习惯为你省多少钱"。另外，被动吸烟和主动吸烟几乎同样会增加患心脏病的危险，记住这一点很重要。

取决于你的因素：尽管遗传基因在疾病发生发展中起了重要作用，但是在许多疾病预防过程中，你本身也能发挥很大作用。80%的冠心病危险归于以下五个因素：高水平的坏胆固醇、吸烟、糖尿病、高血压和腹型肥胖。这些都是"潜在的、可改变的"因素；换句话说，你不能改变年龄和性别，但却能控制这些因素。如果能保证膳食中含有大量的水果和蔬菜、进行规律锻炼、戒烟并饮酒适量，就能减少上述这些不利因素共同导致的危险。有证据表明，健康的膳食和生活方式共同作用的效果比各自独立发挥的作用大。健康生活方式的"组合"是保持心脏健康的关键。即使对于冠心病患者也是好处多多。大量证据表明，改善生活方式和膳食，特别是戒烟，能防止心脏病患者情况恶化，大大降低心脏病发作的死亡风险。

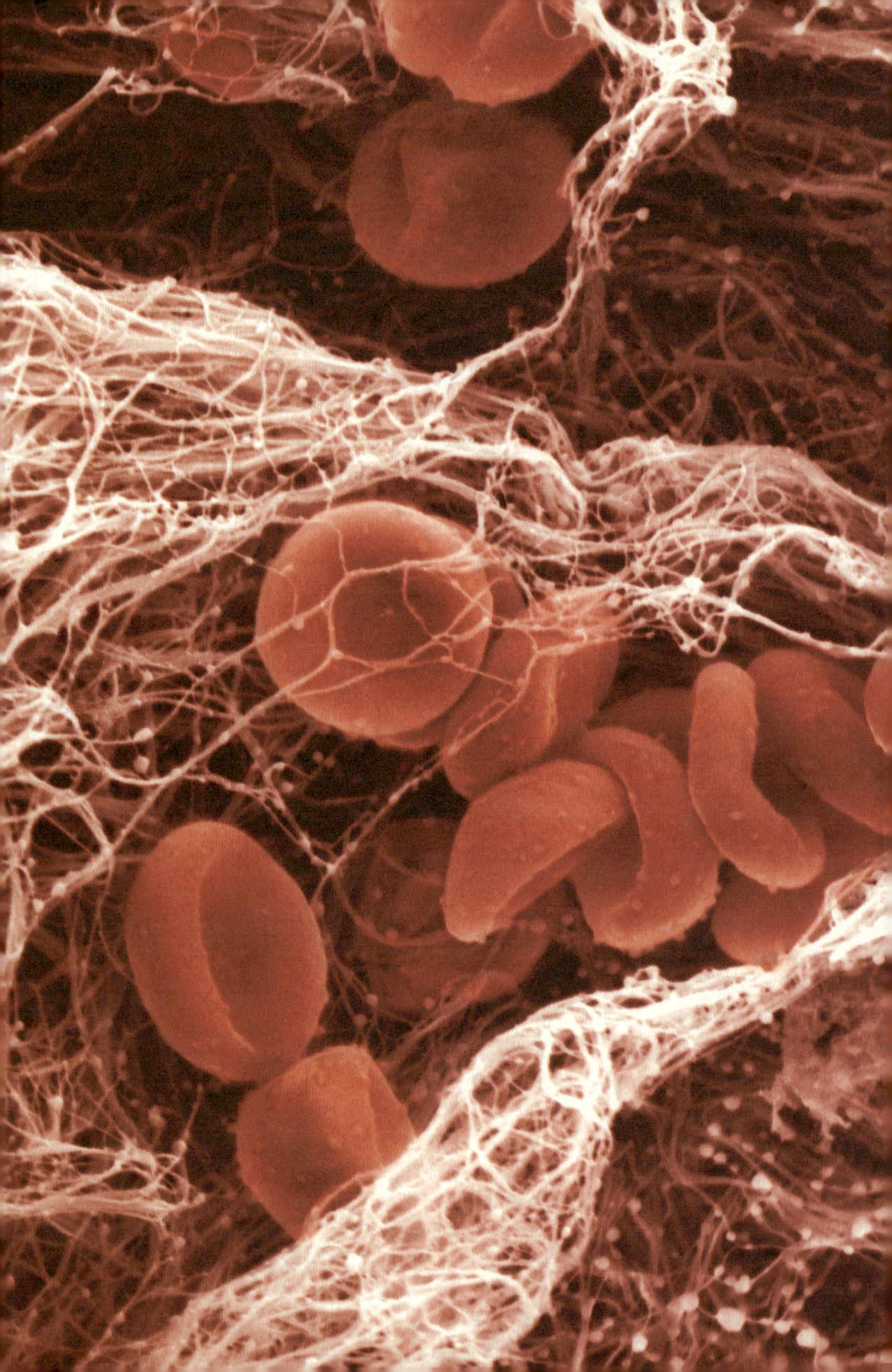

高血压

高血压也会增加患心脏病的危险。血压升高可能引起动脉粥样硬化斑块破裂，对心肌持续产生影响。因为心脏不得不努力搏动，所以高血压患者左心室通常很大，额外扩张的心肌需要的氧气更多。

高血压是由血管问题引起的，包括血管内膜和血管壁肌肉出现问题。动脉内膜可能被自由基损害，自由基通常是指过度反应的氧分子。自由基也能使一氧化氮失去活性，一氧化氮是一种有助于动脉扩张的有益小分子。如果一氧化氮失去作用，动脉就会收缩变窄，但流经动脉的血液还是那么多，因而导致血压升高。自由基产生的其他影响也推动了高血压的发生：自由基破坏动脉内膜，氧化坏胆固醇而使其更容易被吸收进内膜，导致血糖水平升高。抗氧化剂通过中和这些定时分子炸弹与自由基的影响作斗争，让更多的一氧化氮发挥作用，由此保持动脉更加通畅，血压不会升高。

高血压增加了患心绞痛、心脏病和其他许多疾病的危险。如果医生在你胳膊上测血压并发现血压很高时，就意味着你所有的动脉和所有器官都处于高血压状态。高血压意味着患卒中的可能性增加了六倍，四肢更容易发生动脉狭窄；高血压也损害肾脏。

降低血压很重要。降低患高血压的危险需要改变生活方式，在很大程度上，它与避免患冠心病的生活方式类似：健康膳食、规律锻炼、减掉多余体重和戒烟都很重要。

减少膳食中食盐的摄入量，多吃水果和蔬菜以及饱和脂肪酸含量低的干果和奶制品，这些都能使高血压降下来。减少咖啡和酒的摄入量也有帮助（有证据表明每天女性饮酒超过三杯，男性猛喝四杯以上，可能使血压升高）。药物（比如利尿剂和ACE抑制剂）对降压很有效果，但是在生活方式和膳食上如果你也能做些有益健康的改变，会一直保持良好的降压效果。有些情况下，单单改变膳食就能获得与药物疗法一样的效果。

降压的关键看来就是膳食的改变，这样的膳食与几千年前人类的膳食有点相像：含钾量高、多水果蔬菜、多瘦肉和鱼（ω-3脂肪酸也能刺激一氧化氮产生，有助于动脉通畅），但是钠、饱和

左页图 已经凝结的血液 已形成网状结构的蛋白纤维和血小板一起把面包圈状的红细胞套住。在某些条件下，如此缠绕的网能很快积聚起来阻塞冠状动脉。

脂肪酸和胆固醇的含量低。维生素 C 和植物类黄酮是强效的抗氧化剂（存在于多种水果和蔬菜、红酒、大豆和甘草中），非常善于清除自由基而舒张动脉。但不要冲动得去买这些成分的补充剂——这类抗氧化成分中有许多都能在各种各样的食物中获取（主要是水果和蔬菜）；大量摄入这类食物，那么你应该能获得所有必需的维生素和抗氧化剂。多多地吃吧，蓝莓可是比纯粹的补充维生素 C 还要有效的抗氧化剂啊！

有些食物对降压特别有效：芹菜、山楂果（很奇怪啊）、大蒜、海带、金枪鱼、沙丁鱼和纤维。总体来讲，在预防和治疗高血压方面，各类食物中的维生素和抗氧化剂的自然组合效果都胜过那些补充剂。例如，辅酶 Q－10（经常缩写为 Co－Q－10）是很重要的抗氧化剂，如果体内含量很低可能导致高血压、冠心病和糖尿病。它很难从膳食中获取，如果体内缺乏，医生可能会建议你服用 Co－Q－10 补充剂。

机体每天至少需要大约半克的钠，而美国人的平均摄入量是它的十倍，甚至有些人每天摄入钠量超过了 20 克——是最低需求的 40 倍。已证实高血压患者减少食盐摄入量能有效帮助降压。可是严格限制钠盐摄入也会导致其他物质的缺乏，比如钾和钙，这些物质可能有升高血压的效果。

保持膳食平衡；逐步减少钠盐摄入量，再加上食用大量的水果、蔬菜、低脂奶制品和纤维，所有这些都被证实在降压方面是最有效的措施。大量的文献资料都讲述了盐和高血压之间的关系，不过关于盐是如何起作用的还没有一致的观点。对于健康人来说，盐的坏处被夸大了，成了让人恐惧的鬼怪；盐是我们膳食中重要的一部分。从盐中获取的钠是细胞和细胞周围体液必不可少的成分，在肌肉收缩和神经冲动方面发挥着重要的作用。看来盐和胆固醇一样都遭受了不公平的待遇，这些物质对机体是没有害处的，除非你吃得过量了。因此摄入量要合理，它们可是健康膳食中重要的成分。

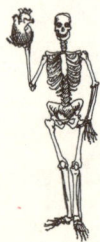

静脉曲张

以上我们详细描述了心脏和动脉血管。现在让我们快速介绍一下静脉及其常见问题。

曲张是一个很简单的拉丁文词汇，意为"扭曲"，当浅表静脉尤其是下肢的静脉肿胀和迂曲时，就会发展成静脉曲张。静脉里面有很小的瓣膜，能阻止血液朝错误方向流动。动脉血从心脏泵出，每次心脏搏动时产生强劲的血流和脉压。静脉血流回心脏，血流速度要缓慢得多。下肢静脉中的血液要向上流动（与地心引力相反的方向），血流有时很慢甚至会停滞。下肢的深静脉位于肌肉间；当肌肉收缩时能帮助挤压这些静脉里面的血液。静脉瓣能确保血液是朝着正确方向被挤压的：向上朝着心脏，而非向下朝着脚。

位于皮肤下面的浅表静脉和肌肉间的深静脉之间相互交通。浅表静脉也有静脉瓣能确保血液从浅表静脉流入深层静脉，而且别无他路。如果瓣膜出了问题，血液就在浅表静脉处淤积，牵拉静脉和瓣膜，从而导致更多的血液淤积。这就是静脉曲张形成的原因。如果静脉受压，血液就很难沿着腿部向上流，这时更容易形成静脉曲张。而肥胖就会导致这种情况；怀孕期间也一样。为减少患静脉曲张的危险，应该控制体重，坚持锻炼，从而使腿部的肌肉泵更有效率。

深静脉血栓症

深静脉血栓症（DVT）在媒体工作人员中很多见，因为它和长时间飞行有关。当血块在下肢深静脉中形成时会发生深静脉血栓症，患者会感觉极其疼痛。特别令人担忧的是血栓有脱落的可能，如果发生这种情况，血栓可能沿着静脉向上进入心脏，通过右心房右心室，然后到达肺部，并能堵塞较小的动脉，这就是"肺栓塞"。尽管血栓形成的危险因素中有些是遗传的，比如血液容易凝固，但还有很多其他因素是能人为控制的，包括吸烟、肥胖和惯于久坐。长时间乘坐飞机时因为要久坐不动，因而可能是个特别危险的因素。

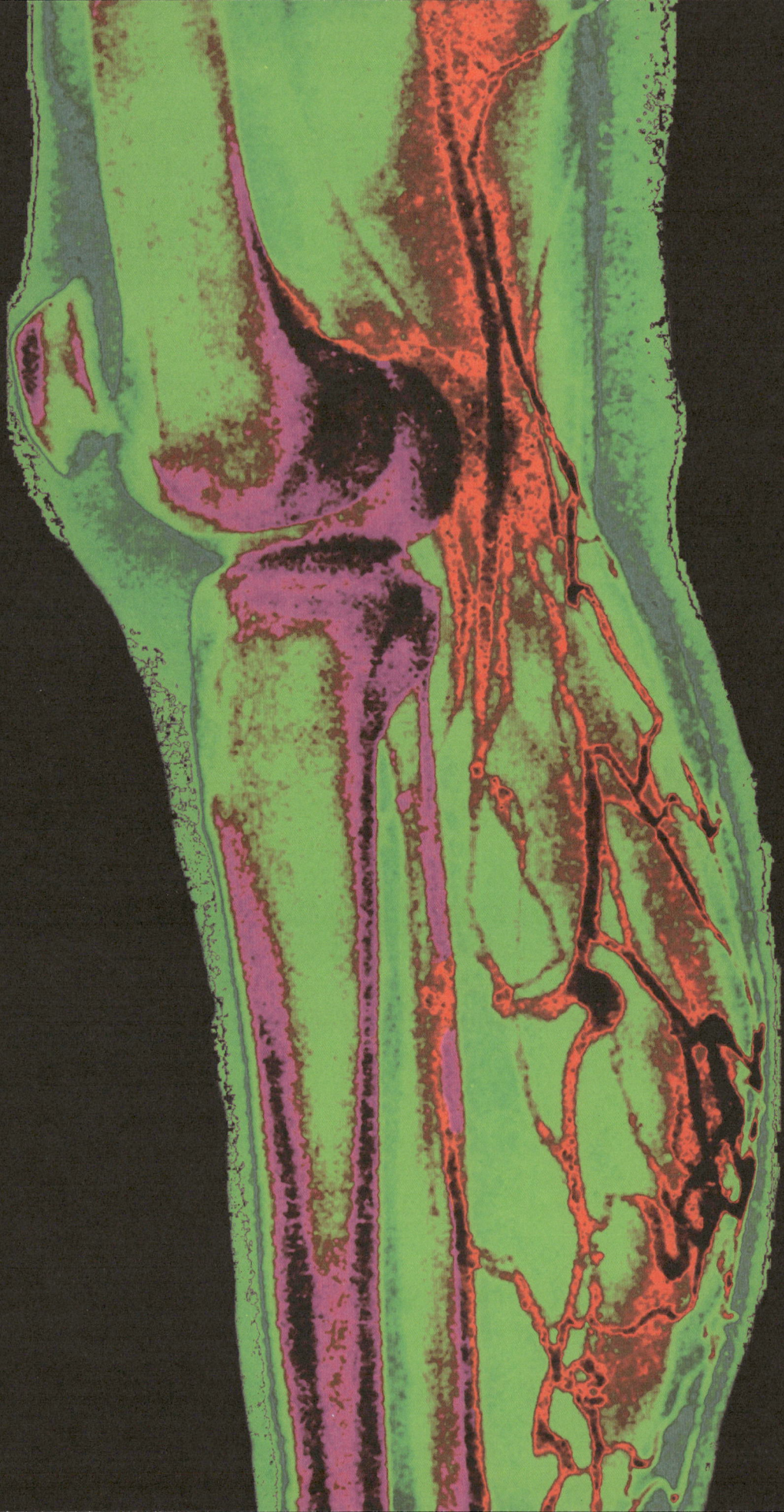

保持心脏健康的五种方法

🫀 不吸烟。

🫀 采用地中海式膳食，食用大量的水果和蔬菜、全谷类食品和面包、低脂奶制品、三文鱼、瘦肉和干果（特别是杏仁和胡桃）。减少脂肪摄入，用不饱和油代替饱和脂肪（用橄榄油代替猪油）。减少食盐摄入量。

🫀 适量饮酒（女性每天1～2杯，男性每天1～4杯）——但不要狂饮！小红莓汁和紫色葡萄汁中也含有大量的抗氧化剂。

🫀 多运动——每天至少坚持30分钟的有氧运动（例如散步、骑单车、游泳或园艺劳动）。

🫀 尽量避免精神紧张。

左页图 彩色血管造影照片（在照射X线前，染料已被注入静脉）显示扭曲扩张的静脉正沿着小腿向上延展。

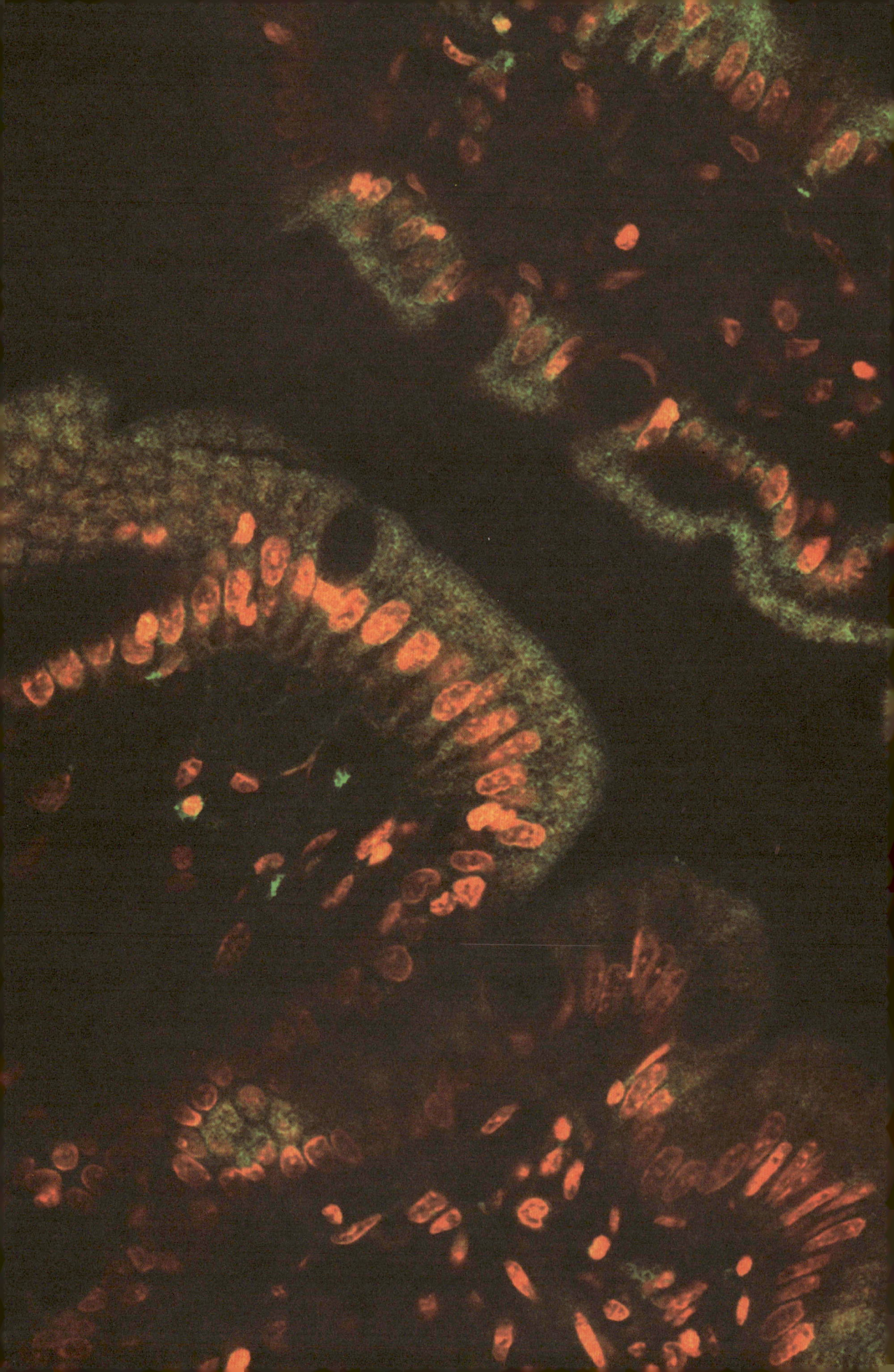

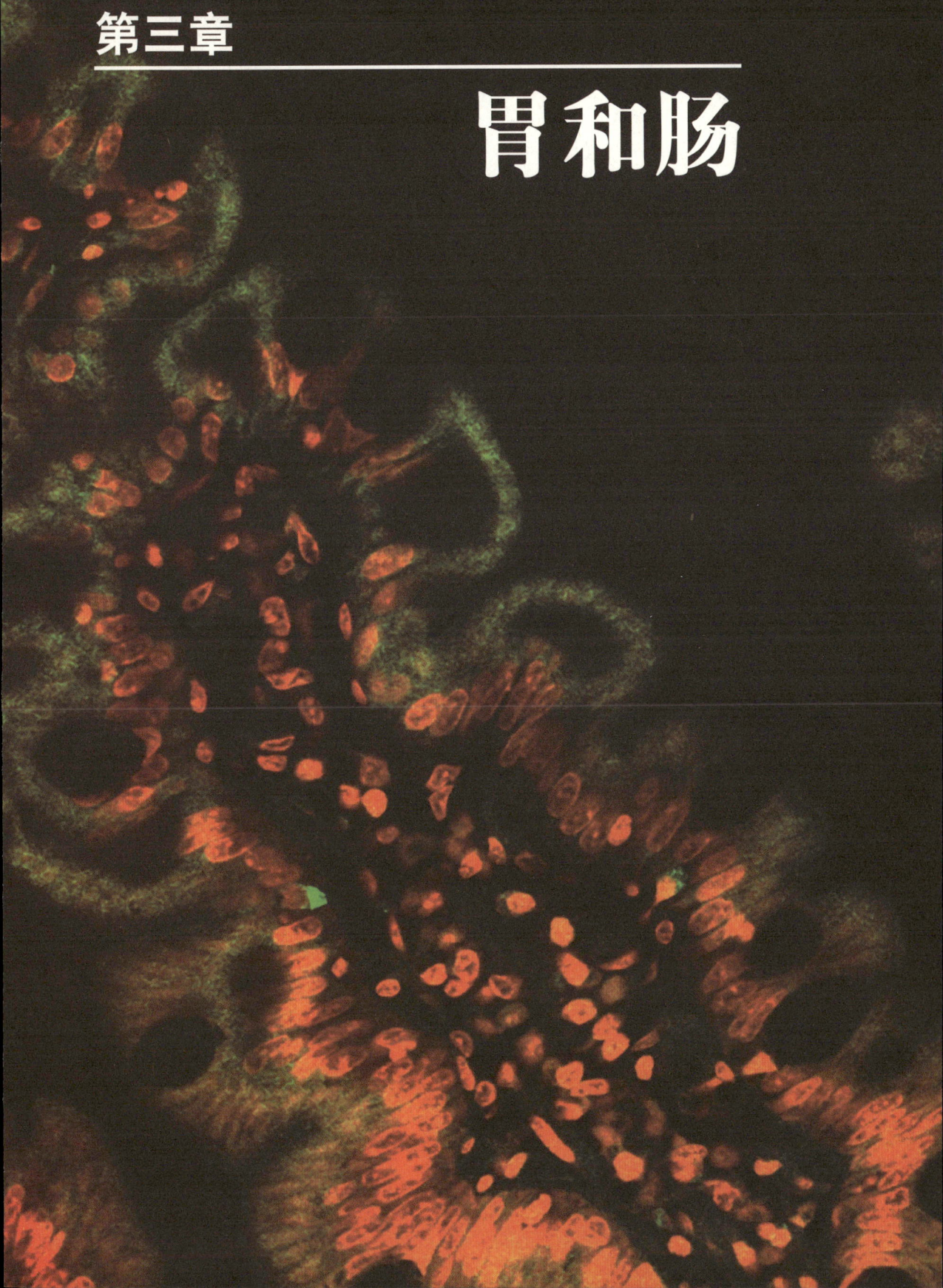

第三章

胃和肠

消化管为一条从口腔一直延伸到肛门的管道，而胃肠道只是这条长管道的一部分，但是这里绝对是"事务繁忙的区域"，食物的消化和吸收大多在这里进行。

食物沿着胃肠道走完全程通常需要一两天的时间，这要取决于你的膳食中有多少膳食纤维（植物性物质）；素食者往往消化得更快。

胃和肠共同构成了胃肠系统，大块的食物摄入后被分解成小块，以便血液吸收，成为身体需要的养分或营养物质。动物同我们人类一样，也是从外界获取食物，在体内消化并转化成机体需要的物质，这真是很奇怪啊！我们也有些类似寄生物的生存方式，依赖周围环境生存。

胃和肠在哪

　　胃位于腹上区，大部分在左胸腔。经咽喉而来的食物沿着食管向下通过胸腔和横膈膜所在的位置，食管需要蠕动将食物排空推送入胃，然后经过胃的消化进入肠。肠是一条优美的盘绕着的长管，占据腹腔的中部和下部。最底端在盆腔中，位于膀胱和子宫这类器官的上方。

胃肠道如何工作

　　胃是肌性囊状器官，能够扩张装下所有食物。胃通过运动搅拌研磨食物，开始消化食物然后将其排进小肠，小肠大约有6米长，胃每次蠕动都将一点儿食物排入这段长长的狭窄的小肠。当食物经过这条巨长的管道时，进一步被消化，然后消化分解的产物被血液吸收（接着血液携带营养物质进入肝脏，在此决定如何

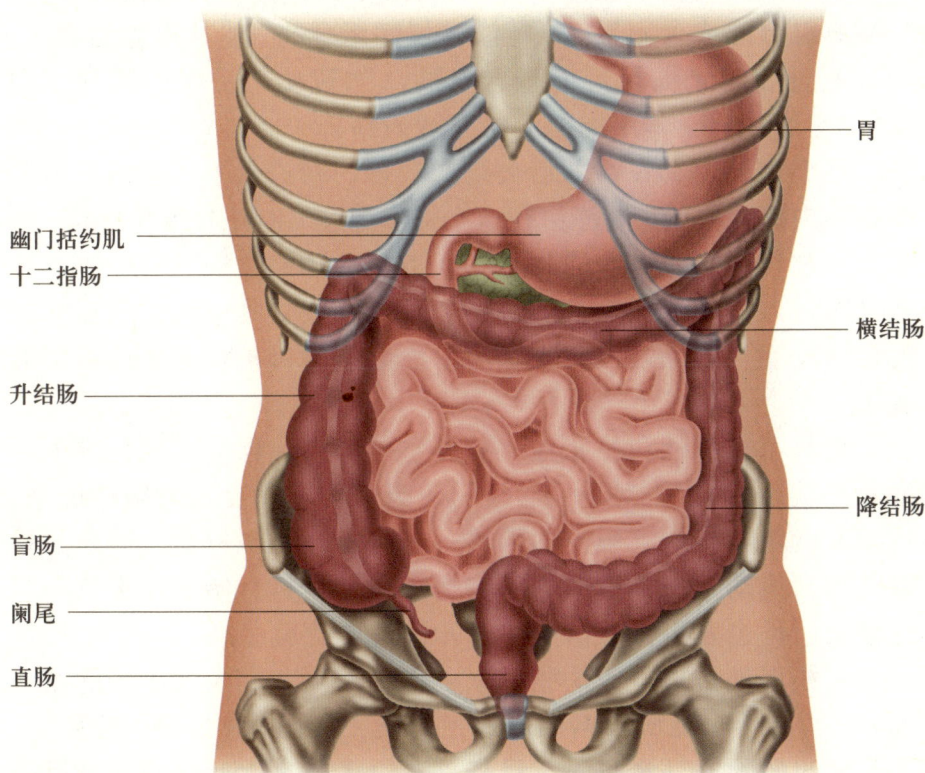

幽门括约肌

十二指肠

升结肠

盲肠

阑尾

直肠

胃

横结肠

降结肠

杂食动物的胃肠道：人类的胃肠道相对简单；不像牛的胃有四室，也不像马有着大得令人难以置信的盲肠。

54～55页图　十二指肠里的绒毛，因为染色所以细核发出橙色的光。
左页图　肠内的钡：钡可以使肠的内部状态暴露在X线下，巨大管道的外围是结肠，呈"之"字形盘绕在中间的是小肠。

分配这些营养成分：哪些现在利用，哪些要贮存等）从小肠出来，这些消化过的浆状容物进入大肠，大肠比小肠粗但没有它那么长。大肠把珍贵的水分吸收进血液中，剩下固体物质。这部分物质进入可扩张的直肠贮存起来，等待你有便意时排出体外。

虽然人们常常过于关注肠道，但这并非捕风捉影。胃癌、结肠癌和直肠癌几乎占全部癌症的20%。全世界每年几乎有100万人患结肠癌，差不多有50万人死于这一疾病。并不令人吃惊的是膳食在许多影响胃肠的常见医学疾病方面起了很大的作用。

食物如何在胃肠道中运行

把摄入的大块食物变成小分子物质，以便血液吸收，这一消化过程既包括把食物研磨成小块的物理变化，也包括把更大、更复杂的分子分解成更小分子的营养物质的化学变化。

食物的物理性消化始于口腔，在此牙齿把大块食物捣成小块，与唾液混合形成食团下咽。唾液不仅润湿食物，使其更容易吞咽，顺利通过食管进入胃，而且含有酶（加速化学反应的特殊蛋白质），它通过化学作用能把淀粉分解为糖分子。

咀嚼过的食物在吞咽后被推送到胃，在进入下一个消化阶段即在肠内消化之前，先停留在这个大容器里。但并非仅是停留：胃在消化过程中有着自身的作用。在胃里食物被盐酸（有助于杀死随食物进入胃的任何一种细菌）和酶（分解食物中的蛋白质）的混合物浸润。胃黏膜上有一层厚厚的黏液能保护自身免于被强酸腐蚀。

胃具有拉伸性和扩张性，打开空着的胃，你会看到黏膜上折叠着"皱襞"（拉丁文是"皱纹"），当胃内充满食物时皱襞展平。胃皱襞就像收拢的雨伞上的折皱——只不过是在里面。厚厚的胃壁收缩，搅动并磨碎里面的内容物——继续进行始于牙齿的物理性消化。胃也发出化学信号，通知肠道食物就要来了。

胃慢慢地排出里面的物质，一次排一点儿进入到小肠的第一部分。胃的出口处肌肉增厚形成括约肌（希腊语意思是"拉紧"）。这部分叫做幽门（希腊语意思是"看门者"），因此这一环形肌被称作幽门括约肌。学医之前我知道一点儿这方面的解剖学知识：父亲真是太不幸，出生时幽门不同寻常地狭窄（叫做幽门狭窄）。他不得不动手术张开括约肌，这在他的腹部留下一条长长的疤痕，不过却救了他的命。

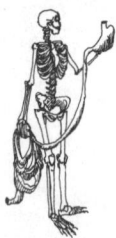

幽门狭窄很容易遗传，遗传给男孩子的机会比女孩子的大：在父亲35岁那年，弟弟出生时也出现了同样的问题。胃内的牛奶很难穿过幽门进入肠道，因而他也不饿，每次喂完都会吐奶。他也不得不动了手术，不过那时外科已经进步了，留在他身上的疤痕更小、更整洁。

当幽门括约肌开放时，半消化的流质食物进入肠道的第一部分：十二指肠（十二指肠在拉丁文中的意思是"十二"。这与非常规的测量有关：十二指肠的长度是十二根手指并列横向排列的长度）它是一段弯曲的肠道——从上部水平行向右后方，急转向下然后水平行向左，再斜向左上方，与肠道的下一部分连接。十二指肠向下这段中间位置有一个乳头状的突起，上面有一个开口。胰腺和胆囊通过这一开口把里面的物质排空入肠道：其中含有的胰腺酶和碳酸氢盐能中和胃酸，胆汁（由肝分泌，存在胆囊中）把脂肪分解成极小微滴。

到了现在，食物已经是食糜状了，然后进入肠道下一部分，这部分肠道松松地在腹腔内盘绕（尽管它由腹膜即肠系膜连于腹后壁）。前几米是空肠（拉丁文意思是"空的"，或许因为与胃这个大容器相比，食物通过这一段很快），其余部分是回肠（拉丁文意思是"内部"，希腊语意思是"盘绕物"）。这段长长的小肠在腹腔底部盘绕着。它是一条肌性管道，外层肌肉纤维顺着小肠长轴纵向排列，内层肌肉纤维一圈圈环绕排列。二者交替收缩，推动流质食物前进。下面的情形真是让人很惊讶：手术时打开一个病人的腹腔，会看到肠沿着环形圈的收缩就像是蚯蚓的蠕动。这种特殊的肌肉收缩有专门的一个词叫做蠕动，指沿着某物进行的收缩式运动，用于描述肠的运动和蠕虫运动。

像机体的其他器官一样，我们不必去有意识地思考胃肠道怎样消化食物，它的功能是使食物运动，并将其消化吸收。它有自身的神经网络系统（有时称作"胃肠道的大脑"）嵌在黏膜下方和肌肉内壁，调节胃肠道的运动。通过反射作用，肠道能知晓其他部位发生了什么事情。当食物进入胃时，引起反射，结肠运动加速（"胃结肠"反射），然后排空准备迎接下一餐食物通过。这就是为什么婴儿喂食后就会弄脏尿布（幸运的是，我们长大以后学会了控制这一反射）。像心脏一样，肠道也有自主神经，这些神经传递过来的信号能加速或减缓它的运动。

要是打开小肠，你会清晰地看到环形嵴线，这有助于增加其表面积将养分吸收入血液。黏膜上有细小突起，肉眼是看不见的，

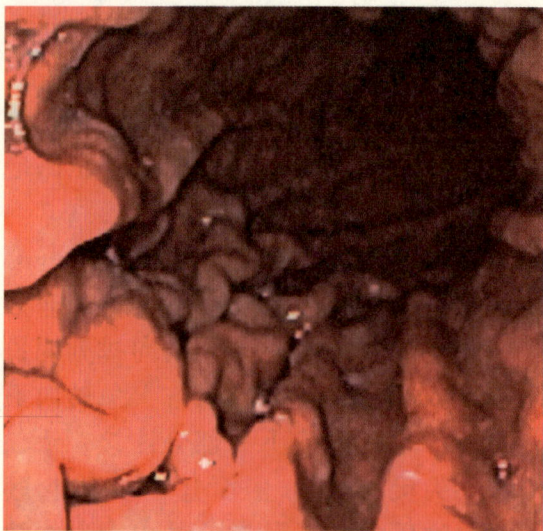

胃皱褶：当食物进来时，胃的内壁皱褶使它能够扩张容纳进来的物质。

它们也会增加吸收的面积。在显微镜下可以观察到小肠的黏膜组织像是柔软的天鹅绒；覆盖在上面的细微的突起称作"绒毛"（拉丁文意思是"毛发"）。如果你用更高倍数的显微镜观察一个单细胞，你会看到更细微的发丝样的结构：微绒毛。环形山脊线、绒毛和微绒毛都是为了增加小肠表面积，最大化吸收营养成分。

食物在长至几米的小肠内运行，在这一艰苦旅行中营养成分被吸收进体内，剩下的物质进入盲肠——大肠的起始部位。大多数动物的盲肠（拉丁文意为"盲的"）形成一个袋囊——一个一端封闭的肠道盲管。一些动物把此处作为发酵植物细胞纤维素的地方：这些动物培育有益菌，把纤维素分解成糖，由此才能被机体吸收。马就是这样的动物——它们有一个庞大的盲肠，从骨盆向上延伸到胸骨。而我们人类不需要消化那么多的纤维素，人的盲肠也就没有那么壮观——只是在与结肠起始部位连接的地方有点像袋囊的形状。它位于腹腔右侧的底端，与这一侧的骨盆突起相邻（医生们都知道其大名，叫做髂前上棘）。

由盲肠伸出来的一小段肠看起来就像一只爬进去的小蚯蚓驻扎在那里。这就是蠕虫状的（拉丁文是"像蠕虫的"）附属物——周围的器官朋友们都认识，简单说就是阑尾。它通常只有几厘米长，但人和人的阑尾长度却不尽相同。我曾在一次令人难忘的切除阑尾手术中做辅助工作，我记得大概是15厘米长。它的尾端向上能穿过腹腔，直达肝脏附近。无论那些贬损阑尾的人们怎么贬低它，它都有自身的用途：里面充满了含有白细胞的淋巴组织，是免疫系统的一部分。

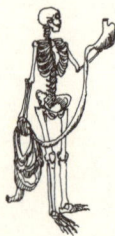

与盲肠连接的是结肠：升结肠向上延伸靠近肝脏，横结肠呈水平状恰好在胃下方，末端在左上方靠近脾的位置，降结肠向下行至盆腔，排空入直肠。就像在小肠中，结肠肌肉的收缩推动已消化的食物运动。水被吸收，最后剩下差不多算是固体的粪便。

这一过程很重要——如果我们的结肠不能从即将成为粪便的物质中吸收水分的话，我们的机体会失去大量的水分。腹泻时，我们会失去水分而很快脱水，因此要大量喝水补充腹内所失液体。结肠不能吸收很多养分；结肠内也没有小肠黏膜上的绒毛和微绒毛。

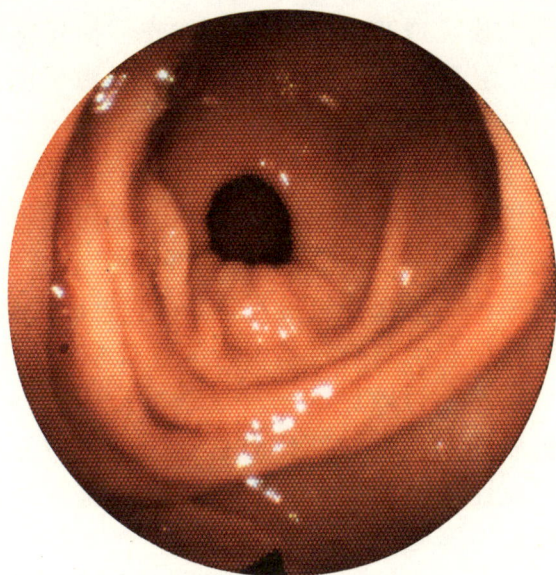

看门者：胃的出口变窄形成一个小孔，使得少量的已消化的食物由此通过进入十二指肠。

直肠大概12厘米长而且很有弹性。结肠收缩把粪便推进直肠内贮存——然后会告诉你满了！不过在你感觉有便意并准备将其排出体外之前，你可以让粪便在此停留。到时候，直肠底部周围的括约肌和肛管放松并且打开，而膈肌和腹肌收缩，粪便便沿着4厘米左＊右的肛管排出体外。

常见胃肠道问题以及如何预防

我们已经看到胃肠在健康状态下是如何工作的。现在让我们将注意力转到一些常见胃肠疾病——再次重复一下，尤其是那些受膳食和生活方式影响的疾病。首先，探讨人们可能发生不同的食物反应，其中有食物过敏反应（而且你能做这些测试）和食物不耐受。其次，我们看看消化性溃疡、胃癌、炎性肠道疾病和直肠结肠癌。

现在，有很多关于益生源和益生菌的话题，因此，我要尝试解开那些谜团。最后，是关于最流行的时髦疗法——结肠灌洗。

食物过敏反应

食物过敏反应涉及到对某种特定食物的免疫反应，表现方式简直是五花八门，令人难以置信。对小麦过敏的人可能会起风疹，或红疹，或哮喘（有时被称作"面包师哮喘"），或在烹饪时流鼻涕。乳糜泻是一种特殊的食物过敏反应，患者对小麦里的一种蛋白——麸质过敏。

过敏性休克：过敏性休克（希腊语是"预防"）是一种很严重的过敏反应，涉及整个机体，还可能极其危险。例如，一些人对花生很过敏，以致于食物里的一点点儿花生都会引起过敏性反应——一种全身过敏反应。一些过敏反应引起局部反应，像被荨麻刺到引起的条痕过敏。特应性反应又称异位性反应（第34～第35页），是对过敏原的一种远距离反应，引起皮疹、流鼻涕或哮喘——机体发生反应的部位离最初接触过敏原的地方有段距离。过敏性休克比这个要严重：是种极度的全身反应，整个机体的防御呈螺旋式下降趋势。

免疫系统通常以严谨的工作方式保护我们免于受到各种各样的病原体的侵害，当它受到很小的常常是无害物质的愚弄时，就会认为整个机体受到了致命的攻击，然后拿出重磅枪炮予以反击。这是一种设计上的失误；如果没有过敏性反应，生命会变得更加简单，不过这看起来是我们为免疫系统付出的代价，因为它们坚持不懈地在观望并且准备投入战斗。就像有人得了过敏性休克，他们的血压降低，心律加速，面部和咽喉肿胀，并且有恶心、呕吐

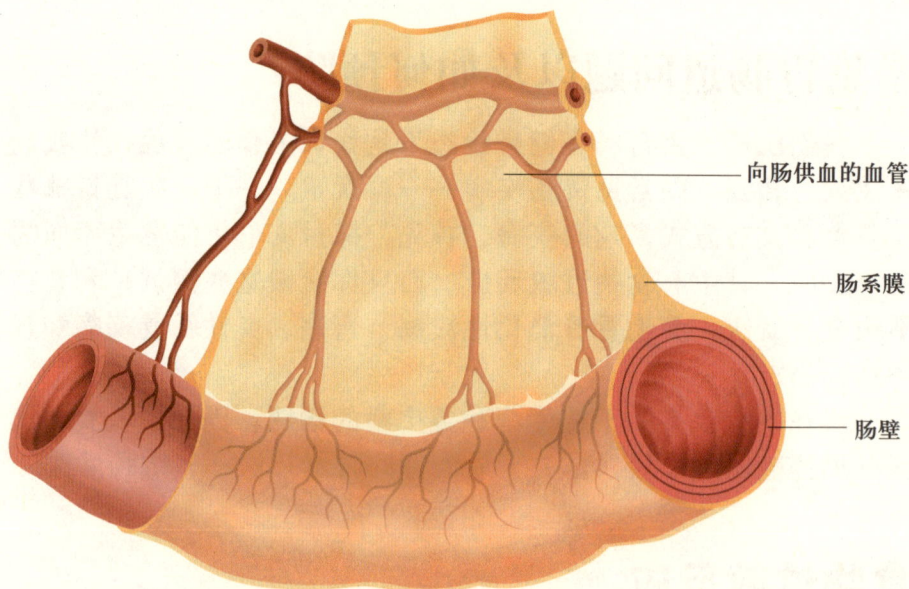

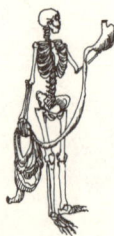

向肠供血的血管

肠系膜

肠壁

小肠被肠系膜包裹悬挂起来，而非紧紧地固定在腹腔内；当食物通过时，彼此挨着的环形山脊线收缩挤压食物通过。

和腹泻。这会威胁生命，因为咽喉周围的肿胀会使患者窒息而死。幸运的是，我们已经发现了几种安抚免疫系统的方法：如果有人处于这种潜在性致命危害的状态下，注射免疫抑制剂——肾上腺素能挽救他们的生命。

过敏性反应这一鬼怪使我们甚感恐惧，但大家大可放心的是我们绝大多数人是不需要随身携带肾上腺素的。大多数的变态反应表现为皮疹或哮喘，但不会引发全身性的过敏性反应。而且尽管食物过敏反应在增多（整体来讲还包括变态反应性疾病），但它们还远远不像多数人所认为的那么盛行。大概25%的人认为他们对某种食物过敏。真实的数据远低于此：成人比率为1%～2%，而儿童的比率大概是6%。警惕对食物过敏的虚假测试，不过你要是担心自己过敏了——这意味着你的症状更具体，比如吃过东西后口唇或眼睛肿胀，有皮疹或哮喘，而不是稍稍头疼或感觉疲倦，那么要去咨询医生。当你吃进可能的过敏原时，一个经过训练的过敏症医师会仔细分析你的膳食，记录过敏症状表现，并做皮肤过敏试验。

90%的过敏都是仅由几种食物引起的；对于成人，这些食物包括花生、榛子、胡桃和海产品。对于儿童，最常见的引起过敏反应的食物是鸡蛋、牛奶、花生、大豆和小麦。很幸运，大多数孩子长到三至五岁时就不会对这些东西过敏了。那些在成年时患过敏的人就没那么幸运了，过敏都会伴其一生，不过要记住只有1%～2%的人是真正的食物过敏。

烹饪也许会减少食物引发过敏的可能性：把水果、蔬菜、鸡蛋和海产品烹熟了吃会比生吃产生的过敏性要小。下面这种烹饪方法也有作用——炸或煮花生会使它们不太可能引发免疫反应，然而烤却会使它们更糟糕。这或许能解释为什么中国人很少对花生过敏：中国人吃的花生很多，但却不是烤制出来的。

食物过敏是由于免疫系统错误应答引起的，就像我在肺器官一章中所讲到的，对尘螨和花粉作出错误的反应。一个健康的肠道在察觉出有害细菌或病毒时应该能够作出免疫应答，不过它也应该能够识别无害细菌而且不去理会他们（这对胃肠菌群或"友好细菌"的繁盛是必不可少的），对于食物中其他无害物质不会过于热衷。

婴儿的胃肠黏膜比成人的要"容易泄漏"，因而更多的抗原（能刺激免疫反应的物质）能够通过，并且婴儿的过敏食物更多。对于成人，有些东西能暂时增加胃肠道的抗原吸收，这些

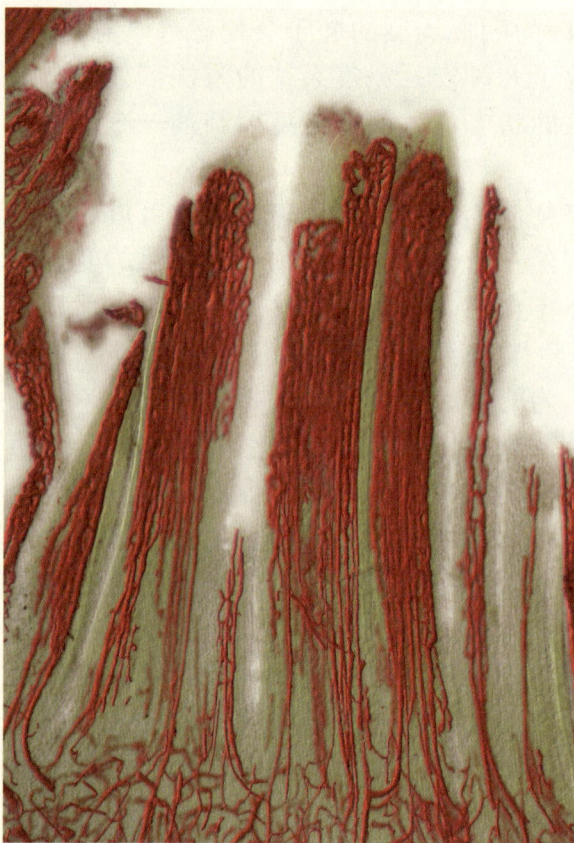

回肠内的绒毛，特别染上了颜色以显示吸收养分的血管。

东西包括酒、阿司匹林和运动。

用母乳喂养和在增加辅食的基础上推迟断奶看来都有助于防止食物过敏。据推荐，婴儿面临患变态反应性疾病（因为家族史）这一危险时，要用母乳喂养 6～12 个月，而且至少要5个月后才能添加辅食。如果必须要补充或替代母乳，应该喂食低致敏性的配方奶粉，而非豆浆——因为它会引起过敏。母亲吃进某种含有抗原的食物时，母乳中也会有，这种情况总是有可能发生的。然而，并没有充分的证据确定孕期或母乳喂养时，避免食用含有抗原的食物会减少孩子患变态反应性疾病的危险。

如果你对食物过敏，那么要确保自己能避开那些特定过敏原是相当困难的。食品加工制造和标签说明的复杂性使得确定一种加工食品是否含有某种特定的抗原变得困难——这是用自己能识别的配料进行烹饪的又一个很好的理由。管理儿童膳食完全是件可怕的事情。学校给吃什么了？如果和其他的孩子分吃食物会怎么样？如果你的孩子有严重的过敏症，这可是个真正的问题。

食物不耐受

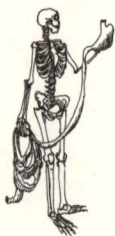

食物不耐受与食物过敏很是不同——并不涉及变态反应（尽管症状可能是由于整体血细胞免疫激活引起的），而且它们更常见。你可能经历过口臭、腹胀、胃痉挛和腹泻。这种反应正常要归因于胃肠道营养物质吸收不良，如果你缺少一种特殊的酶可能会发生这种情况（从这一意义上来讲，你从出生开始体内就没有这种酶),或者这是对化学物质——食物中天然的或人工的物质的一种反应。

例如,乳糖不耐受(不能消化牛奶)是由于缺少乳糖酶基因,这种酶分解牛奶中的乳糖,即牛奶中的糖。这种不耐受的患病率因不同人群群体而有所不同。几乎影响亚洲人群中的每个人,80%的加勒比黑人后裔以及大约15%的北欧后裔。更多的人认为他们有乳糖不耐受,实际上没有那么多的人,因此如果你怀疑你缺少乳糖酶,看看医生并做个适当的测试是值得的。乳糖不耐受未必意味着必须要把奶制品从膳食中去掉;大多数有这种不耐受症的人每天还是能喝多达350毫升的牛奶的,没有产生不良影响。你会发现酸奶更容易耐受,因为它是已经发酵的牛奶。

消化性溃疡和胃癌

消化性(希腊语是"消化的")溃疡是消化道黏膜的开放性溃疡,通常发生在胃和十二指肠。它们可能很痛,而且还可能出血。

很多年来,消化性溃疡的真正原因无法知晓。大家都接受的观点是由于压力所致,而且某种程度上是由于服用像阿司匹林和布洛芬这种非甾体类抗炎药(NSAID)所致。但现在我们知道引起消化性溃疡的主要原因是细菌感染,抗生素能成功治愈它。这个有问题的细菌是幽门螺杆菌——螺旋形状,喜欢潜伏在幽门括约肌周围。

但是微小的螺杆菌不仅仅引发溃疡: 20世纪90年代,越来越多的证据揭示出这种病菌感染增加了患胃癌的危险。然而,全世界患胃癌比率相差甚远。日本山形县比率是洛杉矶的13倍。这是不是反映了不同国家的人受到螺杆菌感染的比率有所不同呢?还是另有原因?

看来硝酸盐可能难辞其咎了。胃中的硝酸盐被转化成亚硝酸盐,特别是当胃内容物的含酸量比应有量少时。这些亚硝酸盐和氨基酸(蛋白质的分解物)发生反应形成致癌物质。蔬菜是我们膳食中硝酸盐的主要来源,那么这是不是就意味着多吃蔬菜可能导致胃癌呢?不,绝对不会。摄入大量的新鲜水果和蔬菜会帮助你预防胃癌——一周摄入5~20份水果和5~20份蔬菜的人比那些很少摄入水果、蔬菜的人患胃癌的危险减少了一半。你必须全面来看,研究大量人群,以便真正知晓膳食和生活方式对健康和疾病的影响。硝酸盐也被用来保存肉类和鱼类,并且膳食中有很多

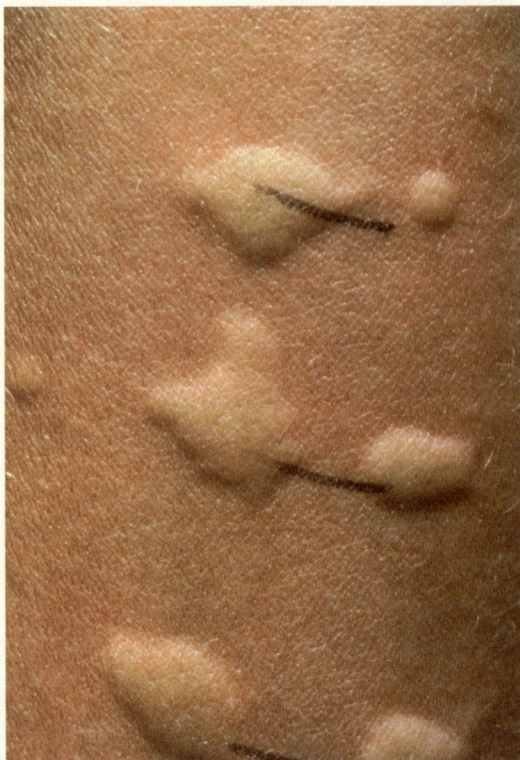

真实的过敏试验：过敏原被注入皮下，引起的隆痕表明有过敏反应，但要警惕一些呈现假阳性的皮肤过敏试验。

风干或腌渍的肉类和鱼类（像日本的膳食）看来增加了患胃癌的危险。这样的膳食中硝酸盐含量很高，盐的含量也很高，会直接损伤胃黏膜。

看来是膳食和幽门螺杆菌引起的感染互相作用使得不同国家的胃癌患病率有很大差异。摄入大量的干肉或干鱼导致胃内出现高水平的致癌物，这种情况会由于盐和幽门螺杆菌感染引发的炎症变得更加严重。通过摄入大量的水果和蔬菜并减少盐摄入量，由此减少炎症并中和潜在的致癌物，可以防止胃癌的发生。

非甾体类抗炎药（NSAID）：那些非甾体类抗炎药怎么样呢？它们在溃疡的发展中真正起到了作用。如果你有过溃疡——而实际上，即使你没有过——限用NSAID也具有意义。确保只在吃饱后服用NSAID也是极其重要的。太多的人空腹时抓起几片布洛芬服用，这是在找麻烦。NSAID是酸性的，直接对胃黏膜造成某种损伤，但它们的主要作用却是间接的。它们通过减少前列腺素的分泌来减轻炎症，但是前列腺素也会"激活"胃黏液分泌。NSAID导致重要的黏液保护层减少，使胃黏膜暴露在它自己的胃酸中。最近已经发现阿司匹林不仅是溃疡而且也是胃肠穿孔（穿过胃壁和肠壁的洞）的重要原因。

一些食物，尤其是辣的食物，也能刺激胃。如果你有溃疡，避免这种使症状加重的食物，这无疑是个好主意。

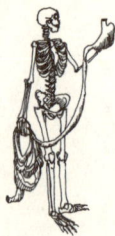

炎症性肠病

肠道发炎的疾病主要有两种：溃疡性结肠炎和克罗恩病。这两种疾病在发达国家患病率高，尤其是北欧和美国，在发展中国家正在升高。欧洲大约有 220 万人遭受炎症性肠病的痛苦。在不同种群中，这些疾病的患病途径存在差异，这表明环境因素发挥了很大作用。一个重要的因素是吸烟，有趣的是，另一个在非基因因素中起重要作用的是阑尾切除（去除阑尾）。炎症性肠病和吸烟之间的关系有点怪异：吸烟看来能降低患溃疡性结肠炎的危险，但却增加患克罗恩病的危险。关于阑尾切除也有点神秘：那些通过外科手术切除阑尾的人看来患溃疡性结肠炎的危险降低了，但患克罗恩病的危险却增加了。或许阑尾炎本身（阑尾发炎）能保护机体防止溃疡性结肠炎，但却使人易患克罗恩病。或许切除阑尾有效果，或许在某种方式上改变了肠的免疫性，这就有可能降低患溃疡性结肠炎的可能性，并且患克罗恩病的可能性更大。

因为炎症性肠病涉及到免疫系统，因而抗原——源于食物或细菌——可能会产生某种作用，这看来是符合逻辑的。大量摄入的糖、巧克力和可乐饮料已经被看做是可能的危险因素，而大量的水果、蔬菜和纤维可能具有保护作用。

关于儿童的这一疾病，情况就变得不那么明朗了：一些研究已经证明经常得传染病的孩子更可能患炎症性肠病，但也有一些其他研究似乎表明即使不经常得传染病的儿童也可能患炎病性肠病。一些患克罗恩病的人的肠道看来受到了分支杆菌（一种细菌，与引起结核的细菌类似）的感染，不过用抗生素治疗的试验结果却不明显。

看来很可能是环境因素促成了患这些疾病的危险——要是我们弄清楚是哪些因素，我们就能够改变。许多人正在努力地研究这一问题，因此我的建议是"留心这一领域"。但同时要注意健康膳食。

结肠直肠癌

结肠直肠癌是第二大最常见的癌症（肺癌第一位），而且在发达国家比在发展中国家更常见。像多数癌症一样，它是基因和环境因素相互作用的结果。膳食因素包括含丰富的肉类和脂肪，但缺少纤维、钙和叶酸（维生素 B 尤其在绿叶菜中含量丰富）的膳食。其他的生活方式因素包括惯于久坐的生活方式、肥胖、胰岛素抵抗和糖尿病、吸烟和酒的大量摄入。患溃疡性结肠炎和克罗恩病的人得结肠直肠癌的危险性也更大。规律锻炼降低了患结肠癌和死于该病的危险。

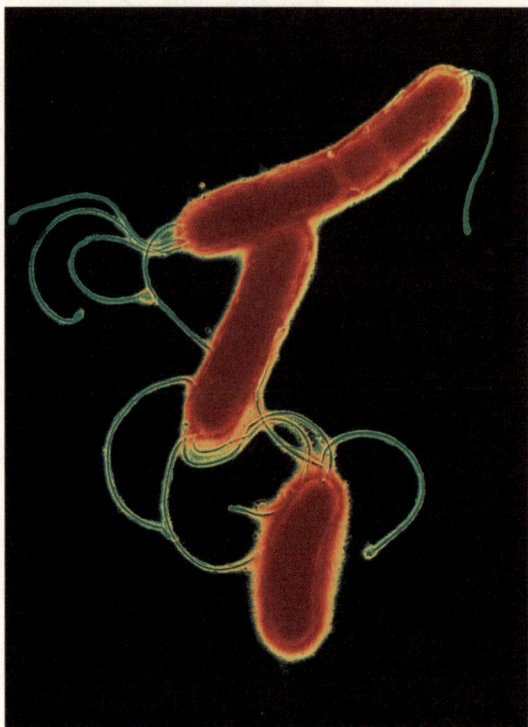

引发胃溃疡的细菌幽门螺杆菌有触手状的鞭毛（在这一图像显示为绿色卷曲），以此来推动自己行进。

当基因突变导致细胞以不可控制的方式开始发生作用时，癌症就发作起来。这就好像一条规则已被删除，细胞忘记它的本意，反而开始大量分化成癌细胞：肿瘤生长。结肠直肠癌就像许多其他的癌症，突变的基因直接导致细胞不可控制地生长或者对细胞的DNA修复机制横加捣乱。

膳食作为潜在的致癌物来源起到了作用，或者存在于食物中，或者当食物被消化时在肠道内形成。当把肉类油炸、烧烤、烘烤或置于铁板上烧时，致癌物（叫做杂环胺）就会在肉表面形成。当膳食中肉类含量丰富时，肠道菌群制造更多的致癌物（N－亚硝酸基混合物）。红肉（牛肉、猪肉和羊肉）和加工过的肉（香肠、汉堡包、火腿、熏肉和罐装肉）增加了患结肠息肉（肠内黏膜上的小突出物）和结肠直肠癌危险——吃的肉越多危险越大。一些细菌，包括益生菌（后面我们进一步介绍）会中和这些致癌物。肠道里的发酵纤维看来也能阻止癌细胞旺盛生长。

肠道菌群、腹泻和抗生素

你的肠道生活着300～500种不同类别的细菌。这么多个小细菌是人体细胞种类的十多倍。冷静地想想：细菌家族比我们人类大啊。我们就是有着人体躯壳的细菌菌群。

就像你会谈到某个国家本土的植物一样，我们的身体也有其自身的微生物菌群。我喜欢"微生物菌群"这个词——听起来很有诗意，使人在脑海中勾勒出一幅神奇的景象，那就是我们肠道黏膜上开出一层微小的花朵。虽然实际情况没有那么美丽，但是从哲学的角度来看它还是很美的：我们的肠道是几十亿个细菌的

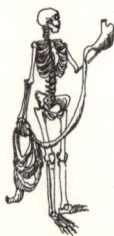

宿主，这些同我们生活在一起的细菌与我们是共生关系。这种共生关系绝不仅仅是互相忍受对方：二者互惠互利。肠道为细菌提供了一个美好的家，里面也有大量的食物和为数不多的与之竞争的敌人。作为回报，你得到了它们的保护，免受有害致病菌的侵害，从细菌发酵和维生素K中获取了一些营养物质。这种关系对我们稍加有利些——生活也许是不公平的，特别是当你成为一个肠道细菌时——无论工作做得多么好，最终时间到了，还是要离开

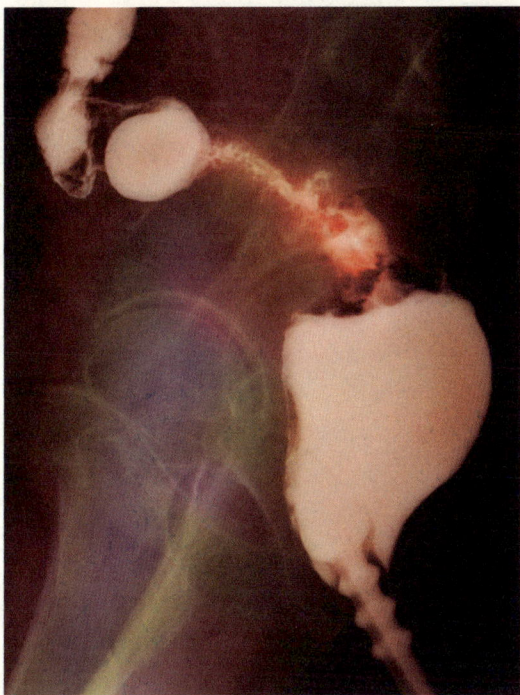

结肠直肠癌：肠道里充满了钡，清晰可见其中的一部分（有斑点的橘色区域）因癌生长而变得狭窄。

的。粪便中多达60%的物质是由细菌组成的。新生儿的肠道是没有细菌的，但是出生后不久，寄宿者就会搬进来陪伴他们一生。

　　和肠道有益菌的关系并不仅仅是对你健康的一种额外奖励，这对健康的肠道也绝对是必要的。如果你的肠道菌群萎缩了，有害的细菌——腹泻病原体比如梭状芽孢杆菌和沙门氏菌——能够在肠道占据主导（我想这些有害菌就是邪恶的杂草，菌群还是这里的主角）。这些细菌造成腹泻，因而导致快速脱水和对营养物质的吸收减少。在发达国家，我们理所当然地认为赶快吃点抗生素（就像在植物中要用除草剂一样）消除病原体，恢复健康。我们往往忘记腹泻是能致命的严重疾病，每年都会夺去发展中国家几千人的生命。解决的办法也是其中的问题：那就是使用广谱抗生素，可是它不仅能消灭病原体，也能消除我们的肠道菌群，使肠道失去了防御性，这就是为什么人们由于其他感染在服用抗生素后经常腹泻的原因。

　　预防总是胜于治疗，首先要尽力减少患腹泻的危险看来是明智的。现在，我们很幸运能使用清洁的水，有良好的卫生条件。全面的卫生，包括如洗手这样简单的事情起到了非常重要的作用。

益生菌和益生元

益生菌： 英国《柳叶刀》杂志上的一篇评论文章把益生菌描述为"活着的微生物……通过改善土著微生物菌群影响宿主使其受益，抑制腹泻病原体的生长并且增强……免疫力"。更简单地说，益生菌是"友好细菌"。发展中国家真的很重视利用益生菌战胜腹泻，有些国家卫生条件很差，而且还没有疫苗。有证据表明友好细菌看来能增强肠道菌群并且减少腹泻危险。

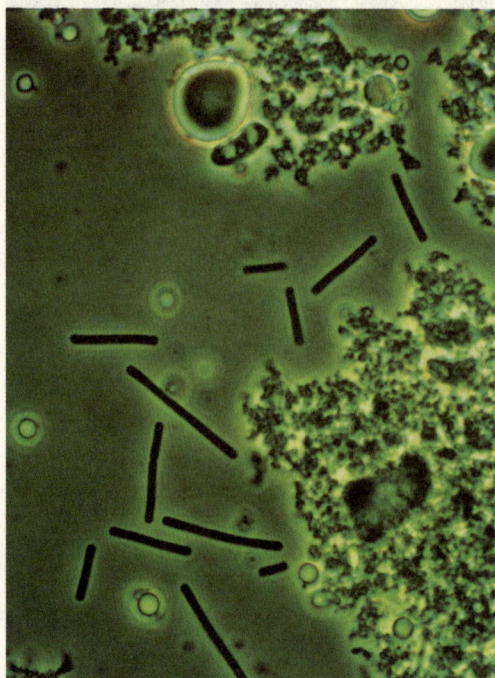

活性酸乳：细细的黑杆是乳酸杆菌，放大了约800倍。这些微小动物没什么可怕的：它们是我们与细菌病原体进行战斗的盟军。

腹泻在发达国家也还是个问题，特别是与服用抗生素有关的腹泻。抗生素不分青红皂白把肠道细菌消灭后，益生菌可以帮助恢复肠道菌群。虽然并不清楚益生菌是否成功地把它们的友好细菌都送到了肠道中（要知道胃这个大容器里的胃酸也会随之而来），然而，益生菌总的来讲对你的肠道健康是有好处的，具有与致病菌竞争的潜能并且产生乳酸（为病原体所憎恶），促进与你共生互利的肠道菌群生长，激发免疫系统并且中和膳食中的致癌物。你可以买益生菌胶囊，不过活性酸乳和酸乳饮料中（但其中有些含糖高）也有类似的细菌——检查一下里面是不是含有像嗜酸乳酸杆菌这样的菌株或双歧杆菌这类细菌。活性酸乳额外的一个好处是它的蛋白质和钙也刺激免疫系统并且对肠道健康有益。活性酸乳或许是乳糖不耐受者在膳食中获取钙的一种方式：活性菌消化乳糖并能去除不耐受症状。

益生元： 益生元是另一类补充品，本身不含细菌，它们是友好细菌喜好的食物分子，是受到宠爱的食物，受胃肠道的宠爱。它们是保持乳酸杆菌和双歧杆菌快乐的快餐，包括糖和其他天然食物中的有机化合物，比如小麦、洋葱、大蒜、韭菜、洋蓟和香蕉。有关它们功效的证据，尽管还很不足，但是无法停止丸剂推销者努力向你推销流行的益生元补充品——要记得同样的化合物存在于水果和蔬菜中。

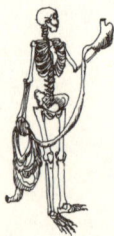

健康疑论：结肠灌洗

　　清洁结肠已经有至少3000年的历史了——古老的埃及就有相关文献记载。不幸的是，能证明对你的健康有益的证据，哎呀，一点没有啊！为了说服我相信它的益处，一个好心的朋友借了我一本书。里面都是些专业的夸大的伪科学术语，但却没有实际证据支持有关"结肠水疗"诸多益处的论断。支持者谈到了"自体中毒"这一听来奇特的理论。毒素在"淤滞"的腹部堆积使身体中毒。这一理论在19世纪很盛行，但在20世纪早期人们就不信了，因而要为此来辩论一番，有点过时了！结肠灌洗不仅没有任何已证实的益处，而且危害还很大，从生理失调到心衰和胃肠穿孔。使用未彻底消毒的器具也会造成严重的感染。而且即便你逃脱掉了所有这些很严重的后果，肠内的有益菌大概也被清除了，更容易受到感染的攻击。

五种保持胃肠健康的方法

　　膳食中要有丰富的水果、蔬菜和纤维，减少盐、风干肉和风干鱼的摄入量。这会有益于你的胃肠道健康，减少患癌症危险。

　　尽量减轻体重——肥胖和癌症有关，并且也能造成胃酸反流（胃中的酸性物质流向食管）。

　　避免烧心的食物。

　　彻底清洗水果和蔬菜，减少胃肠道感染的危险。如果你所在地方供应的水不可靠，饮用瓶装水，吃未烹饪的食物如沙拉时要慎重。

　　永远不要空腹服用阿司匹林或布洛芬（非甾体类抗炎药）。

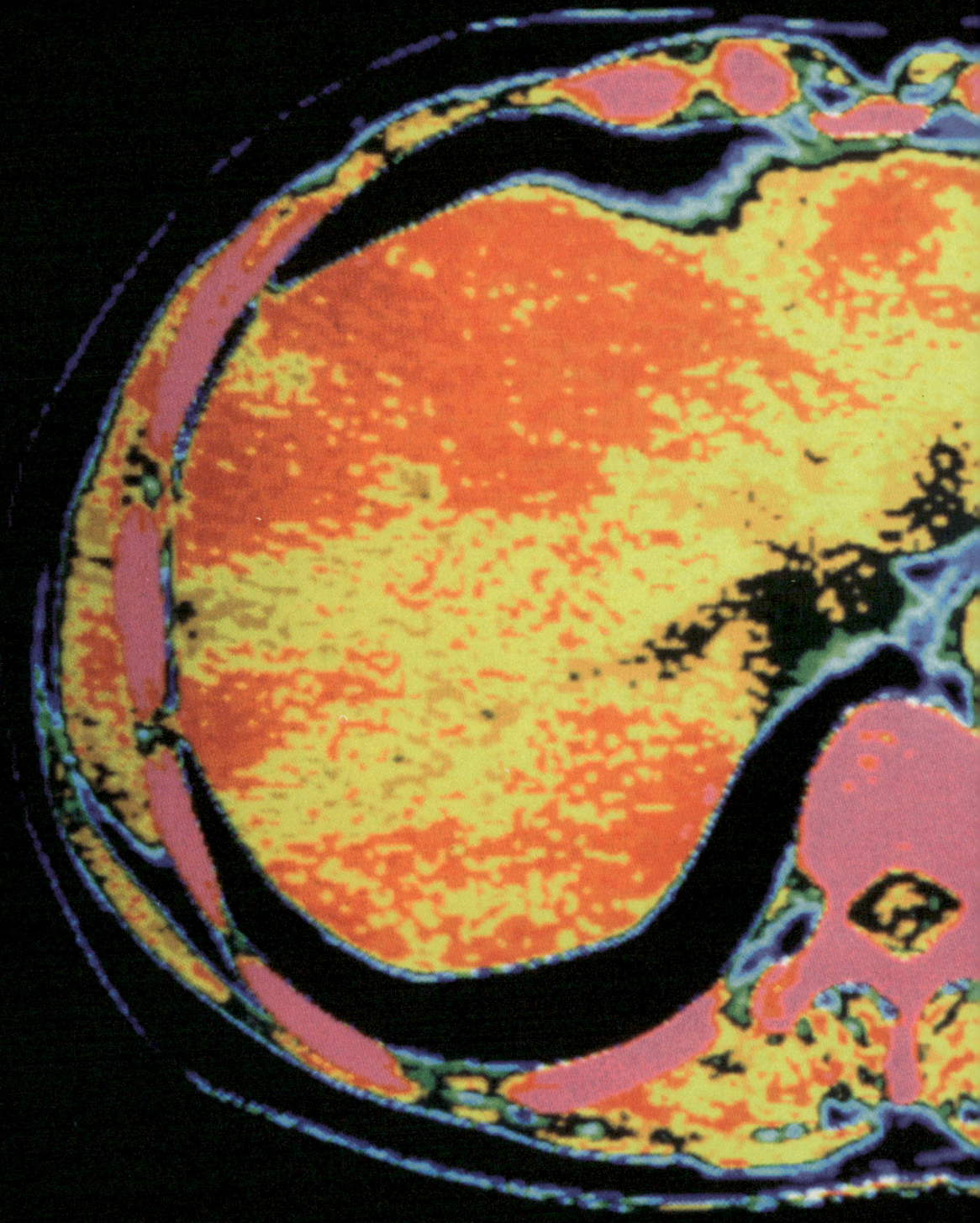

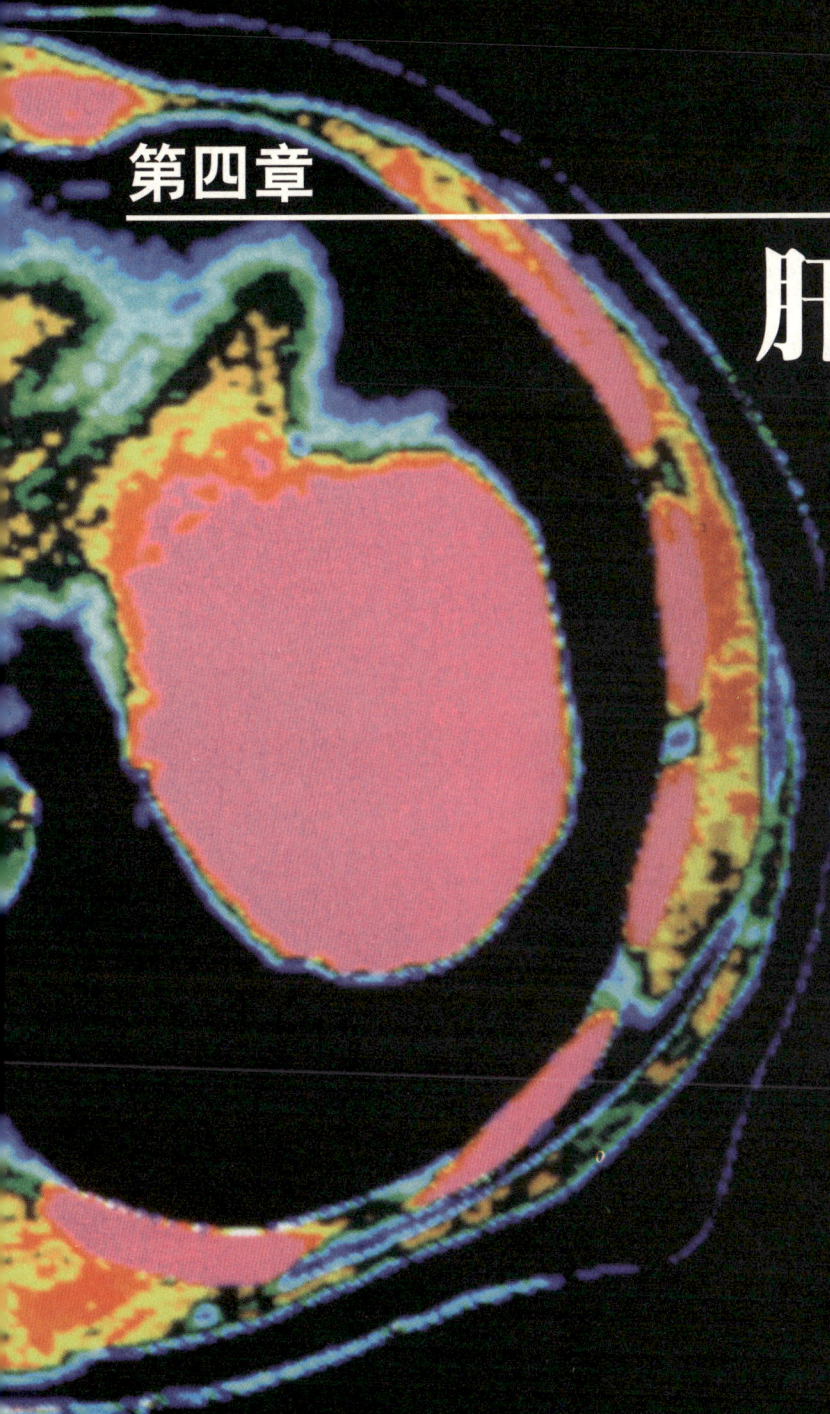

第四章

肝脏

肝脏是人体的最大器官（除皮肤外），重量为1.5～3千克。它是一个神奇的执行多重任务的器官，做着上百种不同的工作。合成、分解蛋白质、碳水化合物和脂类（脂肪）为其主要工作。肝脏从肠道获取代谢原料——营养物质，并根据机体需要来调节代谢过程：它就像一个将循环、贮存、降解功能集于一身的工厂。它能合成新的葡萄糖、脂类、胆固醇及血液凝集所需要的重要蛋白质。

　　肝脏在消化过程中起了重要作用，它能分泌胆汁并将其贮存于胆囊中，胆汁有助于肠道吸收食物中的脂肪。在解毒和灭活方面肝脏也发挥了重要作用，能分解药物和酒精，清除衰老的红细胞。同样，在免疫系统中，肝脏也具有一定作用，能使机体免于感染。肝脏所做的工作如此众多，难怪肝病导致的后果会很严重了：没有功能正常的肝脏，机体也就无法存活。

肝脏位置

　　肝脏是一个大器官，位于右季肋部。横膈隆起突向胸腔，肝脏位于横膈右下方，胃恰好位于肝脏左下方。如同其他一些器官，肝脏也是由周围结构固定而保持其正常形态，如将肝脏从腹腔中取出，它将猛落下来平摊在桌上，也就失去了正常形态。如果你曾为烹饪肝做过准备，那你就明白肝脏是什么样了：人类肝脏的质地与其他动物的相似，而且颜色都呈淡红褐色。肝脏分左、右两叶，两叶前方被系膜样镰状韧带分隔，镰状韧带将肝脏连于脏层腹壁。

肝脏的形态

　　即使你切开肝脏，也不能揭示其所有的秘密。肉眼观察不到太多详细内容：看上去仅仅是厚实的红褐色组织。但是将肝脏翻起，你会看到一些提示信息。

　　肝脏的下方有一个梨形袋囊，称为胆囊。还有一条大动脉即肝动脉将富含氧的血液运送至肝脏，临近它有一条大静脉即肝门静脉进入肝脏。在同一部位可见一条绿色的胆管穿出肝脏：它将胆汁输出肝脏。肝脏下表面内胆管和脉管进出肝脏的区域称为"肝门"（拉丁文的意思是"肝的入口"）。

肝脏如何工作

　　肝门静脉将消化产物（营养物质经肠道吸收进入血液循环）运送到肝脏进行分类。餐后肝门静脉的血流量增加。这种富含营养的血液中含有身体所需的合成重要蛋白质、碳水化合物和脂类（脂肪和油）的基本物质。

　　在肝内，蛋白质的基本单位氨基酸根据身体需要被合成新的蛋白质或者不被需要时分解合成尿素，经肾脏分泌至尿中。肝脏吸收葡萄糖分子，并将其合成大分子的糖原（类似植物合成的淀粉）贮存起来。当身体需要贮存的糖释放能量时，肝分解糖原将其还原成葡萄糖。这就像一大块糖，需要时就吃一小块（肝脏不仅能释放出贮存的葡萄糖，它还能在身体需要时合成全新的葡萄糖）。

72~73页图　肝脏断面：CT显示经下胸廓的横断面，肝脏（黄色和橘黄色）和胃（圆形粉色）。
左页图　为肝脏工作的管道：电子显微镜下显示了肝动脉（红色）、胆管（紫色）和肝门静脉（橘黄色，右侧）。

肝脏也合成分解脂类。水和油互不相溶，而肝脏的重要工作就是将油滴包入球形小体内，使其能随血液运输。肝脏的血液供应来自肠道，故肝脏也起到了监护者的作用；检查确认有没有细菌进入机体。肝脏内含有免疫细胞，能识别并吞噬异物。

肝门静脉将毒素运送到肝脏。肝脏的工作是在毒素对机体其他部位造成损害之前将其清除，或者把其分解为低毒物质或是加工改造成无毒物质，从而安全进入血液循环，再由肾脏分泌到尿中。酒精和其他药物也以类似方式被灭活。肝脏也分解灭活激素。这些都是机体的化学信使，比如肾上腺素，当人处于紧张状态时，它能促进心脏搏动加快。如果激素在血液中持续地循环，那么对你不会有任何好处——因为它们的作用将会持续存在，故肝脏承担了降解激素的任务。

肝脏的另一项工作是清除衰老的红细胞，尤其是将血红蛋白分解成胆红素。肝脏将胆红素分泌进胆汁中，随胆汁进入肠道，并通过粪便排出体外。但胆汁不仅仅是要被排泄掉的废物；同时还含有对肠道有用的物质：胆汁酸（肝脏从胆固醇中合成）。它们如同清洁剂一样起到了洗涤液的作用；把大块脂肪分解成小块（就像洗涤液把油脂分解成更小块，这样才能洗净盘子上的油污）。然后这些小块脂肪继续被分解成各种成分而被吸收。

肝脏会不断分泌胆汁——但人不会时时刻刻都进食——因此，肝脏有一个将胆汁贮存并在身体需要胆汁时释放的囊袋：即胆囊（像老鼠等一些动物，它们总是不停地吃，所以就不需要在两餐之

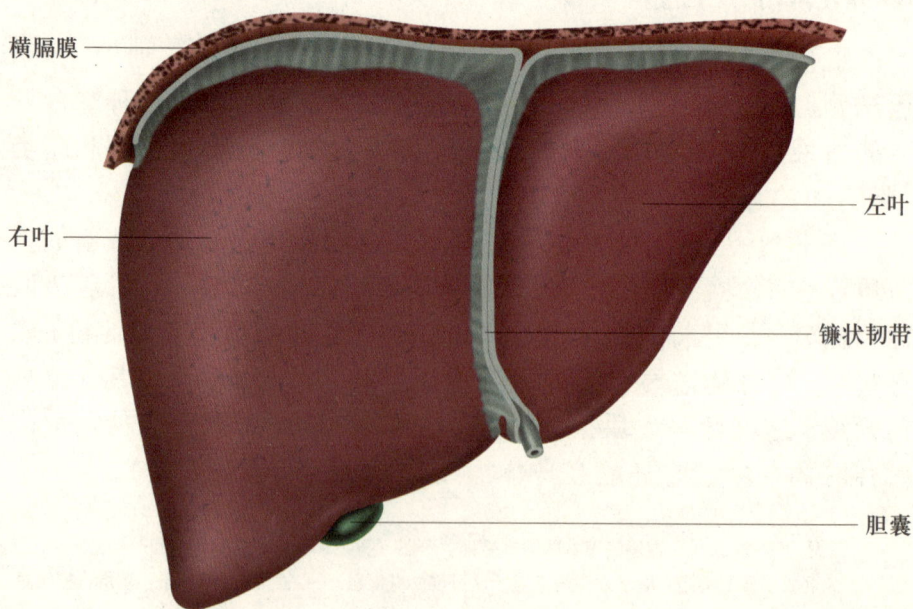

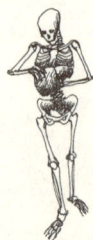

横膈膜

右叶

左叶

镰状韧带

胆囊

间贮存胆汁，因而没有胆囊）。肝脏分泌的胆汁通过微小胆管又称微胆管（拉丁文意思是"极小管道"）收集起来，最终汇成一支主干（这一结构形似一棵树，而且事实上经常被称作胆道树）。构成这棵树主干的胆管离开肝脏，并有一个侧支与胆囊相通，因此，在身体不需要胆汁时，经这条侧支将胆汁贮存于胆囊。接着，当你进餐时，来源于胃的化学信号刺激胆囊收缩，使清亮的绿色胆汁经过胆总管之后与来源于胰腺富含酶的胰液在同一处进入十二指肠。

顺便提及一下，胆总管末端和其周围的环形肌有个很棒的名字："乏特氏壶腹"和"奥狄氏括约肌"。许多解剖点及部位常以第一个描述它们的人名命名，这有点像天文学家用自己名字命名星体。现在有一种趋势，即不再沿用人名命名法：乏特氏壶腹被正式称为肝胰腺壶腹。我觉得这不免让人有些遗憾；其实这些名字非常好，它让人体解剖名称与影片《指环王》里的奇妙风景一样令人着迷，更让人沮丧的是人们将不再会记住这些人体解剖部位的发现者了。

常见肝脏问题及预防

最常见的肝病与人们生活方式息息相关：如酒精肝。其他常见疾病，如病毒性肝炎和胆结石，也受膳食习惯和生活方式影响，因此让我们简要地看一下这些问题。

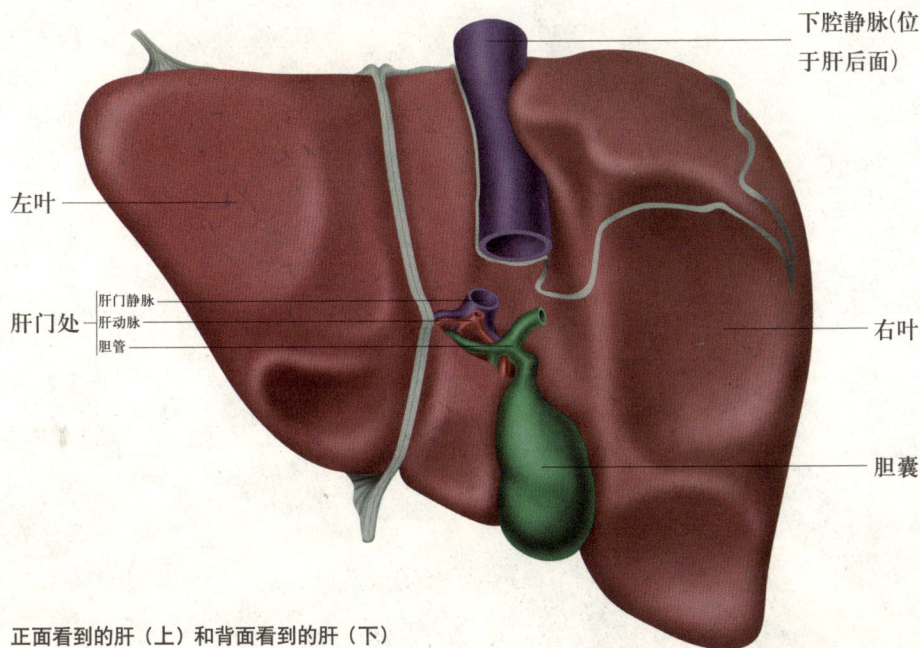

正面看到的肝（上）和背面看到的肝（下）

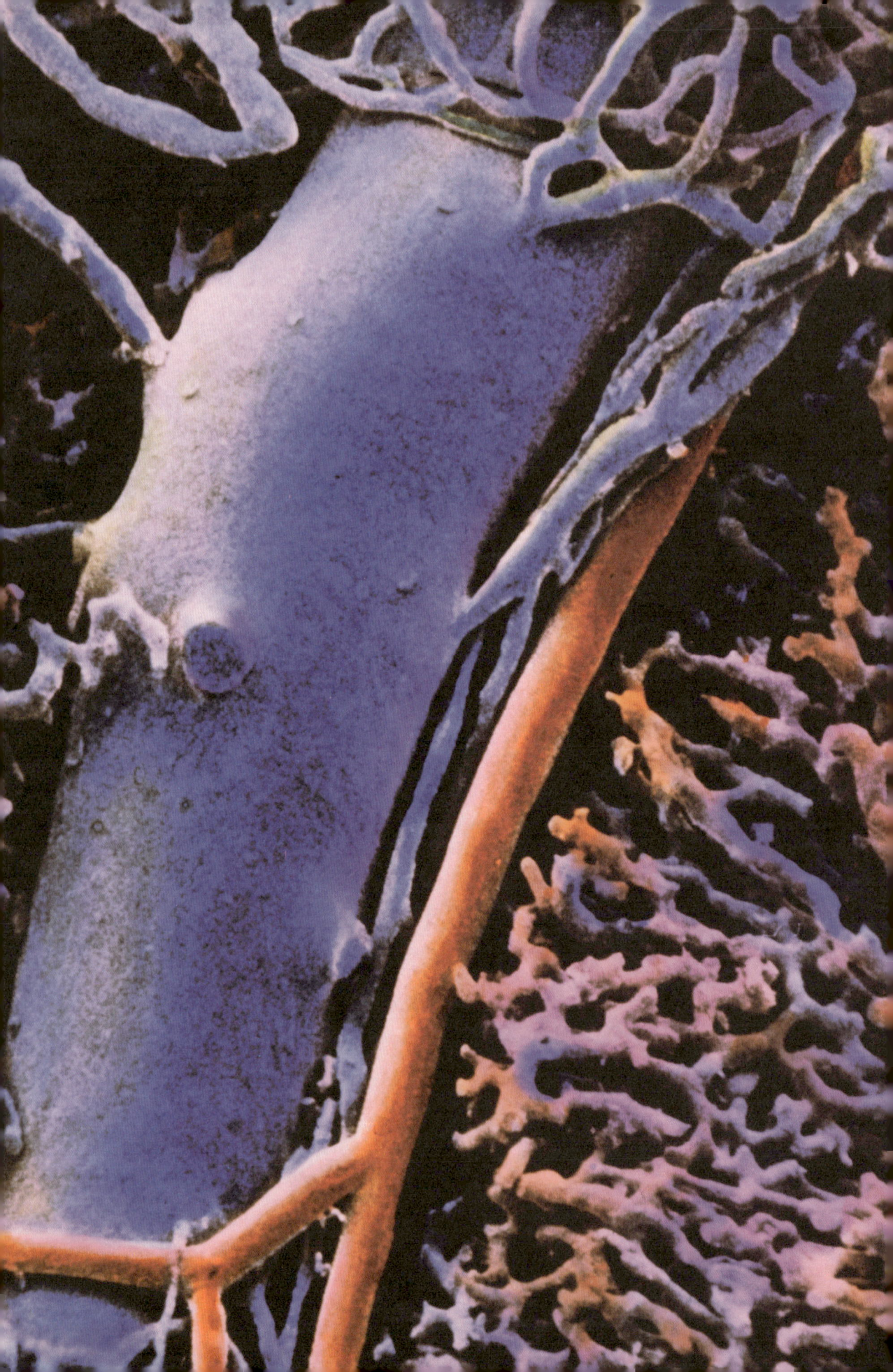

酒精肝

造成肝脏损害的最常见的病因是饮酒过量。饮酒时，酒精经肠道吸收入血液。酒，与其他人们愿意享受并渴望获得的诸多物质一样，是一种毒物：喝醉了其实就是中毒了。一想到一杯醇香的冰镇桑塞尔白葡萄酒竟是一杯毒物，真是让人沮丧。幸运的是，我们有肝脏的保护，健康的肝脏每小时大概能清除一杯酒精中的毒素。假如你喝酒的速度比这快，肝脏就要斗争一番，你就会感觉到醉意。

酒精能对肝脏产生一系列的影响，从肝脂肪变性到酒精性肝炎及肝硬化。肝在解毒过程中产生脂肪，如果饮酒过量，肝细胞内因聚集过多产生的脂肪而肿胀，在显微镜下可看到相当有趣的"瑞士奶酪"效果。这不是什么损伤，如果你减少饮酒量，它就会消失。

酒精性肝炎是肝脏的一种炎症性病变。有炎症时，白细胞进入肝脏组织，致肝细胞坏死。在这种情况下，如果还不戒酒，肝硬化就很难避免了。肝硬化是一种奇怪的疾病：肝脏的一些部位瘢痕化，功能丧失，同时肝细胞结节则异常增生。病变初期肝脏体积增大，但是随着瘢痕化的进展，肝脏体积会缩小。

长期肝病会造成广泛的影响。最常见、最明显的大概就是黄疸：其表现为眼白和皮肤黄染。这是由于红细胞的分解产物即胆红素异常沉积而引起的（正常情况下，胆红素经肝脏分泌入胆汁而排出体外）。胆红素沉积能引起皮肤瘙痒及黄染。因肝脏有灭活激素的功能，故病变的肝脏可导致激素水平异常：男性表现为乳房发育、睾丸萎缩。上胸部见小血管扩张呈蜘蛛痣样，手掌变红。因腿部组织液潴留表现下肢水肿。因腹水，造成腹部膨大。如果肝脏失去了解毒功能，有毒物质便开始在血液中聚集。这些毒素作用于大脑，引起嗜睡、神志不清和定向力障碍。在严重的威胁生命的肝病中，这些毒素能导致昏迷和死亡。

我应该戒酒吗？这是不是意味着我应滴酒不沾呢？不，其实不必。肝脏完全胜任解除几杯酒中毒素的工作——众所周知，适量饮酒对心血管系统有益。保持肝脏健康的关键是适量。照顾好你的肝脏，那么当你想来一杯啤酒或一杯葡萄酒时，它会挺身相助。但是绝不应该想当然地认为肝脏就该如此，饮酒不应过量。你

左页图　载满了营养物质：肝门静脉主干（蓝色）在肝组织内逐级分支。肝动脉（红色）与其相邻。

需要肝脏为你做各种各样必需的工作，替换掉它并非易事啊！每天喝几杯酒对你心脏健康有益，但是过量，就会增加患癌症和肝硬化的危险。饮酒量增多与肝硬化患病率的增加密切相关。

自2000年以来，酒精相关性疾病的死亡人数已经上升了很多。近几年来，随着酒价变低，人们随时都能饮酒，酒类广告更加大肆宣传，人们的饮酒量增加了一倍。我们分享啤酒、烈酒的文化正在风靡全球，这种文化也使得肝硬化比率明显上升。

因此，健康真的需要我们每个人自身的努力。建议男性饮酒每天不要超过3~4杯，而女性每天不要超过2~3杯。如果你的饮酒量多于这些，患肝病的危险真的就开始上升了，每多喝一杯，患肝病危险就增加一些。

大多数时候，你的饮酒量多少仅对自身健康造成影响。但男性（似乎女性也越来越多）喝醉后要酒疯斗殴会影响到他人，此外，女性妊娠期饮酒不仅影响自身健康，还会影响胎儿健康。怀孕期间饮酒能影响胎儿身体和智力发育——当然无节制的狂饮尤为有害。妊娠前两个月内胚胎发育最易受影响，故在女性真正确定怀孕的时候，也许对胎儿已经造成了伤害。若想怀孕，为了避

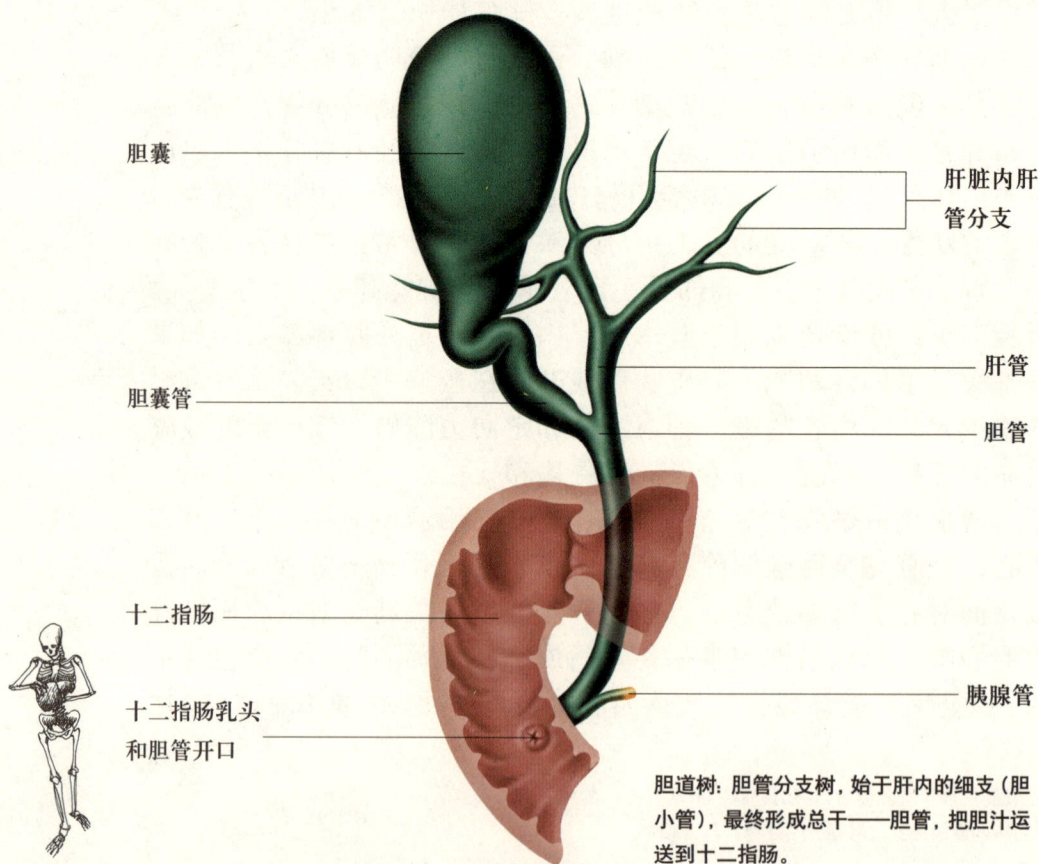

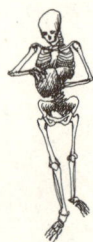

胆囊

肝脏内肝管分支

肝管

胆管

胆囊管

十二指肠

胰腺管

十二指肠乳头和胆管开口

胆道树：胆管分支树，始于肝内的细支（胆小管），最终形成总干——胆管，把胆汁运送到十二指肠。

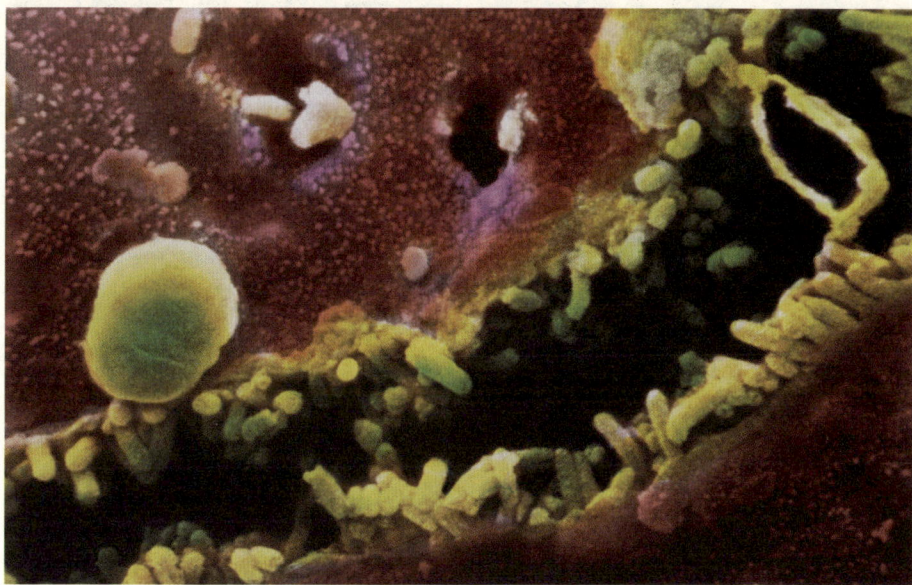

肝脏内微小胆管又称微胆管（绿色），收集肝细胞分泌的胆汁；大约放大了3万倍。

免这种危险，最好完全戒酒，而不是察觉怀孕后再戒。

病毒性肝炎

　　一些病毒专门感染肝脏，而且有些还会引起肝脏严重损伤。除了有些治疗措施能缓解症状以外，目前还没有特效的治愈措施，但这些病毒的感染都是可预防的。

　　甲型肝炎病毒感染肝脏，在肝内增殖，进入胆汁、肠道，然后随粪便排出。这就意味着在卫生条件差和饮用水源受病毒污染的地方疾病传播很快。因此，你应该避免吃进可能受到污染的水或贝类。如果你不得不饮用不能确定是否受到了污染的水，那么将水煮沸10分钟，就能杀灭其中的甲肝病毒。甲型肝炎病毒感染可能引起全身性疾病，尽管过了这个阶段一些病人能治愈，但是还有一些病人持继感染，从而继发肝炎，伴有黄疸和肝肿大。尽管大多数人在6周之内可以从肝炎中康复，但仍有少数病人发展为严重的致命疾病。

　　乙肝病毒不仅能通过血液传播，如输血或共用针头等，也能通过无预防措施的性行为传播，因为精液中也会有病毒。感染的第一阶段有时是不易察觉的或者表现为类似甲肝的全身性疾病。尽管多数人能完全康复，但一些病人的病情继续加重最终发展为慢性肝病。

　　不仅有其他类型的肝炎，其他种类的病毒偶尔也能引起肝病。

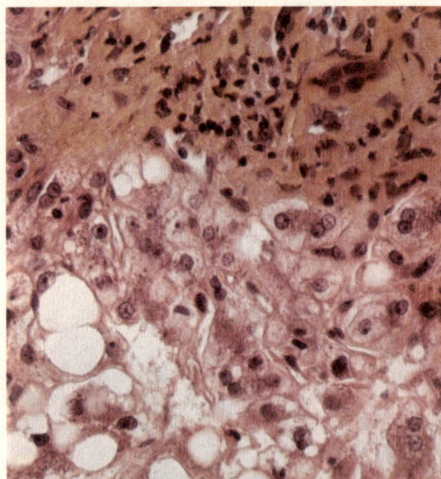

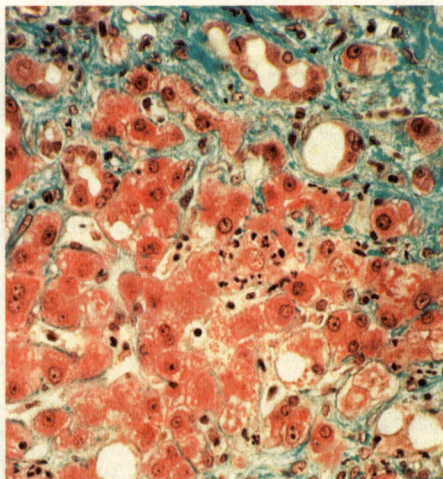

左图 脂肪肝的"瑞士奶酪"状外观（"洞"是细胞内脂肪滴）。
右图 肝细胞内的黑色小颗粒是酒精性肝炎迹象。

这些病毒包括艾伯斯坦——巴尔病毒（引发腺热）和巨细胞病毒。

胆结石

　　在30岁之前，很少有人患胆结石（简单地讲就是胆囊内有石头）。女性比男性更易患胆结石。

　　胆结石在大小和形状上差异很大：有些又圆又滑，有些呈结节状，有些为多棱面形。尽管胆囊结石可能含有血红素（血红蛋白的分解产物）和钙，但多数由胆固醇构成。胆汁中含有胆固醇不足为奇，但是只有当胆汁中溶解太多的胆固醇以至不能再溶解时，也就是"过度饱和"时，胆固醇便结晶而形成结石。还有"懒惰"的胆囊老是不怎么收缩也会导致胆结石形成。胆固醇结石呈珍珠白色。含有血红素的结石呈褐色或黑色，这往往形成于血液功能紊乱的病人的胆囊中，因为大量的红细胞被分解破坏。这种结石也可因胆囊内细菌感染引起，可能在胆汁正常流通受阻的情况下发生。如果结石含有钙盐成分，就能通过腹腔X线看到，但超声检查是检出大多数胆结石的最佳方法。大多数胆结石根本不会引起任何问题或症状，不过有些却很棘手，偶尔堵塞胆管，引起右侧肋下区剧痛。这种"胆绞痛"常出现在进食过度或进食油腻食物后。如果胆结石嵌顿于胆管中，将其完全堵塞，那么胆囊就会由于胆汁淤积而肿胀发炎。这就使胆囊内壁更易于感染（称胆囊炎）。这种感染很危险，胆囊可能破裂，里面的脓液和胆汁流入腹腔，这种紧急情况一旦发生，就需要立即手术。进入胆管下端的结石也可能进入胰腺管将其堵塞，引发胰腺炎。总的原则是，如果胆结石引起相关症

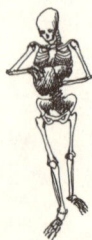

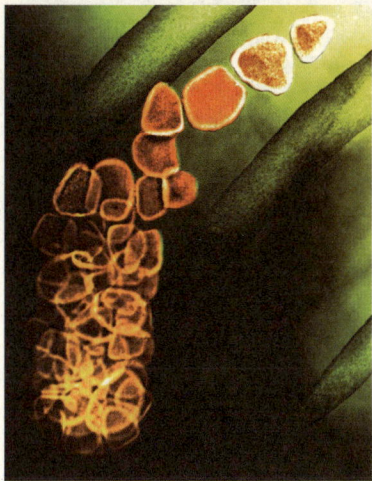
X线显示胆囊内挤满了含钙盐的胆石（此处是橘黄色的）。

状，就应将胆囊摘除，如今，通过腹腔镜手术就可以摘除胆囊。

当我在医学院读书时，一个众所周知的通则就是易患胆结石的病人通常是"肤白、体胖、年过40岁的女性"。这听起来不仅有点贬损的意思，最后证实结果也是错误的。其实女性的年龄、体重、肤色无须特别强调。如前所述，女性比男性更易患胆结石，已经生育过的女性或服用避孕药的女性患病危险性更大。如果你们家族中有人患过胆结石，那你也有更大危险。

胆结石的致病因素与动脉粥样硬化相似：即不健康膳食（高热量、低纤维和细粮）和惯于久坐的生活方式都增加了患病的危险。肥胖本身以及速成节食和体重骤降也是其致病素。糖尿病也能增加患胆囊结石的危险，不过相当奇怪的是，喝咖啡好像能降低出现胆结石的危险性。

健康疑论：宿醉治疗

恐怕这是个坏消息。在2005年英国医学杂志BMJ上，一篇综合评论揭示出无论采用哪种疗法，包括常规的、替代的、补充的或非处方的疗法，都没有确切的证据表明这些疗法对预防或治疗宿醉有一点儿效果！

五种保持肝脏和胆囊健康的方法

🐘 适量饮酒：如果女性每天饮酒量超过2杯，男性超过3杯，就会面临患酒精性肝病的危险。

🐘 实施安全性行为：肝炎能通过性交传播。

🐘 健康膳食：高纤维和粗粮会降低胆结石危险。

🐘 减轻体重——肥胖增加患胆结石的危险——但不要一下子大量节食；减肥太快也是一个危险因素。

🐘 经常锻炼：长期习惯久坐生活方式的人患胆结石可能性更大，而规律运动的人可能性就很小。

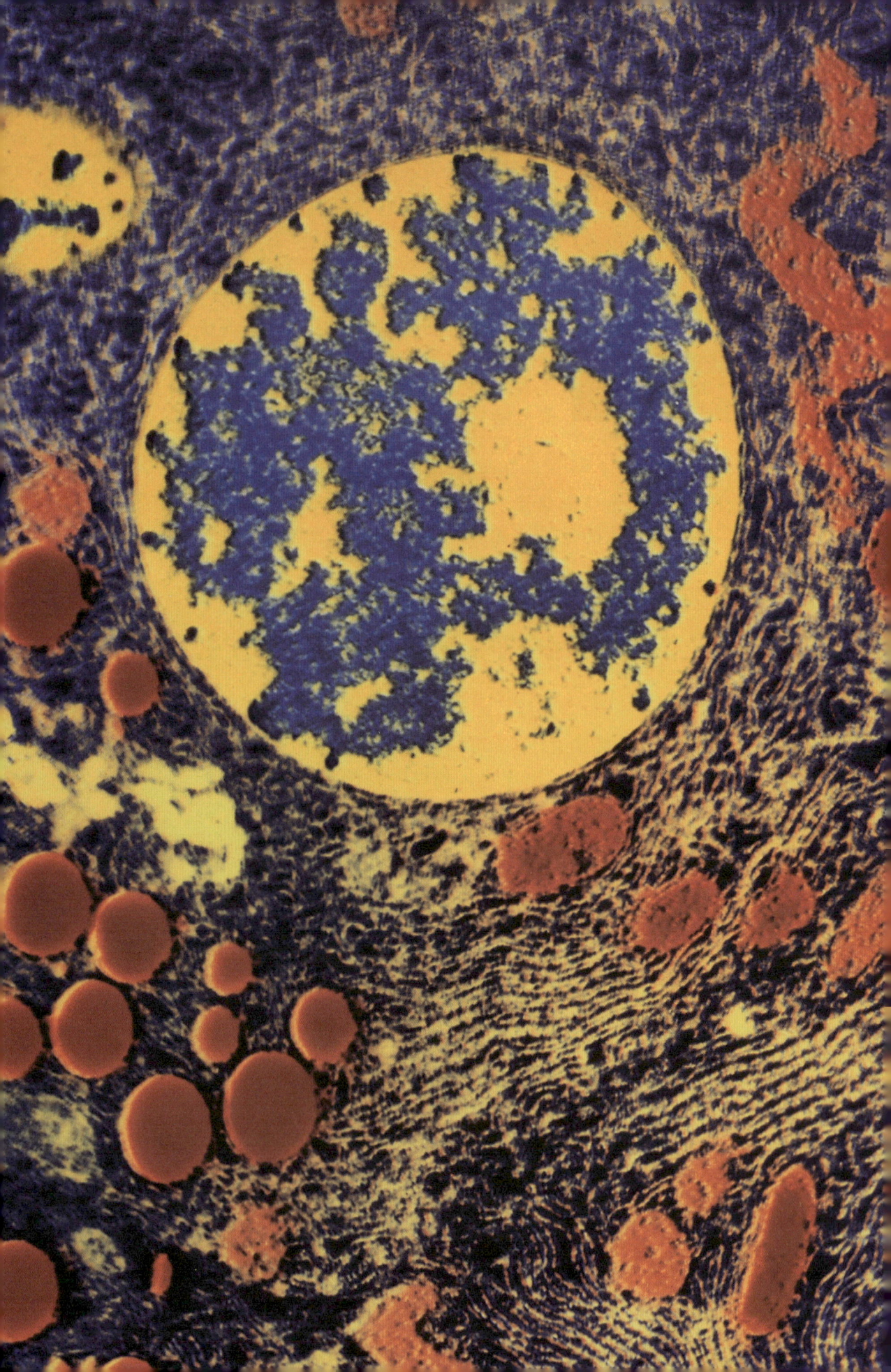

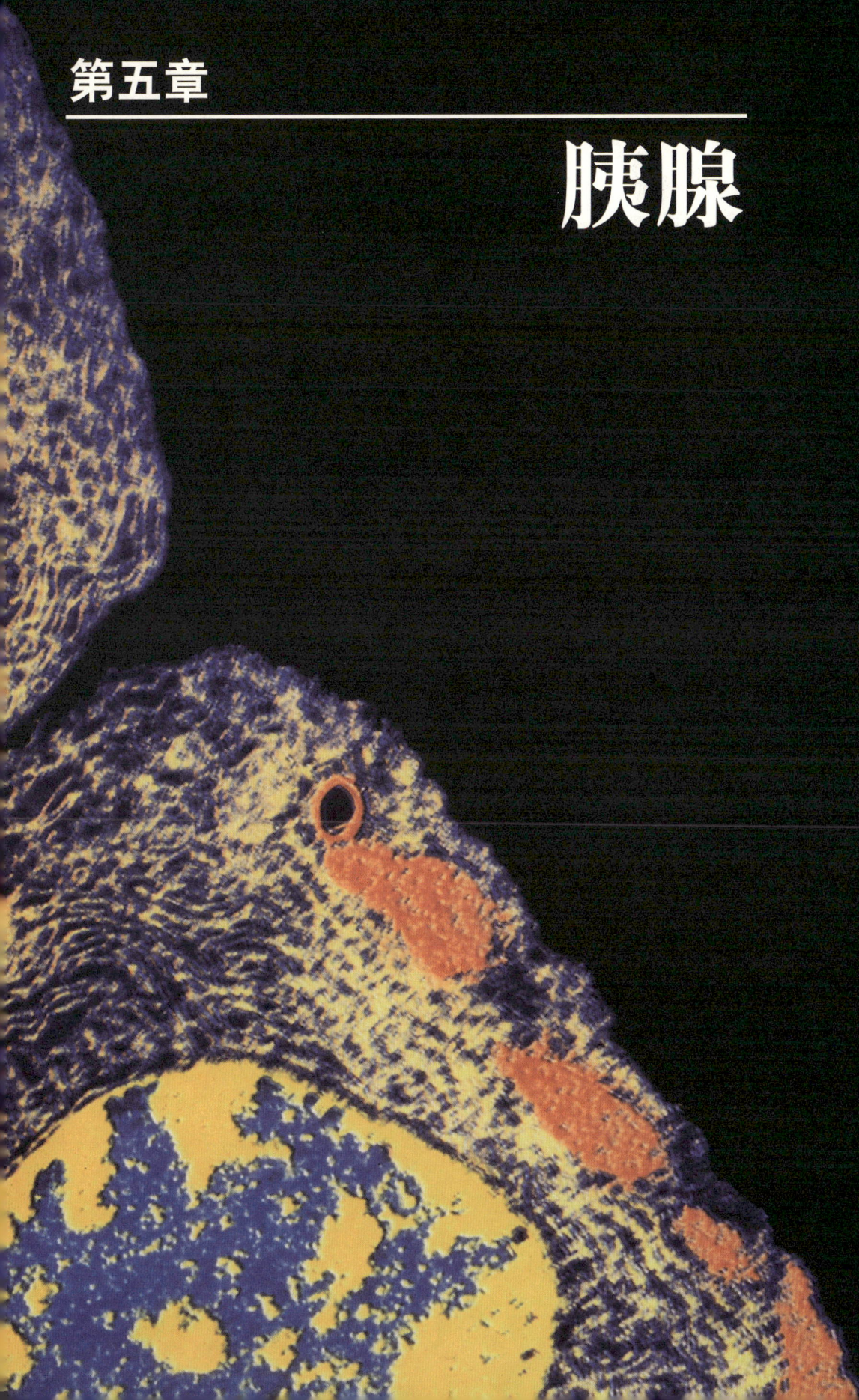

第五章

胰腺

胰腺是一个扁长的叶状腺体,位于肝脏下方和胃后方。它是一个极其特殊的腺体,因为它以两种方式工作着:合成进入血液循环的激素和进入肠的胰液。

胰腺产生的主要激素是胰岛素和胰高血糖素,它们在保持血糖在很小范围内变化中起着极为重要的作用。血糖太多损伤血管黏膜;血糖太少又使大脑缺乏能量。胰液含有能中和胃酸的碱和分解蛋白质、碳水化合物以及脂肪的消化酶。胰液被分泌到胰腺管中,胰管和胆管在进入十二指肠前结合在一起共同开口于十二指肠内。如果胰腺管堵塞,富含消化酶的胰液就不能排入肠内,并在胰腺内淤积起来。

胰腺在哪里

解剖学家说胰腺很像一个小动物，有头、颈、身体和尾巴。在胃后方，胰头嵌入十二指肠 C 形曲线内，胰体向左延伸。胰尾的尖部与脾相接触，向上到达左肋下。

胰腺的形态

胰腺的表面看起来是典型的柔软腺性组织。透过显微镜，能够看到正在合成激素的细胞排列成小巢状，称为胰岛或 Langerhans 岛。其中的 β 细胞分泌胰岛素，而 α 细胞分泌胰高血糖素。这是胰腺分泌的两种主要激素，但还有许多其他激素。在分泌激素的胰岛之间是分泌消化液的细胞。它们也是成簇状排列，开口通向小导管，这些小导管最终汇合起来共同形成总胰管。一簇簇的细胞被称作"腺泡"。主要的胰腺管像是葡萄藤的主干，分支和枝丫上缀着一串串的葡萄：腺细胞。

胰腺如何工作

保持血糖水平在很小范围内变化是极其重要的。肝脏将葡萄糖输入血液，这部分葡萄糖多数源于对贮存的肝糖原的分解，尽

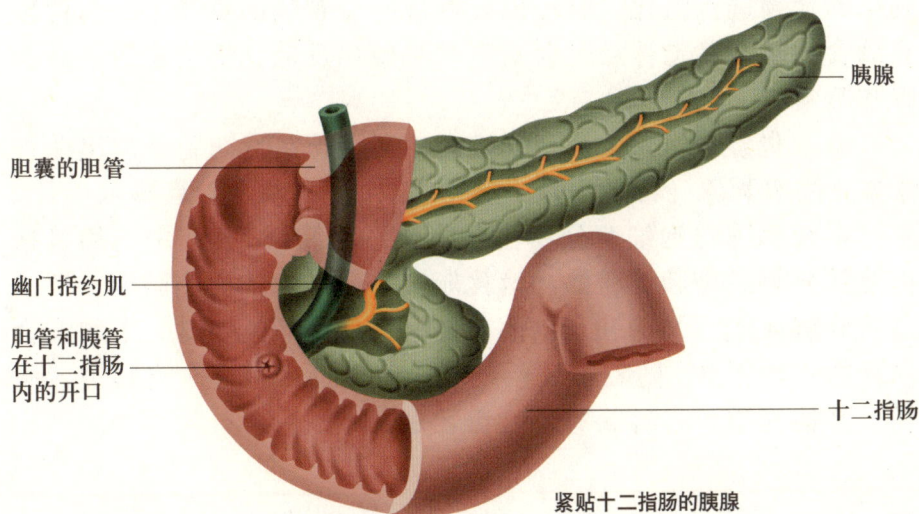

胆囊的胆管

幽门括约肌

胆管和胰管
在十二指肠
内的开口

胰腺

十二指肠

紧贴十二指肠的胰腺

84~85 页图　透过电子显微镜，看到这些胰腺细胞充满了一团团的消化酶（橘红色），准备送到肠。

左页图　帮助消化：胰腺管周围成簇的细胞把消化酶带走进入十二指肠。

管有需要时肝脏也能合成全新的葡萄糖。葡萄糖被带出血液，作为养分供给机体全部细胞。最贪吃的细胞是在脑部——机体每天利用200克的葡萄糖，其中100克供给脑。

在两餐之间，胰岛素水平很低，但是餐后胰岛分泌出胰岛素能使血液中葡萄糖水平降低。胰岛素促进如脂肪和肌肉这样的组织吸收更多的葡萄糖，同时告诉肝脏停止合成新的葡萄糖。在胰腺中生成的胰高血糖素起到相反作用：升高血糖水平。另外一种升高血糖的激素是来自肾上腺的肾上腺素。肾上腺素是人在应激反应中产生的，作为机体"逃避或格斗"的反应；确保脑部觉醒和葡萄糖充分供应。

胰腺的另一功能完全都是与食物消化有关的。胰腺管收集腺泡分泌的胰液，然后把它们运送到十二指肠。当食物在机体内运行时，胆汁和胰液共同释放到肠道。它们怎么知道什么时候开始呢？一系列精巧的神经反射和激素共同协调作用，使胰腺和胆囊把它们各自的分泌物挤压到十二指肠。只要看看或闻闻食物就会引起脑部兴奋，通过迷走（拉丁文意思是"徘徊者"或"流浪者"）神经向胰腺和胆囊发出信息。这对神经始于脑干，然后沿着颈部、胸腔一直向下最后到达腹腔。

迷走神经含有自主神经纤维——负责身体自行调节的部分。你不必想"啊——食物。胰腺和胆囊——你们准备好了吗？"迷走神经会负责的，因此，你不需要有意识地组织协调胃肠道对马上到来的食物进行消化，就可以好好地感受食物的美味了。当胃里充满食物时，迷走神经也会对胃扩张做出反应，把信息传递给胰腺和胆囊。

激素也参与进来。当食物进入小肠，肠黏膜细胞释放出两种激素：缩胆囊素（希腊语是"活动胆囊者"）刺激胆囊释放胆汁，胰泌素使胰腺腺泡细胞分泌出含酶丰富的胰液。胰液中的酶包括把淀粉分解成糖胰淀粉酶；消化脂类（脂肪）的胰脂肪酶，把蛋白质分解成氨基酸的胰蛋白酶。胰腺也分泌碳酸氢盐，中和混合在食物中的胃酸。随着消化后的食物通过十二指肠、空肠进入回肠，其他的激素告诉胰腺停止分泌胰液。

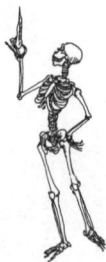

常见胰腺问题以及如何预防

主要与生活方式和膳食相关的胰腺疾病是2型糖尿病。也有其他的胰腺疾病受生活方式和饮食影响，这包括胰腺炎。

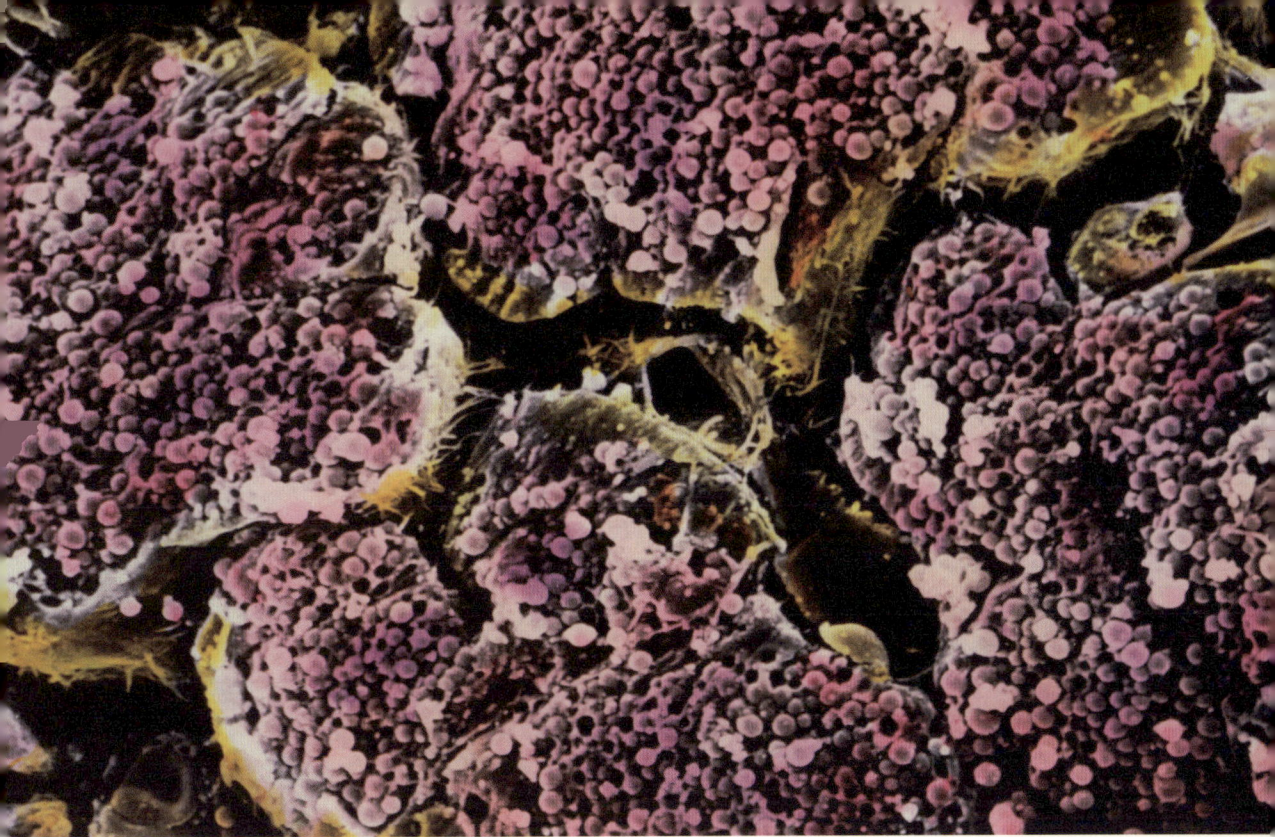

葡萄藤上的葡萄: 一簇簇的腺细胞(紫色)。

糖尿病

如果胰腺不能合成足够多的胰岛素或机体组织抵制它传递过来的信息, 那么血液中葡萄糖水平会变得非常高。这称作高血糖症, 使你感到疲乏、口渴, 需要经常排尿。正常来讲, 肾脏不排出葡萄糖, 但是如果血糖太高, 就会在尿中排泄。这就有了这一疾病的命名: 糖尿病, 希腊语的意思是"通过"并且糖的拉丁文意思是"蜂蜜"。尿液变甜。为了排出葡萄糖, 肾脏产生高于正常水平的大量的尿, 这可能发生非常危险的脱水(因为总要从某处得到水)和血凝块。长此以往, 高血糖损伤了血管。

当身体燃烧葡萄糖很快时, 胰高血糖素和肾上腺素这两种激素提高了血糖水平, 但如果血糖水平下降(低血糖症), 胰高血糖素和肾上腺素就要努力斗争。为了提高葡萄糖水平, 肾上腺大量分泌肾上腺素, 这导致面色苍白、发汗、心悸和颤抖; 这是胰岛素依赖型糖尿病患者的家人要学会很快识别的症状。如果葡萄糖水平没有升高, 那么脑细胞就没有了葡萄糖供给, 处于饥饿状态, 病人开始失去意识, 然后有可能陷入昏迷。

1型糖尿病: 有两种类型糖尿病, 巧妙地被命名为1型糖尿病和2型糖尿病。1型, 或者胰岛素依赖型糖尿病是自身免疫性疾病,

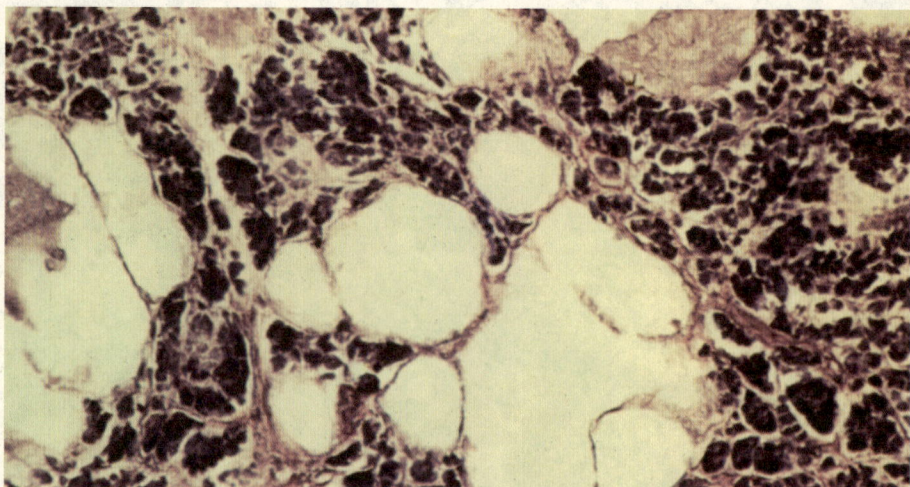

糖尿病者的胰腺：胰岛已经消失，剩下白色区域，而腺泡细胞（紫色）未受影响。

患者的免疫系统攻击胰腺并损坏分泌胰岛素的细胞。这类病人需要注射胰岛素。1型糖尿病的发病既有遗传又有环境的因素。我们知道有些人对该病有遗传易感性，但我们还不能很好地了解环境因素。病毒感染可能起了一定的作用，并且童年时期清洁的环境也可能有一定影响（在肺器官那一章里，相同的"卫生假说"被提出来解释特应性疾病和过敏性疾病的增多）。

2型糖尿病：另外一种更加常见的糖尿病类型（2型——过去常常被认为是非胰岛素依赖型糖尿病）也是由于基因和环境共同作用的结果。这一类型糖尿病在逐渐增多；它和不良饮食、惯于久坐的生活方式以及肥胖有关。2型糖尿病过去常被认为是"成人发病的糖尿病"，但现在却不再是这样：2型糖尿病在孩子中呈上升趋势。儿童肥胖也会引起。过去20年里，肥胖儿童的数量在发达国家中大大提高了。青少年肥胖会直接引发健康问题，并且为以后生活中的不良健康状况打下了基础，尤其是2型糖尿病。

在2型糖尿病中，主要的问题既不是胰腺也不是它分泌的胰岛素数量，而是你的身体组织抵抗它传递的信息。和1型糖尿病对比，2型糖尿病的胰岛素水平可能很高，但胰岛素水平即使很高，它的作用却被削减了。胰岛素抵抗看来是由于含糖高的饮食和惯于久坐的生活方式所致：组织对胰岛素变得不那么敏感，胰腺处于压力之下进而分泌比正常水平高的胰岛素以此降低血糖。那些惯于久坐的人比身体活跃的人对胰岛素更抵抗（或更不敏感）。

2型糖尿病看来是当身体远远脱离史前狩猎采集者健康的饮食和生活方式时出现的，成为健康问题之一。胰岛素抵抗这一人类的进展或许像是一种设计上的失误，但从进化的观点看是有意义

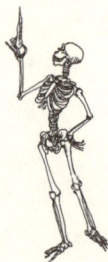

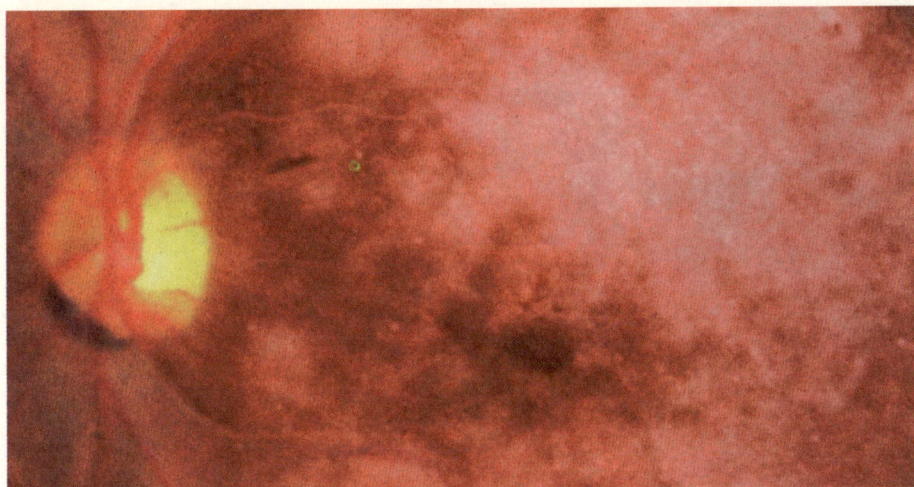

失明危险：通过检眼镜，可以清晰看到在右侧粉红斑驳区域糖尿病引起的视网膜损伤（左侧黄色区域是视盘）。

的：它可能是进化的结果，帮助我们的祖先度过饥饿，并且对于还在饱受饥饿困苦的国家是一个优势。然而，在富庶的西方国家，这种适应使我们易于遭受这类我们很容易获得的高脂肪、高能量膳食的侵害而生病。

超出血糖水平：糖尿病对其他器官有着重大损伤效应。它给神经和小血管带来灾难，引起眼部视网膜损伤（可能导致失明）和肾脏损害（可能导致肾衰）。也会引起足部溃疡（可能导致坏疽和截肢）、男性勃起障碍、心脏病和卒中。糖尿病增加了患动脉粥样硬化和高血压的危险：糖尿病患者患心血管疾病的危险比普通人群高出一倍，而且大多数死于心脏病。总之，糖尿病患者的死亡率大约是普通人群的两倍——这主要是由于患心脏病的危险增加所致。

生活方式、膳食和糖尿病：生活方式对2型糖尿病的预防和治疗极其重要。最近世界卫生组织的一份报告把调整生活方式称作预防和治疗糖尿病的"基石"。减轻体重，大量运动并且健康膳食，吃大量的沙拉和蔬菜，这些能将你患2型糖尿病的危险减至一半。

肥胖是造成2型糖尿病以及心脏病的重要因素，特别是肚子周围的赘肉。减肥会提高机体对胰岛素的敏感性，并且降低患2型糖尿病的危险。而且，无论你有多胖，积极锻炼身体也能降低患病危险。

患糖尿病的高风险和食用大量的饱和脂肪酸（多见于动物脂肪）有关系，而使用植物油则能降低患糖尿病的风险，植物油中的不饱和脂肪酸和多不饱和脂肪酸含量高。非淀粉多糖（未加工

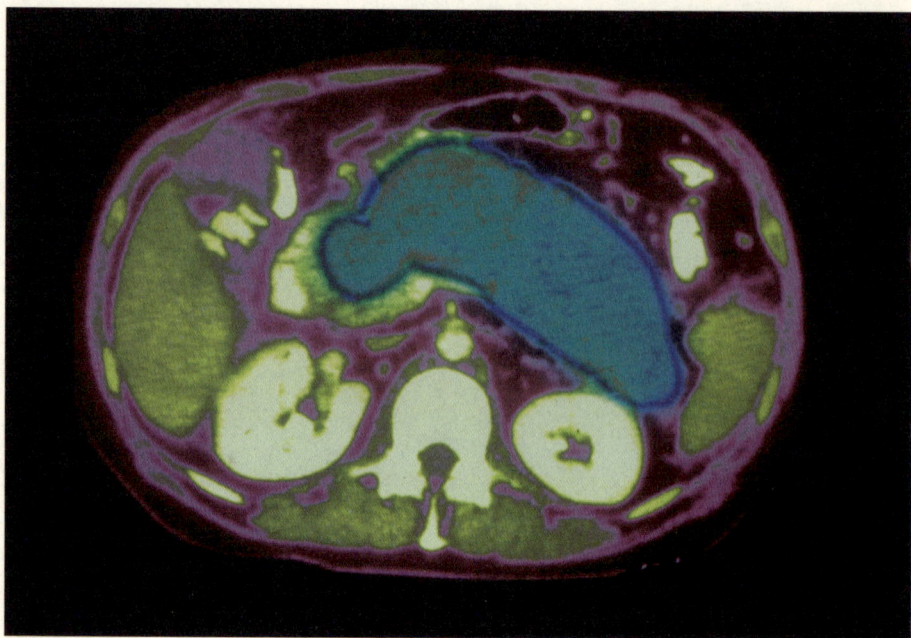

CT 显示的腹部切面，一个肿大发炎的胰腺（青绿色）。

的或最低限度加工的碳水化合物，有时被广义地称作膳食纤维）也能保护你不得糖尿病。这些碳水化合物见于全谷类食物、水果和蔬菜。

很多食物是由生糖指数（GI）来衡量的。生糖指数用来衡量碳水化合物被分解成葡萄糖并吸收进血液循环中的速度，低GI食物当然能降低患糖尿病的危险。然而，GI几乎成为一种时尚，有点儿一窝蜂的趋势，被那些有健康和膳食意识的人们和那些想利用它的人们推波助澜。尽管GI对一种食物是否"健康"通常给出了很好的指导，但并非总是有效；例如，高脂肪食物也有很低的GI。食物中非淀粉多糖成分更重要。有时行业术语和冗长的食物清单把一个的确很简单的信息过于复杂化。即使是医生也会被过多的关于营养的信息搞得很困惑，让人欣慰的是，最近英国医学杂志《柳叶刀》上发表的一篇文章把这些信息归结为非常简单的几点建议。如果你想吃大量的非淀粉多糖和低生糖指数的健康膳食（这里没有让人迷惑的数字），那么：

→ 吃燕麦、大麦和麸皮做成的早餐
→ 吃全谷类面包
→ 少吃土豆
→ 吃大量的水果和蔬菜（除了土豆）
→ 吃大量的用油醋汁拌的沙拉

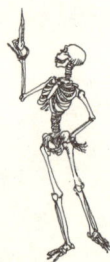

胰腺炎

在发达国家，大多数情况下的胰腺的炎症即胰腺炎是由胆结石和酗酒造成的。但导致胰腺炎的确切原因还没有被完全知晓，尽管胆结石会引发胰腺炎，看来也与胆结石阻塞胰腺管末端，胰腺由于自身的分泌物而肿大有关。

慢性的或长期的胰腺炎多数要归因于酗酒。看来酒精搅乱了胰腺分泌的消化酶和那些酶的抑制因子之间的精致平衡。胰腺分泌胰蛋白酶，这种酶能分解来自胃肠的蛋白质。但是那些酶也有可能分解组织里的蛋白质。因此，胰腺必须抑制它自己分泌的酶的作用，要抑制它们——否则就面临自身被消化的危险。如果平衡被打乱，胰腺管就会阻塞发生钙化。在X线和CT扫描图上，会显示出钙化，在慢性胰腺炎病人的胰腺管上能看到小白点。

胰腺炎能引发上腹部也就是胸骨下方的剧烈疼痛。胰腺炎病人经常感觉处于生病状态下以致吃不下东西，由此体重大大减轻。胰腺的消化和内分泌功能出现紊乱；没有胰腺消化酶，机体不能消化并释放食物中的营养，导致营养不良，没有足够的胰岛素，就会患糖尿病。慢性胰腺炎也可能导致胰腺癌。看来胰腺癌可能由慢性胰腺炎发展而来，不过患胰腺癌的危险好像在很大程度上取决于你的基因（尽管吸烟会使危险加倍）。胰头的癌性生长可能阻塞胆管，造成黄疸。

五种保持胰腺健康的方法

減轻体重；减肥已被证实能降低患2型糖尿病的危险。

吃脂肪少的食物并且用不饱和脂肪替换饱和脂肪；吃大量的全谷类食品、水果和蔬菜（除了土豆）并且少吃精制糖。这会降低机体产生，从而降低其胰岛素抵抗的危险及发展成2型糖尿病的危险。

坚持锻炼——身体不活动会增加患2型糖尿病的危险。

不要饮太多的酒（女性每天最多饮2杯，男性最多饮3杯）并且不要狂饮。这会减少你患与酒有关的胰腺炎的危险。

不要吸烟——吸烟使你患胰腺癌的危险加倍。

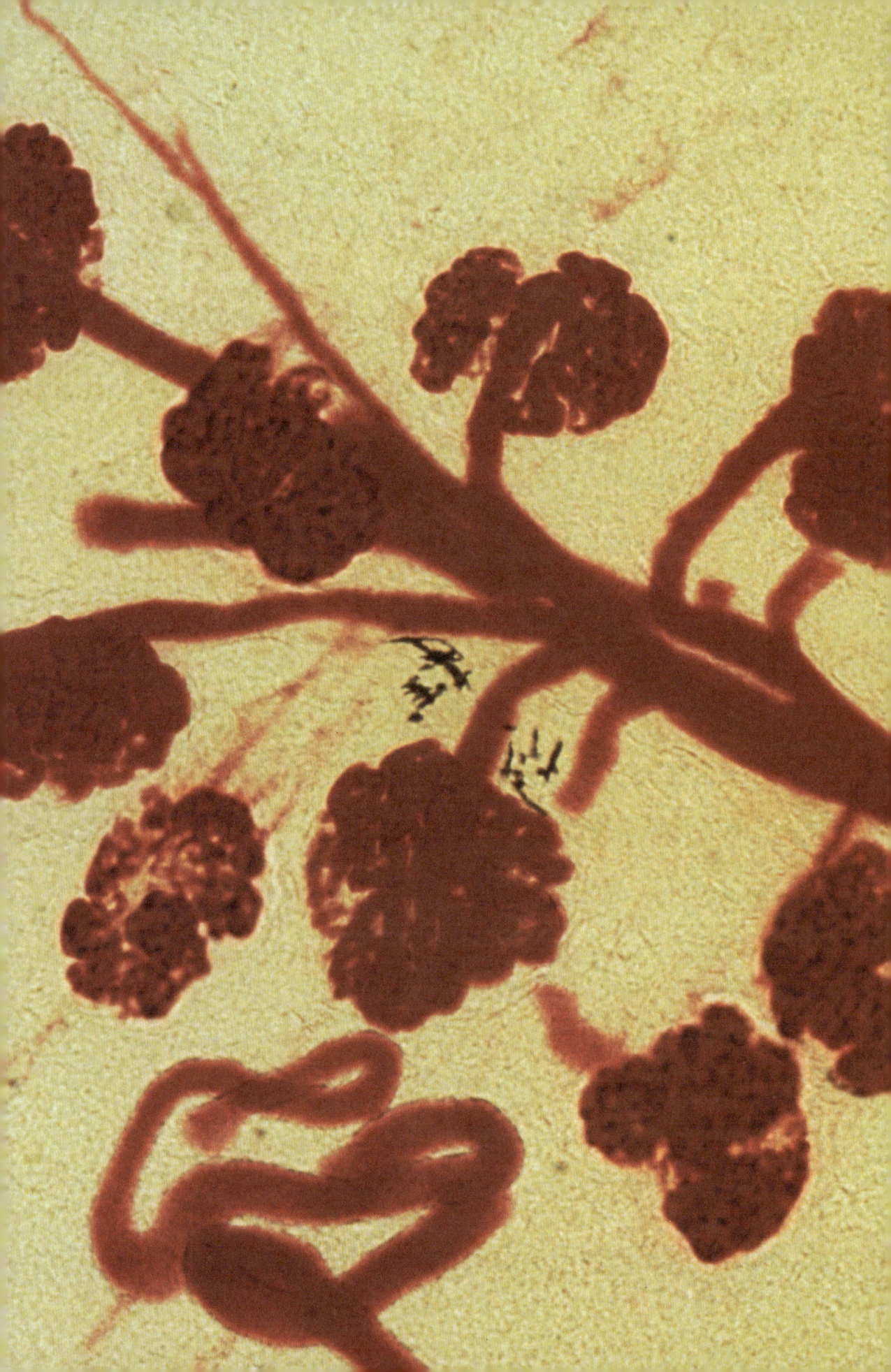

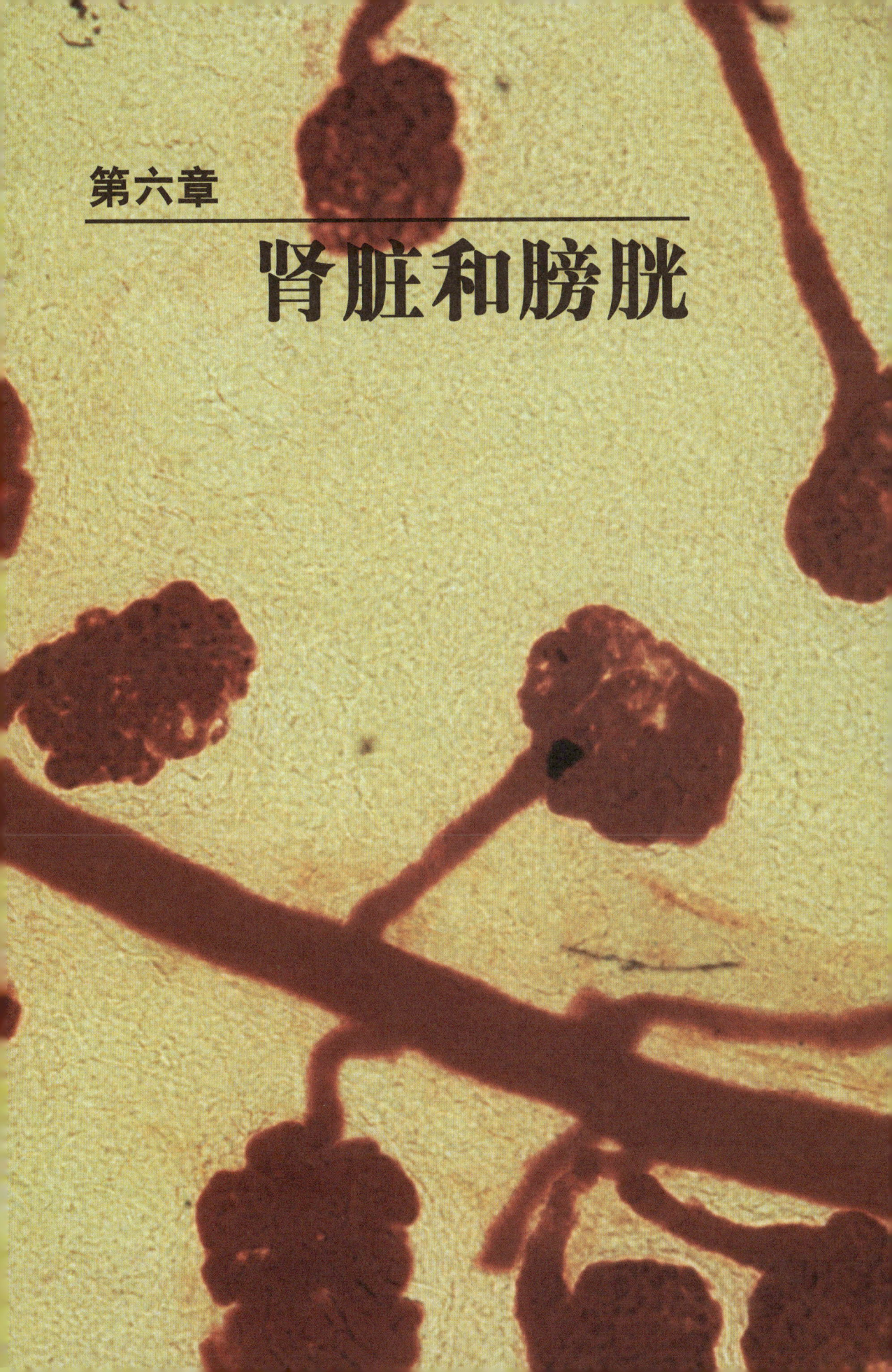

第六章

肾脏和膀胱

肾脏做着一份了不起的工作，过滤血液并且保证电离子浓度刚好合适，以便机体所有细胞都能完善有序地工作（离子是指已经失去或得到一个或几个电子而带有电荷的原子）。像神经和肌肉这样的"电"组织是依靠细胞内外离子的正常水平来协调工作的，不过血液内和细胞内外液体的离子平衡（电解质平衡）对机体的每个细胞都很重要。

　　　肾脏调节机体内液体流量并在排泄中发挥了非常重要的作用：排除废物，尤其是细胞分解蛋白质产生的含氮废物。这一废物首先被转化成氨，由肝脏将其变成尿素以减少毒性。血液中的尿素被携带到肾脏，在此随尿液排出体外（尿素是有益植物的氮的很好来源——在混合肥堆上小便是有意义的）。如果肾脏不能很好地发挥极其重要的功能，整个身体很快倒下去也就不足为奇了。

肾脏和膀胱在哪

泌尿系统包括有着两条管道（输尿管）的两个肾脏，输尿管把肾脏和膀胱连接起来，还有最后通向外面世界的管道——尿道。

肾脏位于腹部上方位置，就贴在腹后壁上并在肠后方。它们在腹部的位置这么高，以致两个肾脏的上部到了最后一根肋骨后方。这意味着下面有大面积的肾脏因此没有受到保护——肋骨有它们自身非常特殊的保护作用：一层厚厚的肾周脂肪（希腊语是"在肾脏的周围"），这块差不多就是机体饥饿时最后消耗的脂肪。膀胱位置远低于肾脏，在骨盆底部，耻骨后方。

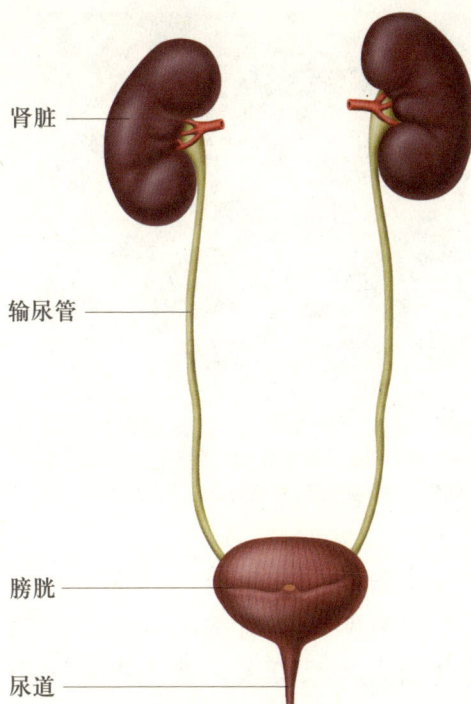

肾脏

输尿管

膀胱

尿道

泌尿系统：过滤血液的两个肾脏，两根输尿管，一个储存尿液的膀胱和作为排出通道的尿道。

肾脏的形态

肾脏，毫不奇怪，是蚕豆状的。每个大约10厘米长，5厘米宽，2.5厘米厚。深红褐色，外表光滑。如果打开肾脏，你会发现这里就像一个河口，尿液经由涓涓细流汇入宽大的"肾盂"（拉丁文是"盆"）。而当尿液继续流入输尿管时，这个河口变得狭窄。此后，尿液

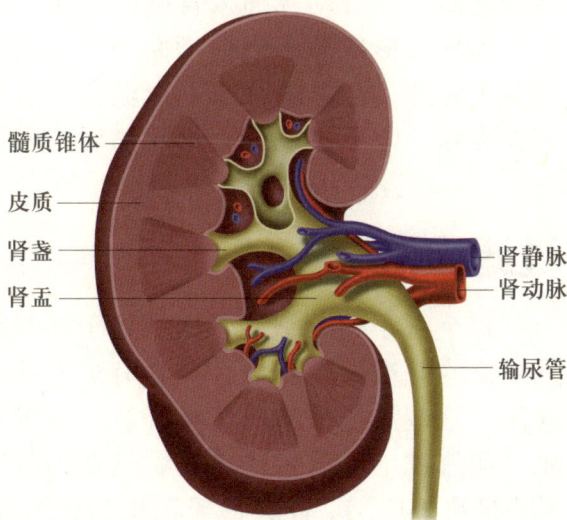

髓质锥体

皮质

肾盏

肾盂

肾静脉

肾动脉

输尿管

肾脏产生的尿在进入下面的输尿管前，首先进入很小的漏斗（肾盏），肾盏汇合形成肾盂。

94～95页图 看起来就像微观的开放着的绣球花或一个个小软球，这些毛细血管球是肾小球，里面的血液在肾脏中被过滤。

左页图 照X线的病人被注入特殊染料，当肾脏把染料过滤进尿液时，肾脏（橘色，图片上方）发出光亮。尿向下通过细细的输尿管进入膀胱。

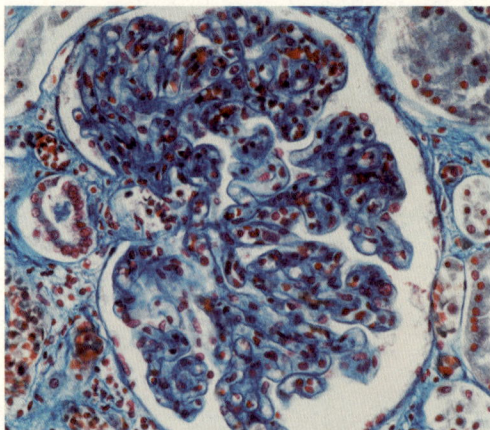

过滤血液：肾小球上的紧密盘绕的毛细血管（蓝色，里面有红细胞）被鲍曼氏囊（里面有白色空白地方）包裹。

经由输尿管最终将流至膀胱。你会看到肾脏被分成两部分：一是中心部分称为髓质，由略带粉色的锥体构成；二是呈褐色的外层，即皮质（拉丁文是"外皮"）。你所看不到的——除非借助显微镜观察——锥体和皮质是由细微的毛细血管和细小管道构成的密密的网络，过滤通过毛细血管的血液并且排除废物和多余液体。细小管道是肾小管，即肾单位的一部分；每个肾脏大约有一百万个肾单位。在所有跟肾脏有关的问题中，有一些与各种各样的生活方式和膳食因素关系更大。我们来看一下肾结石、膀胱炎和尿失禁。

肾脏是如何工作的

流进肾脏的血液来自肾动脉，直接由机体的大动脉即腹主动脉分支而来。肾动脉插入肾脏的内缘，然后分支，分成很小的血管直到最终形成微小的毛细血管团。离开这些毛细血管的血液流进微小静脉，与其他微小静脉汇合形成肾静脉，血液离开肾脏流入大静脉，即下腔静脉，沿腹部后方向上运行。

过滤血液

每个微小的毛细血管团都处于杯状结构——鲍曼氏囊中，是肾单位的开端。毛细血管壁具有渗透性，这使得液体能从血液中滤出。这些液体从鲍曼氏囊外层一些形态奇怪、像蕨类植物的细胞之间流过，并流入肾小管，这些细胞叫做足细胞（拉丁文意思是"足状细胞"）。肾脏每天过滤180升的液体，这真让人震惊。这比你体内的液体还要多得多，而事情到此还没有结束。

当液体沿着肾小管流动时，其中的大部分被重新吸收进血液。这种处理问题的方式好像很奇怪，不过这意味着即使废物浓度低到了极点，肾脏也能把它从血液中排除。当它把身体恰好需要的物质带回血液时，肾小管继续着对重要的电离子的精细调节——

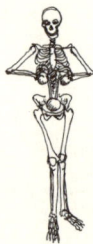

钠、钾、钙、镁和碳酸氢盐。葡萄糖也通过鲍曼氏囊进入肾单位，不过，按正常情况，这部分葡萄糖被重新吸收进血液，基本上什么都没留给尿。在糖尿病中，血液中葡萄糖水平高意味着肾单位负荷过重；它们不能再次把所有葡萄糖吸收，因此一些从尿中排泄。

当滤过的液体到达肾单位末端时，连同来自许多其他肾单位的液体共同流进一个集合小管中。集合小管直接沿着髓质锥体到达肾乳头上的孔；当你把肾乳头放大观察，就会发现集合小管微小的孔看上去很像胡椒粉盒的盒盖。

从现在开始，我们把液体叫做"尿"，它流进肾盏，肾盏汇合一起形成更宽大的肾盂，收集来自肾脏的全部尿液。肾盂变细向下形成输尿管（源于希腊语"水的制造者"），把尿液携带到膀胱。

输尿管为肌性小管；像肠的肌肉壁，它们的收缩蠕动把尿液向下推进膀胱。这意味着即使你在倒立，尿液也能从肾脏运行25厘米到达膀胱。膀胱是肌性袋囊，能容纳大约半升的尿，当你想方便的时候膀胱收缩，将尿排出体外。尿液通过尿道离开膀胱到达体外世界。

常见肾脏问题以及如何预防

在所有跟肾脏有关的问题中，有一些与各种各样的生活方式和膳食因素关系更大。我们来看一下肾结石、膀胱炎和尿失禁。

肾结石

肾结石是一种损伤肾脏器官的常见问题；有时是由于疾病或基因倾向，但是也有膳食因素——这些因素你能够控制以减少患病危险。肾结石既不是新的疾病（有证据表明古埃及就有人得过），也不是只发生在人类身上的疾病。肾结石是无机物结晶和蛋白质的混合物。80%的肾结石是由钙形成的：白色，白垩结构。我们的骨骼以钙为基础，这意味着一定量的钙在我们体内周转运行，我们需要通过尿液排掉一些钙。既然我们是陆地动物，水就很珍贵，我们并不想在尿液中失去太多水分，因此我们的尿液——包括已经溶解的钙——浓缩起来。就像你要增加被溶解物质的浓度这种情况，早晚会有不能再溶解的时候（想象着把糖一匙匙地放进一杯咖啡的情景就明白了）。那些不能溶解的物质就开始凝集在一起（或者沉淀下来）形成固体微粒，这些微粒构成了结晶。你可以做些事情使这种沉淀发生的可能性变小，其中身体自行调节的一个方法是在尿液中加入枸橼酸盐：它能抑制钙并将其溶解。

当肾结石离开肾脏开始被推进输尿管时，就会引起疼痛——这种疼痛使人备受折磨。这被描述为"绞痛"，意思是当输尿管肌肉壁收缩，尽力促使结石排出时，这种疼痛一阵阵地发生。疼痛往往发生在一侧，然后向下扩散到腹股沟。偶尔，结石堵在输尿管中，造成尿液阻塞。最终可能引起肾衰。一些结石很大以至于永远不会从肾脏中排出：结石卡在肾盂中，并且发展到肾盏，形成一个有分支的大结石，这有一个专门术语——"鹿角状肾结石"。

肾结石发病以男性多见，大约是女性的4倍——直到60岁，男性发病率下降，而女性上升。尽管肾结石也和膀胱和肾脏感染这类疾病相关，但经常发生在那些身体本来非常健康的人身上。在生命的某一阶段发生肾结石的危险大约是十分之一，而且一旦你得上了，就更有可能再次复发。

肾结石可能是由于尿液流通受阻引起的，与前列腺增大有关，这是一种老年男性的常见问题。泌尿道感染是另一原因：细菌导致碳酸盐生成，这是构成结石的成分。然而，肾结石形成的主要原因是血液中钙含量升高（常伴随尿液中的枸橼酸盐含量减少）。钙的含量高可能与肾脏本身有关，也可能与骨骼问题（如果钙从

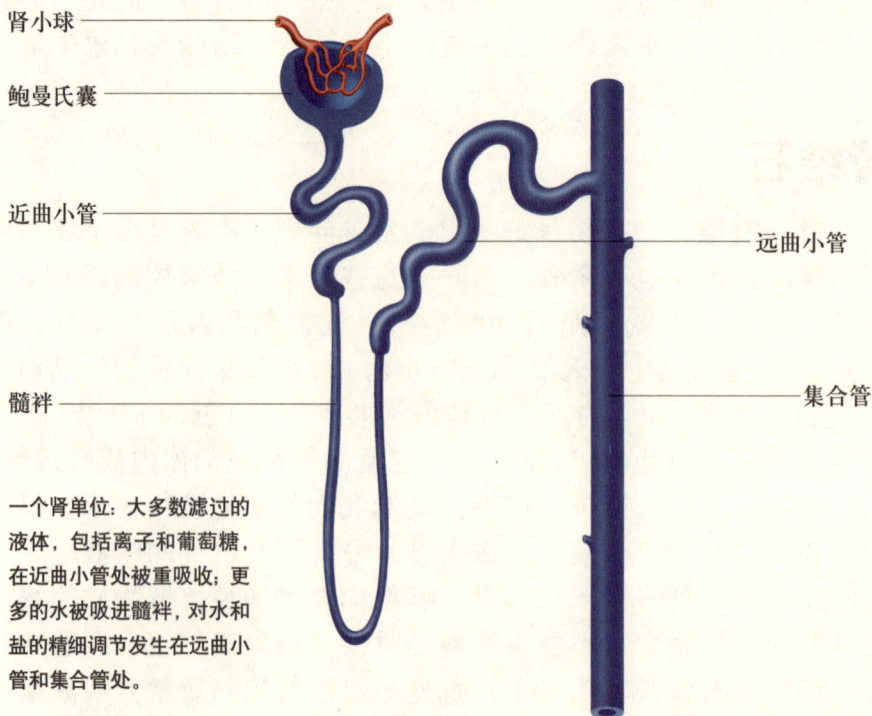

肾小球

鲍曼氏囊

近曲小管

髓袢

远曲小管

集合管

一个肾单位：大多数滤过的液体，包括离子和葡萄糖，在近曲小管处被重吸收；更多的水被吸进髓袢，对水和盐的精细调节发生在远曲小管和集合管处。

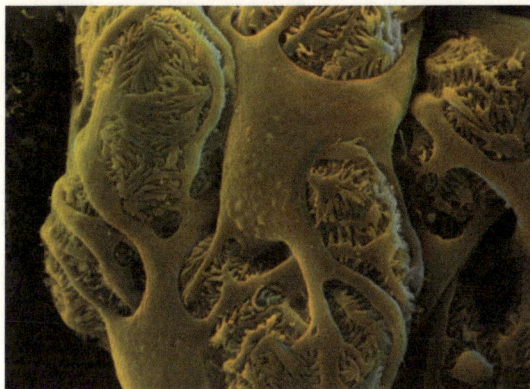

像蕨类植物的足细胞：足细胞的"叶子"形成了一个过滤网，当液体流入鲍曼氏囊的内部时被过滤，放大了6000多倍。

骨骼流失进入血液）或者肠的问题（如果太多的钙被吸收）相关。

如果你长期脱水，形成肾结石的可能性更大。肾脏努力工作以便保证血液成分稳定；如果你整个身体处于脱水状态，肾脏排出的液体量变少，那么尿液浓度就会很高。你必须保持水吸收和水流失之间的平衡：如果肠道大量失水，比如大量出汗或腹泻，你就需要多喝水。肾结石更可能从浓度高的尿液中沉淀下来——因此要不断喝水！一般我们建议每天尽量喝1.5～2升的水，但最重要的是要取决于身体需要并且满足需要。肾结石病人通常被建议喝更多的水（每天2～3升），与这一流行观点相悖的是，好像喝的水不必一定是纯水：橙汁、咖啡和酒都是获取水很好的来源。

膳食中盐和蛋白质的含量高也会增加肾结石发生的可能性。减少食盐摄入量意味着进入尿液的钠也减少了；并且因为钠和钙是协同转运吸收的，这也会降低尿钙的水平（限制盐摄入量，也就是说减少流失到尿液中的钙含量，这也可能减少患骨质疏松症或骨质软化的危险）。有些肾结石是由尿酸形成的，当蛋白质分解时产生尿酸，因此减少膳食中的蛋白质含量能降低形成这类结石的危险。限制蛋白质摄入量也会增加尿液中的枸橼酸盐含量，而枸橼酸盐有助于防止钙结晶。大量吃水果和蔬菜有益，因为能使尿液酸性降低。限制钙摄入量听起来好像是显而易见要去尝试的事情，不过，不幸的是减少钙摄入量不是一个好主意，并且能引起其他形成肾结石的物质的增高（比如草酸盐）。

一天下来，如果你很健康并且从来没有患过肾结石，你就不必担心这些膳食变化。如果你有患肾结石的危险或以前得过，你就需要改变膳食，医生会建议你怎样做。

膀胱炎

膀胱炎，膀胱内膜炎症，女性中更常见，因为通向体外的管道——尿道，女性的要短得多（女性输尿管大约4厘米长，男性大

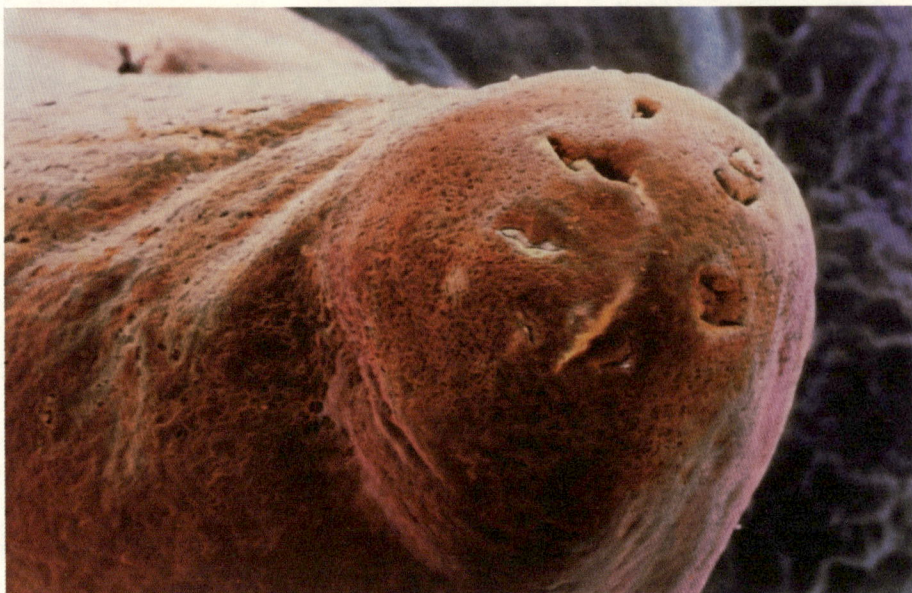

胡椒粉盒似的肾乳头：像乳头一样的突起表面上的微小的孔是集合管的开口，此处放大了80多倍。

约20厘米长——男性输尿管包括阴茎长度）。感染通常由于大便中的细菌引起，比如大肠埃希氏菌，细菌会想方设法感染到前面的尿道口（位于阴蒂和阴道之间）。

尿道有防御机制——包括捕获细菌的黏液、内膜上不断脱落的细胞、免疫保护，当然还有常规的尿液冲洗——但有时候细菌刚好占了上风。尿路感染通常导致尿频，排尿时伴有疼痛或灼烧的感觉。有时耻骨上方会疼痛，就位于腹部最下面的部位，恰好是耻骨上方，也就是膀胱所在的地方。也会出现血尿或难闻的气味。

女性要避免膀胱炎或者至少尽可能地减少患此病的危险，需要呵护处于开放的尿道和阴道这一地带："前庭"位于小阴唇之间。保持前庭清洁（拉丁文是"门厅"）能降低患膀胱炎的危险，但在这一地带要谨慎使用带香味的泡沫剂和爽身粉。你应记得排便后要从前向后擦拭，避免把肛门细菌带到前面的前庭。房事时使用润滑剂有助于预防损伤，这种损伤可能使感染更容易侵入，房事后尽可能快地排空膀胱，冲掉尿道中任何不受欢迎的来客。

尿路感染的并发症是很严重的：感染可能不会仅仅限于膀胱，细菌会沿着输尿管向上侵袭到肾脏。肾脏感染会造成剧烈疼痛，也能引起发烧。形成小的脓肿，里面充满脓汁；肾脏发炎后努力地维持电解质平衡并且要排泄废物。有时——特别是有肾结石或糖尿病等其他问题的话——感染能对肾脏造成持续性损害。

说到膀胱炎，小红莓汁已经获得某种认可，具有神奇的治疗效果，听起来不大可能，不过有没有证据表明这一特别的水果汁

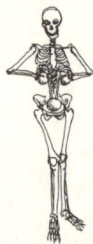

真的很有效呢？啊呀，那就试一次吧！

小红莓汁含有果糖（像其他的水果汁一样）和不寻常的大分子（蓝莓汁中也有）。这两种物质看来能阻止膀胱内膜上如大肠埃希氏菌那样的细菌。前一段时间这种不寻常的大分子还有点神秘，不过现在已经被证实是一种类黄酮或植物色素（对于那些想知道其真正名称的人，它是原花色素三聚体），而且是一种抗氧化剂。

在波士顿的一位老人家里做了一个令人惊奇的试验，把安慰剂（中性物质）染色并调出类似小红莓汁的味道。年长女性居民每天喝300毫升真正的小红莓汁或安慰剂（但她们并不知道），连续六个月。结果表明喝小红莓汁不仅有助于预防膀胱炎，看来也能治愈已存在的感染。这一研究是在年长女性中进行的，平均年龄79岁；但还没有在年纪轻的女性身上试验。但是如果你患了膀胱炎，喝小红莓汁对你当然不会有什么危害并且益处多多。但我不是提倡踢开常规的医学疗法。如果你觉得患了膀胱炎一定要去看医生，服用医生开的抗生素。还要大量饮用液体把那些细菌从你的系统中冲掉。

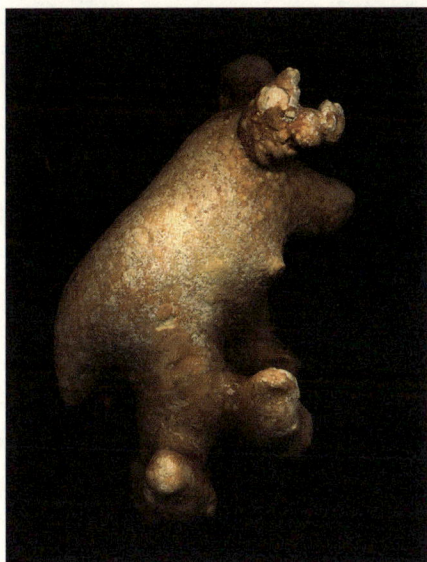

鹿角状的肾结石完全填满了肾盏和它形成的地方——肾盂。

为什么会生病

103　第六章　肾脏和膀胱

尿失禁

要想彻底了解尿失禁（膀胱出了问题），需要了解一些有关正常膀胱的结构和生理的知识，这样才能明白尿失禁是怎么回事。膀胱是一个由平滑肌构成的囊状器官，其天生具有"自主性"，为自主神经所支配。膀胱壁内的牵张感受器可以诱发这些神经反射，从而使膀胱收缩。下面就是当我们还是婴儿时的膀胱：充满——排空——充满——排空，没有意识。婴儿便壶训练都与学习克服这一原始反射有关。意识上稍作一点儿努力，就能克服膀胱的自动排空，我们就学会了控制小便。过了一段时间，我们甚至都意识不到抑制了反射，小便成为自主行为：我们能在方便的时候解决而不是取决于膀胱的"需要"。

膀胱位于被称作骨盆底或盆隔（解剖学家称其为肛提肌——"提起肛门者"；尽量使其紧张——它做到了！）的骨骼肌（随意肌）上。尿道穿过盆隔，因此当这一层肌肉收缩时，它扮演了尿道括约肌的角色（你自己能检测这一括约肌的作用；收缩盆隔，由此挤压尿道闭合，那么你应该能够使正在进行的小便停下来）。对于女性，膀胱周围的筋膜和与它相邻的器官，尤其是阴道，能够帮助支持膀胱和尿道——使其固定在恰当的位置——这对于控制排尿非常重要。

进化是一点点儿发展的，动物的（包括人类）身体结构经历着细微改变（包括人类），每次改变都不会预料到将来可能出现的问题。人类进化到两条腿走路后，拥有狭窄的骨盆会更加方便行走——但接下来大脑也进化得更大了。婴儿的头相对大一些，这就需要头部的大小要能适合穿过女性的骨盆。这意味着女性在骨盆结构上要做一点儿妥协：狭窄的骨盆适合两条腿走路，但是骨盆也要够宽才能形成产道。因此，人类分娩困难也就不足为奇了（不过这也就有了产科医生的工作）。使婴儿大大的头穿过相对狭窄的产道是有一点儿问题。只要想想挤压婴儿通过"骨盆下口"的环形骨骼就明白了：不仅有婴儿来到这个世界的通道即阴道，而

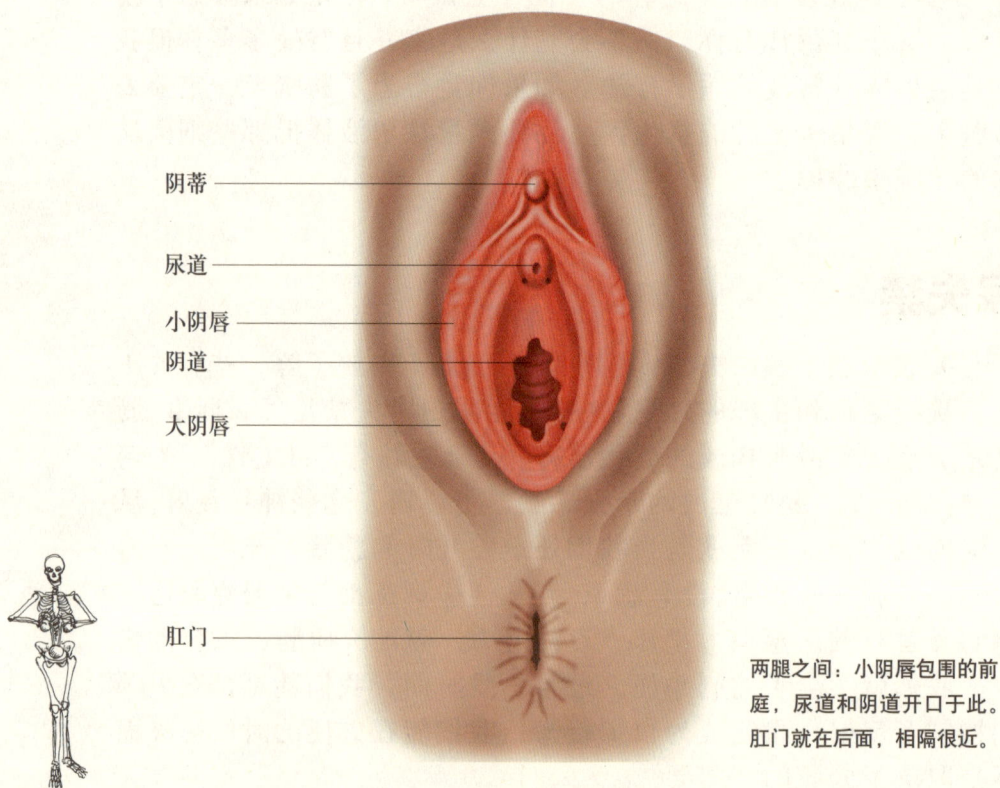

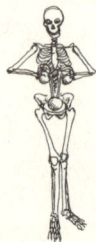

阴蒂

尿道

小阴唇

阴道

大阴唇

肛门

两腿之间：小阴唇包围的前庭，尿道和阴道开口于此。肛门就在后面，相隔很近。

且还有它前面的尿道和后面的直肠以及盆隔，都与骨盆壁连接，骨盆壁环绕着上面三条管道，再加上上面的盆筋膜，都加强了对盆腔脏器的支撑。

随着婴儿头部挤出骨盆出口，这一解剖结构的组成部分——尤其是盆隔和筋膜——就会扩展撕裂。神经可能会受到损伤，筋膜可能被撕裂，甚至盆隔也可能被移位。这一损伤使母亲尿失禁。因为盆隔和筋膜不能很好地支持膀胱和尿道，任何增加到腹部的压力——咳嗽、喷嚏或大笑——都会迫使尿液流出。随着神经和组织的恢复，这种尿失禁经常会在分娩后的数星期或数月之内渐渐消失，不过有时候裂伤很大就需要手术来修复破损结构。大家都知道真正有改善作用的非手术疗法是盆底肌锻炼（对这些肌肉进行的有规律地收缩和放松，达到恢复肌肉正常功能的目的）。这在解剖学上是有意义的，因为骨盆底支持膀胱和尿道并在尿道周围形成括约肌。

五种保持肾脏和膀胱健康的方法

🫘 口渴时要喝水：每天尽量饮用至少1.5升的液体物质。

🫘 吃大量的水果和蔬菜，减少盐摄入量会减少患肾结石的危险（总的来讲对你也有好处）。

🫘 减少尿道感染危险——女性便后应该总是从前往后擦拭，房事时使用润滑剂，房事后尽可能快地排空膀胱。

🫘 如果你容易复发膀胱炎，喝小红莓汁或蓝莓汁会帮助你减少感染危险。

🫘 怀孕时做盆底肌锻炼减少分娩后尿失禁危险。

关于受精一段的精子数目，原文数字大概有误，我做了改动。

106～107页图　给病人注射放射性的不透明染料经肾脏过滤，通过X线看到尿液生成。左边的X线图表明膀胱充盈；右边是尿液排出后膀胱变空。

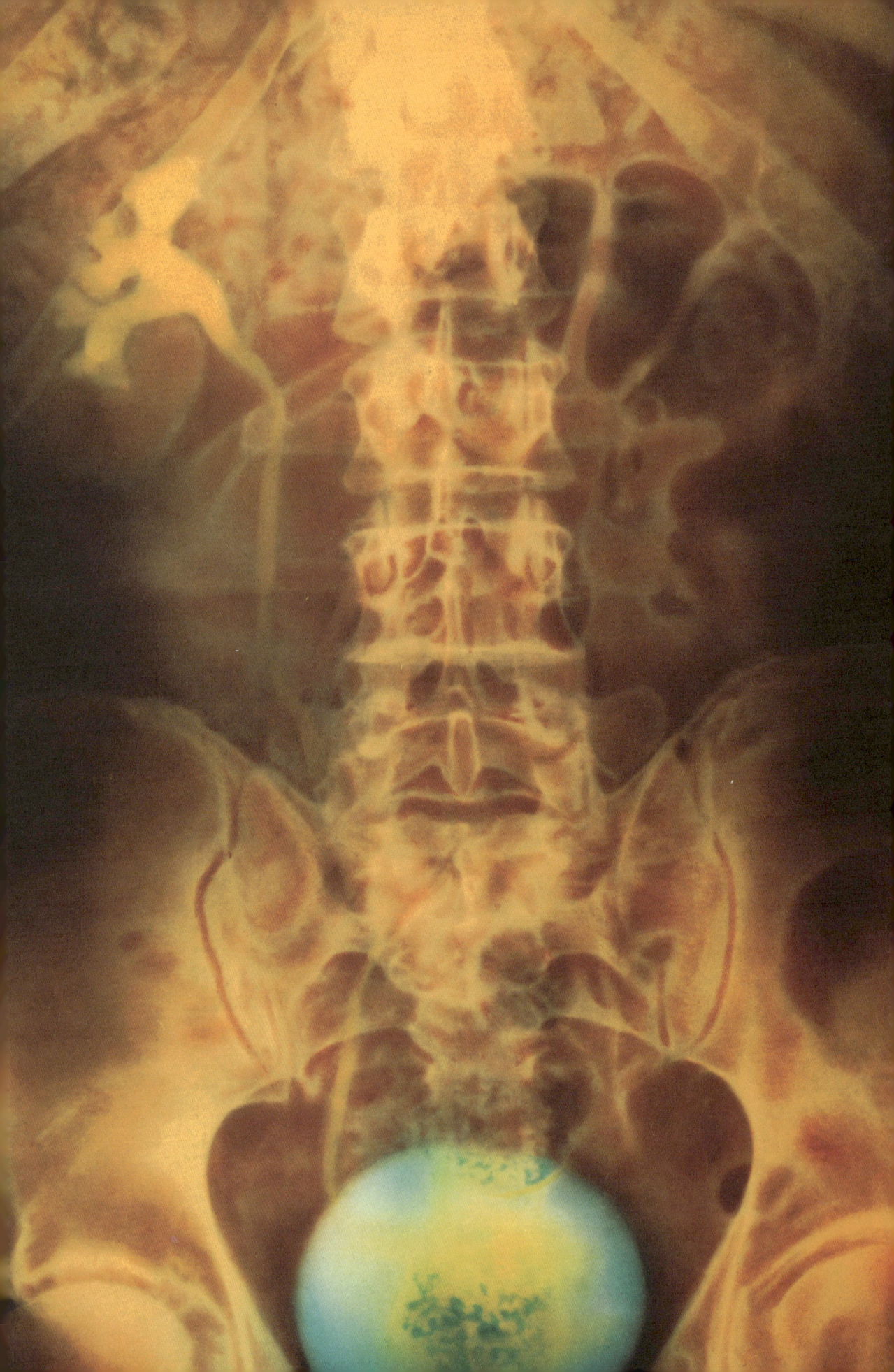

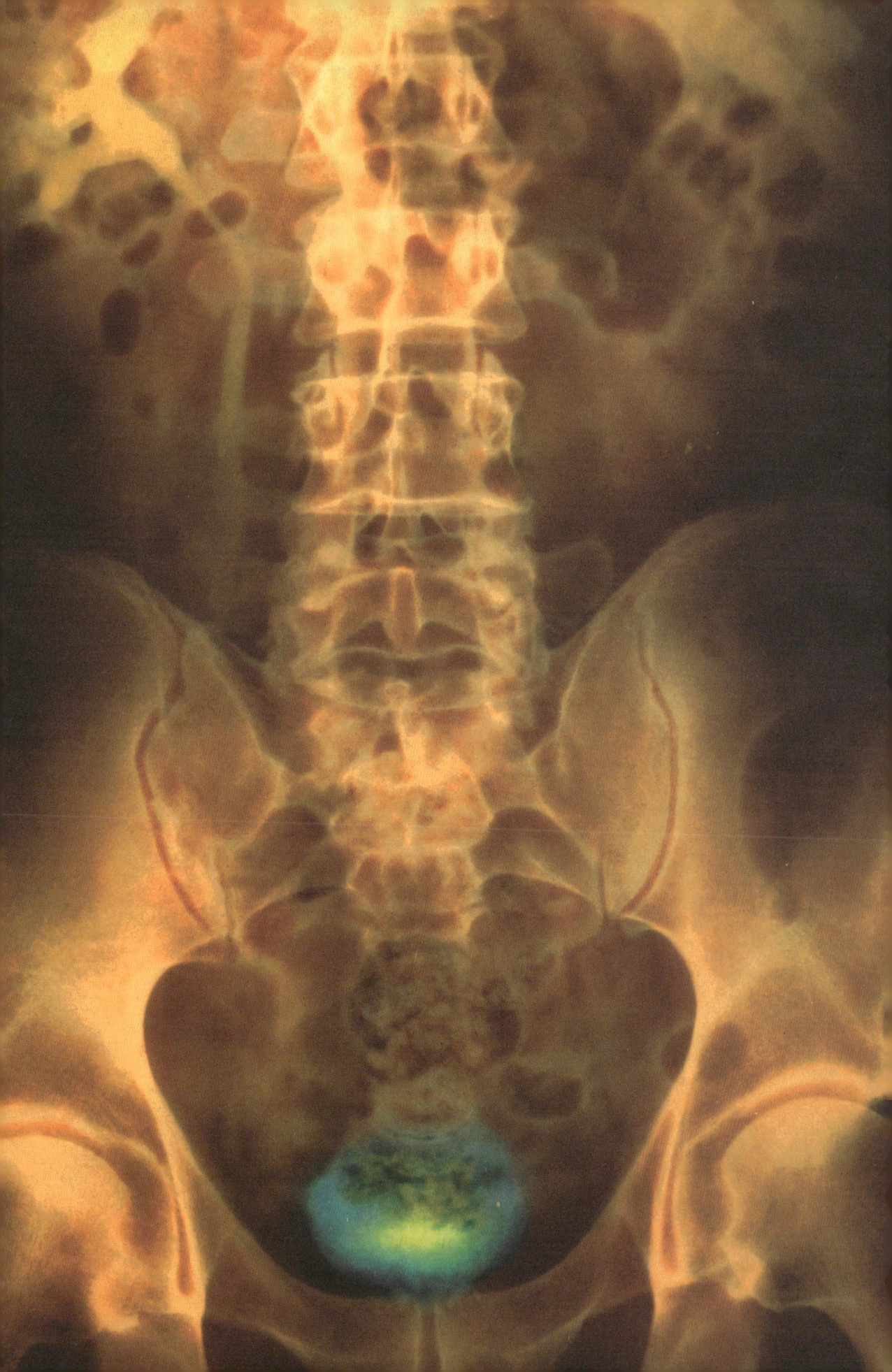

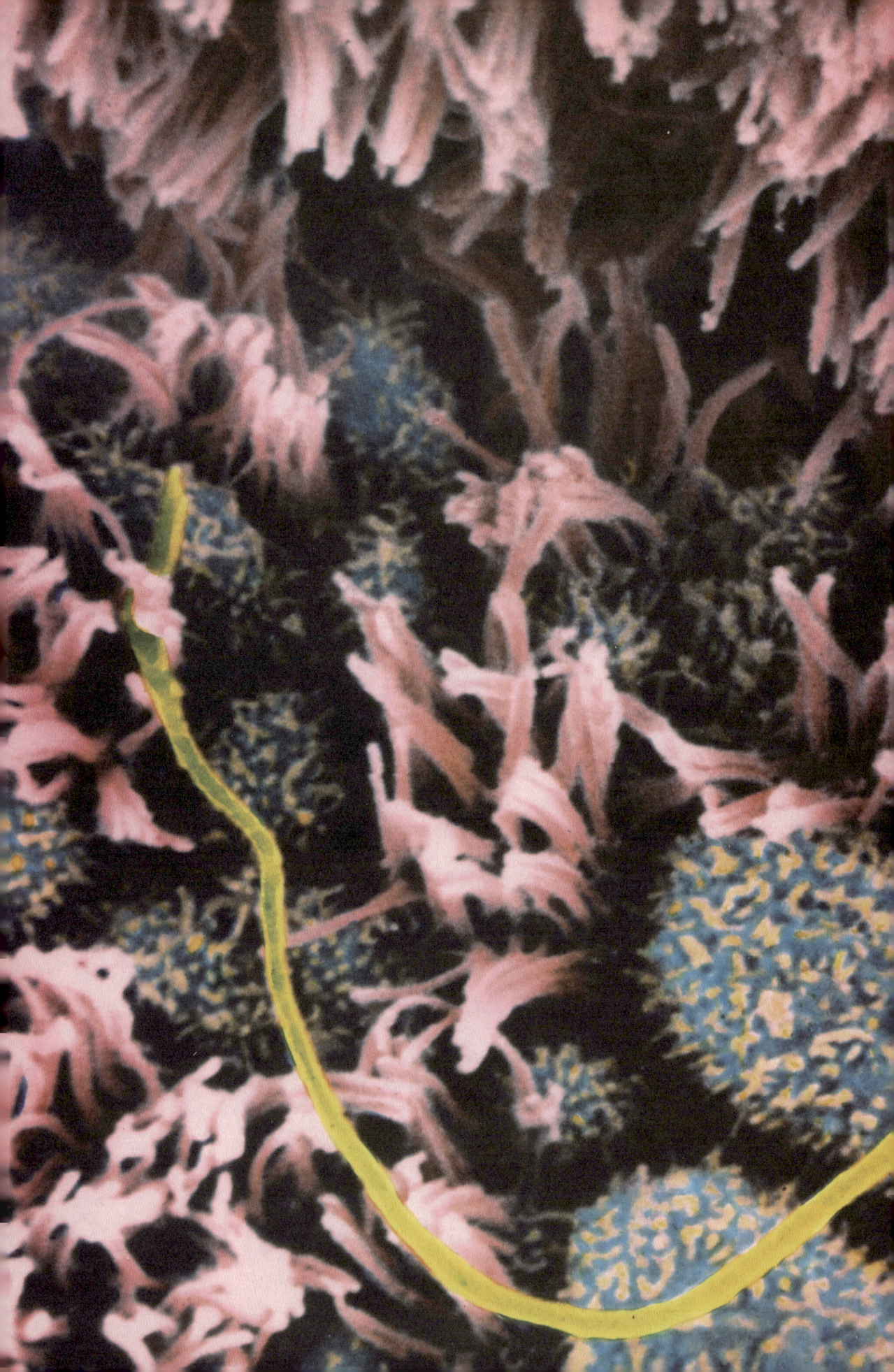

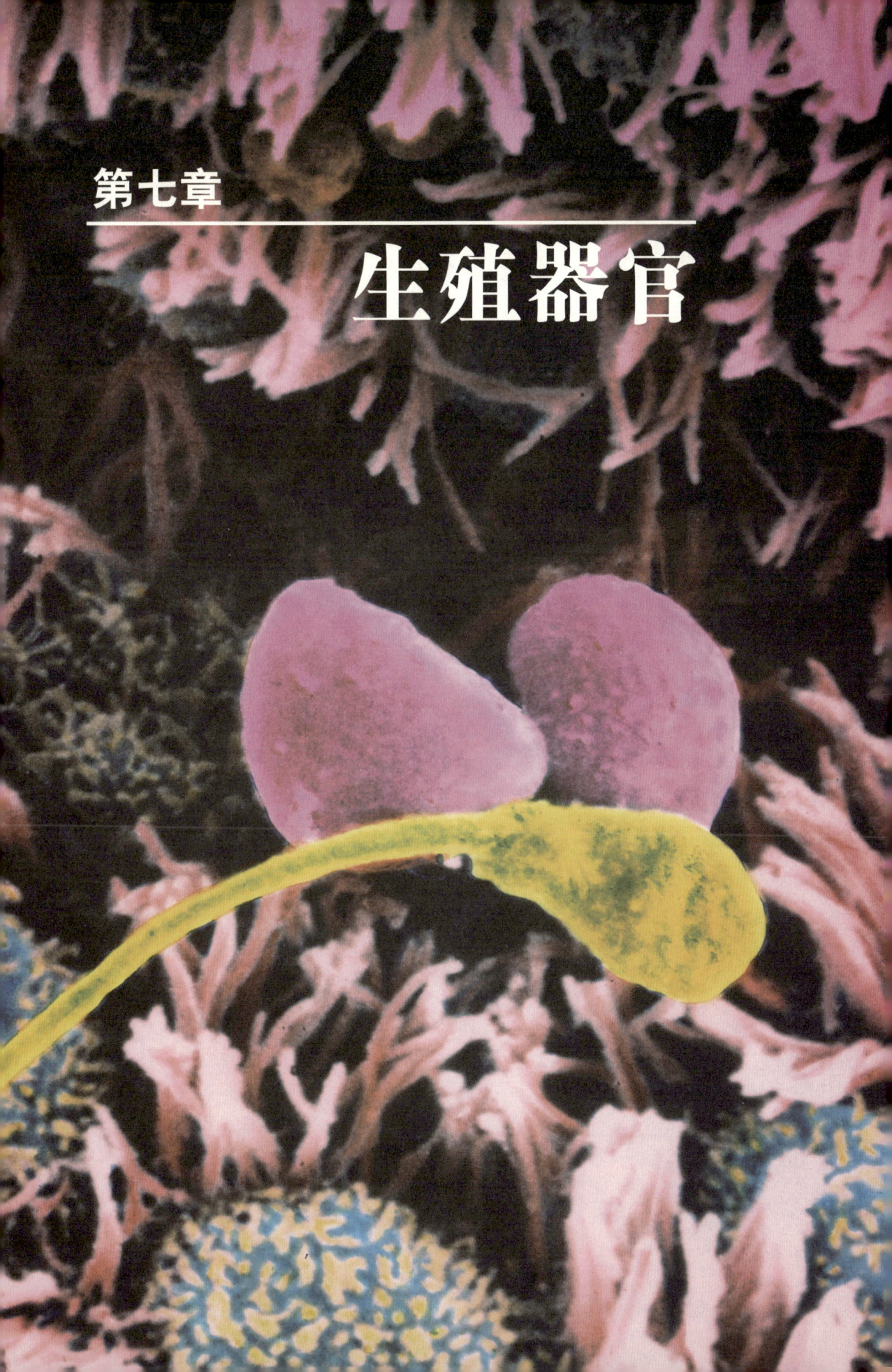

第七章

生殖器官

　　现在，我们到了令人兴奋的章节（你是不是先睹为快了呢），在所有的人体器官中，生殖器官最能激发人的兴趣。性是人类享受美妙人生的一部分——并且使之发生的性器官也相当奇妙。

　　关于男性和女性身体，其他所有的器官都很相似。男性的肝脏、心脏或肺会比女性的大一点儿，不过除此之外，它们大体都差不多。但是说到生殖器官，就是完全不同的世界了。

　　男女各自拥有一组性腺和相应的管状结构，但在男性和女性身体上的排列却大不相同。女性性腺即卵巢位于身体内部，深深地嵌进骨盆。男性性腺即睾丸却藏在一个特别精致的囊中，悬在体外。卵巢和睾丸都能产生生殖细胞——卵子和精子——二者能奇迹般地结合在一起创造出一个胚胎。性腺也分泌激素：卵巢分泌雌激素和黄体酮；睾丸分泌睾丸激素。

生殖器官在哪

男性和女性的这一器官（生殖器，这是医学上的叫法，我听起来感觉就像是"生殖设备"的缩写）截然不同，并且位于不同的位置。男性生殖器几乎全部悬挂在外面（精子喜欢凉爽的环境，因此睾丸在体外存于阴囊中），而女性生殖器大多深藏于骨盆内（卵子好像极其喜欢身体温度）。

男性的生殖管道在起始处很简单。它们把精子从睾丸携带到阴茎根部，这个部位恰好在骨盆内的膀胱下方。然后来到一个复杂的地方——阴茎，它被设计为是在女性体内播种精子的器官。女性的管道即输卵管收集卵巢生成的卵子，然后把它们运到子宫（胎儿发育的地方）；接着另外一条管道——阴道将子宫与外部世界连接起来。阴道既是精子进入的通道，又是分娩婴儿的通道。

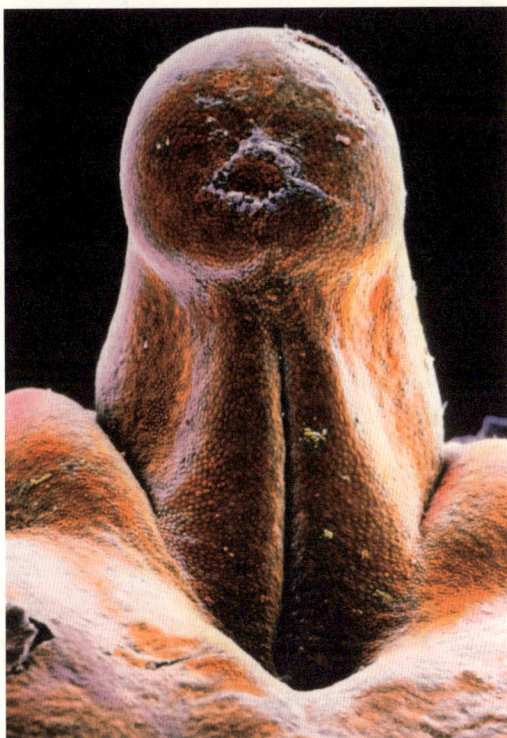

十周大的胚胎，生殖器（比实际放大200多倍）还没有被"告知"它们是男还是女；如是男性，这个生殖结节会分化、生长成阴茎；如是女性，则变成阴蒂。

这些外观形态不同并且位置也不同的器官竟来自胚胎的同一个地方，看来这让人感到十分惊异——但的确如此。受孕后七周，胚胎出现心跳、胳膊、腿、大脑和脊髓以及一组完全辨别不清的生殖器——一条长的香肠状的性腺和位于腹部后壁上的一些管状结构——能发育为男婴或女婴。第七周后，决定性别发展的基因活跃起来：男性胎儿，性腺变成睾丸，从腹腔迁移进入正在变大的阴囊，而每个生殖管道都变成输精管；女性胎儿，性腺发育成卵巢，稍稍向下移动进入盆腔，部分生殖管道融合一起形成阴道和子宫，其余未融合的部分形成输卵管。

108~109页图 难以置信的旅途：这个精子被扩大到了一万倍以上；从宫颈一路穿过子宫，进入输卵管（上面覆盖着绒毛——粉色）。
左页图 一个孕妇的热分析图：通红的颜色表明血流量大。

生殖器官是如何工作的

　　人类的生殖器官被设定的任务是精子从男性体内转移出来进入女性体内完成卵子受精这一过程。女性的生殖器官承担的工作还没完，还要支持受精卵发育、生长，并且大约在受孕后九个月，婴儿准备出生时，为他们提供来到这个世界的通道。

　　精子若要进入女性的生殖系统还需做些事情。当然，首先男性必须说服女性能接纳他的一小包精子。他通常不会马上提出来，正常情况下这一对要经历一个复杂的求欢仪式，这个还是留给社会人类学家去描述更好些。但我肯定你能想象出那些事情。

　　接下来谈谈解剖／生理方面的事情，阴茎是一个起到"插入"作用的，或者是运输的器官——从一个悬于两腿之间柔软的组织变成一个硬硬的勃起的家伙。它是怎么做到这一点的呢？一些动物能把淋巴液泵到阴茎，但是人类完全是靠血液压力。自主神经向阴茎动脉发送信息，使动脉壁上的平滑肌松弛，然后使更多的血液流进构成阴茎大部分的海绵窦。其增加的压力作用于回流静脉而且对其造成压迫，因而导致进入阴茎的血液比流出的多，推

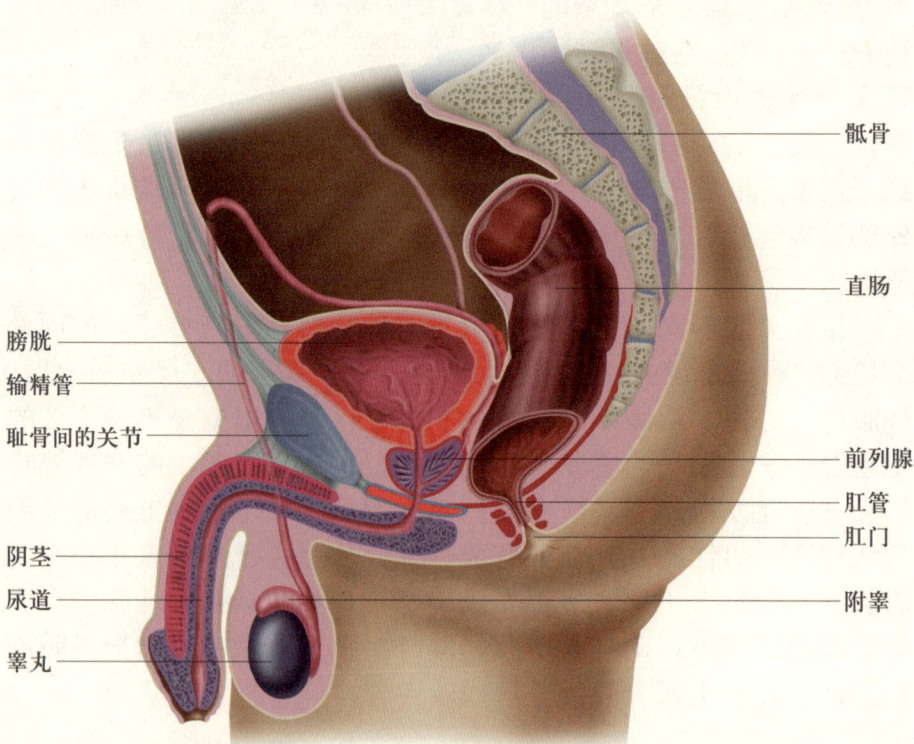

膀胱
输精管
耻骨间的关节
阴茎
尿道
睾丸

骶骨
直肠
前列腺
肛管
肛门
附睾

精子输送系统：男性骨盆半剖面显示精子必须经过的路线：从附睾沿着输精管穿过前列腺进入尿道。

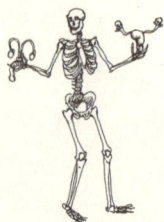

动阴茎勃起并把它从柔软松弛的东西转变为勃起的并准备输送精子的家伙。

　　精子要经历长途跋涉。在适宜的时候，相关的自主神经开始兴奋，促使睾丸内及其周围的平滑肌收缩，把精子推出附睾（希腊语是"睾丸之上"）内的贮藏站，这个被拉长的组织沿着每个睾丸后面向下走行，进入输精管（拉丁文是"运走的管"）。输精管一阵阵收缩推动精子行进直到到达尿道上部，这部分被包裹在前列腺内，刚好位于膀胱下方。当精子通过时，各种腺体分泌体液，里面含有对精子有益的营养物质和与阴道酸性斗争的碳酸氢盐。膀胱后方的精囊、前列腺和豌豆状的尿道球腺（这样叫是因为它们把自己的分泌物都排进尿道，而尿道就位于前列腺和尿生殖隔下方，此处是阴茎部尿道的第一部分又称作球部尿道）都对精子贡献了体液。肌肉沿着尿道一阵阵地收缩更频繁了，辅以会阴肌肉有规律的收缩，精子被送到旅程的最后一段，到达阴茎头部然后排出体外。

　　女性在这一过程中绝不是消极的。肌肉反射运动达到一个高潮，直到阴道、骨盆底和会阴肌肉产生阵阵收缩。对于两性来

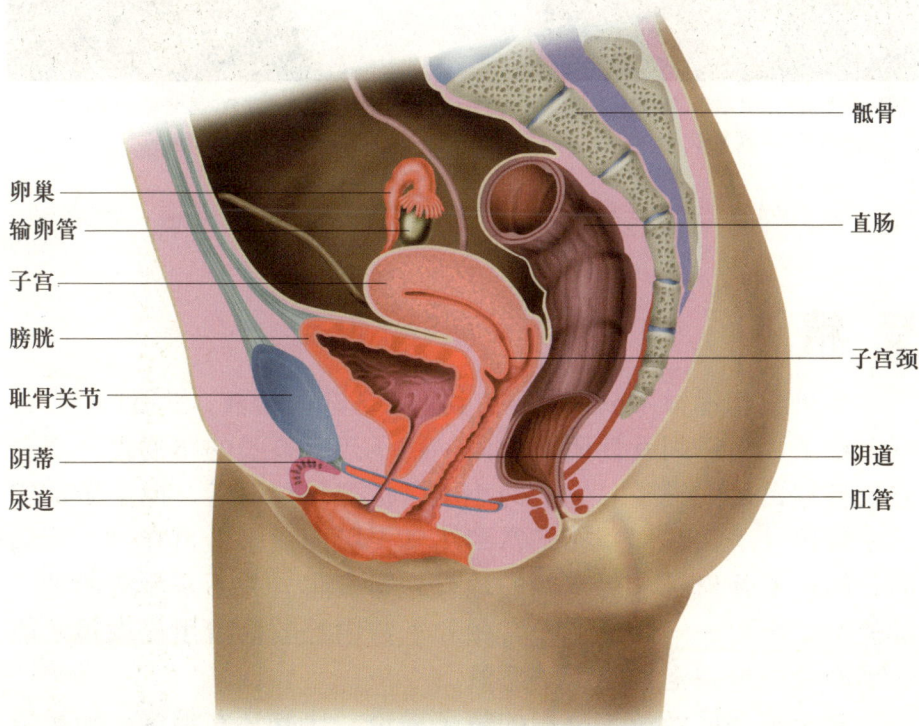

卵巢
输卵管
子宫
膀胱
耻骨关节
阴蒂
尿道

骶骨
直肠
子宫颈
阴道
肛管

深深嵌入内部：女性骨盆半剖面显示膀胱和直肠之间的阴道和尿道。每一侧的输卵管都弯弯曲曲地到达子宫。

为什么会生病

113 第七章 生殖器官

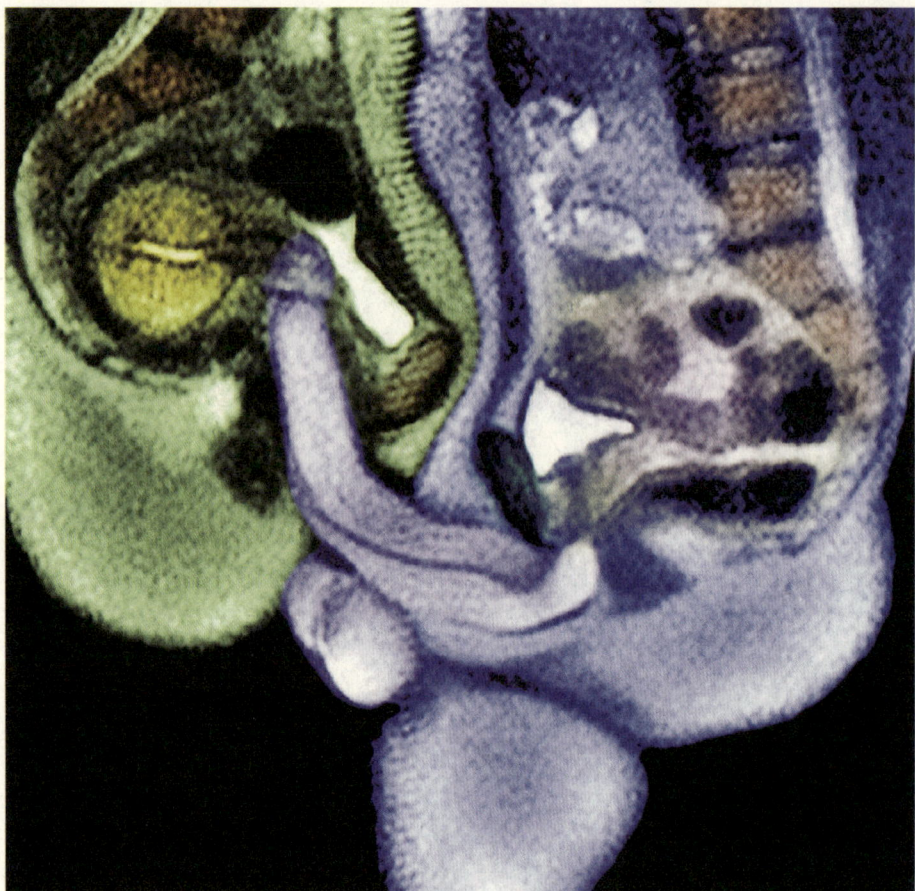

这幅令人惊异的图片显示了核磁共振显像仪下的影像……一对伴侣（女性绿色，男性蓝色）正在交合。阴茎几乎弯着进入呈现 V 形。

说，一系列复杂的反射所带来的高潮伴随着一种快感：性高潮。

受　精

　　如果一切都很顺畅的话，大约有 2 毫升的精液，里面约含 2 百万个精子，被送到女性阴道上段。精子还有很长的路要走，现在它们要靠自己前进了。它们的小尾巴猛烈地摇摆着，向上游动穿过子宫颈（子宫颈部）和子宫到达其上段的角落，再穿过一侧输卵管的狭窄开口进入更宽阔的地方，即壶腹。并不是所有的精子都能游完全程——阴道、子宫颈和子宫内都散落着用显微镜才能看到的没能走完全程的精子遗骸。

　　对于那些已经游完全程的精子来说，比赛还在继续。如果恰逢女性排卵周期时间，如果她有生育能力，如果她没有服用避孕药，如果精子恰好游进了正确的输卵管（要记得有两条输卵管——

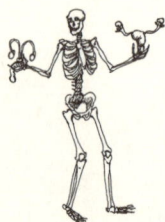

而且通常只有一个卵子）——那么精子才有机会使卵子受精。当第一个精子遇到了卵子并且成功穿越卵子的透明带时，"最棒的男人胜利了"。于是透明带开始产生一种变化，使其他精子难以再穿越透明带进入卵细胞内。这很重要，因为多余的一组组的男性染色体进入卵子不仅没有必要，而且会造成基因缺陷。一旦精子的染色体进入卵子，它们就会和女性染色体配对，像舞会上的配对，然后开始复制为第一次细胞分裂做好准备。24 小时内，受精卵分裂成两个新细胞——胚胎的开始。

常见生殖器官问题以及如何预防

有着那么多的管状结构和复杂的反射，有的地方会出错也就不足为奇了。对于这些事人们很害羞，觉得难以启齿——当男性遇到勃起障碍，当女性得不到性高潮或心理受到了伤害，很容易认为自己是这个世界上唯一一个遇到这个问题的人。但是看看下面的数据：40 岁以上的人中，至少有 40% 的男性经历过"唤醒它"的问题；大约半数的女性经历过痛经，而且有些女性因疼痛剧烈而被迫服用强效的镇痛药，这使得她们一个月中可能有那么几天不能正常生活；许多女性（人数很难判断，不过或许有 20% 那么多）发现性交疼痛，本来是件很愉悦的事情，可是要承认出了问题会让人觉得很糟糕。有 10% 的夫妇生育能力低下。原因很多，包括精子数目少，输卵管阻塞或二人遗传基因存在抵触。生活方式对这些问题也有很大影响；让我们仔细看一下感染、痛经、勃起障碍和癌症。

感 染

性传播疾病（STD）正在增多，尤其在 15 岁到 25 岁这个年龄段。衣原体和淋病都属于细菌感染，患病人数已大大增加，并且病毒感染如疱疹和 HPV ——不要忘记 HIV ——在 20 世纪 90 年代后期和 21 世纪早期也增多了。如果你被诊断治疗过性病，你的伴侣（或者最近和你有过性接触的人）也需要做个诊断治疗，否则你有可能再次被感染。如果你的伴侣被治疗，你也应该去治疗。感染后可能没有任何症状，因而最好的办法是安全性行为。

衣原体：沙眼衣原体是性传播疾病中常见的病原体，它是发达国家最常见的细菌感染类性传播疾病。英国的发病率已经迅速增高。1997-2002年，衣原体新发病人数增加了一倍多。据估计，英国每20个处于性活跃期的女性中大约就有一人受到感染。有时没有任何症状，不过女性衣原体感染后，阴道会出现分泌物、可伴有性交疼痛和排尿时出现的灼烧感。除了这些让人厌恶的最初的症状，衣原体也会损害输卵管，导致生育问题并增加宫外孕的危险（宫外孕意思是受精卵在其他地方着床而非子宫，比如输卵管；宫外孕非常危险，会造成输卵管破裂和腹部出血）。男性衣原体感染后，会出现尿道异常的分泌物，并且会伴有小便疼痛。如果不治疗，感染会沿着输精管逆行感染附睾或睾丸。衣原体可用抗生素治疗，但是使用安全套是避免发生这一感染的有效途径。

淋病：淋病是另一种通过性接触（阴道性交、口交或肛交）传播的细菌感染。致病菌是淋病奈瑟菌（根据德国细菌学家奈瑟命名）。50%受感染的女性和10%受感染的男性没有症状。这让人很烦恼，因为后期的结果，比如女性盆腔感染疾病，是非常严重的。有时淋病引发症状，包括阴道或男性尿道出现黄色或绿色分泌物，小便疼痛并发炎或者肛周有分泌物。随着婴儿出生，这一感染也会由母亲传给婴儿，这使孩子的眼睛受到感染。尽管出现了抗药性菌株，但抗生素可以治疗。预防胜于治疗，使用安全套对预防性病感染的有效率达99%以上。

疱疹：疱疹感染是引起生殖器溃疡最常见的病因。单纯疱疹病毒是一种导致口唇疱疹和生殖器疱疹的病毒。生殖器疱疹有时仅仅造成轻微症状，比如生殖器周围有点痒或发红。有时引起类似感冒的全身性症状——感到疲劳、疼痛和淋巴结肿大。它也会造成生殖器上出现疱疹，破溃后形成溃疡，尽管这些症状通常能在2周内治愈。但这并不意味着病毒已经离开：它在神经系统中蛰伏，并且当你感到有压力时又会回来。可以用抗病毒药物治疗疱疹，但首要的是最好避免患病。防范的方法比如安全套很有效，不过如果你或你的伴侣有了症状，最重要的是避免性生活，因为病毒具有很强的传染性——要去看医生！

HPV：HPV——人乳头瘤病毒——引起生殖器乳头状瘤或疣。在英国生殖器疣是诊断出的最常见的性传播疾病。尽管只有1%的患有HPV的病人会发展成生殖器疣，但感染这种病毒还有其他更加令人担心的后果：几乎所有的宫颈癌都和HPV感染有关（见123页）。现在人们正在开发疫苗用来对付HPV并降低患宫颈

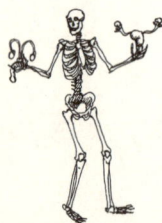

右页图　显示了卵细胞受精后过了几天的情形，这团细胞会继续分裂发育形成一个胎儿。

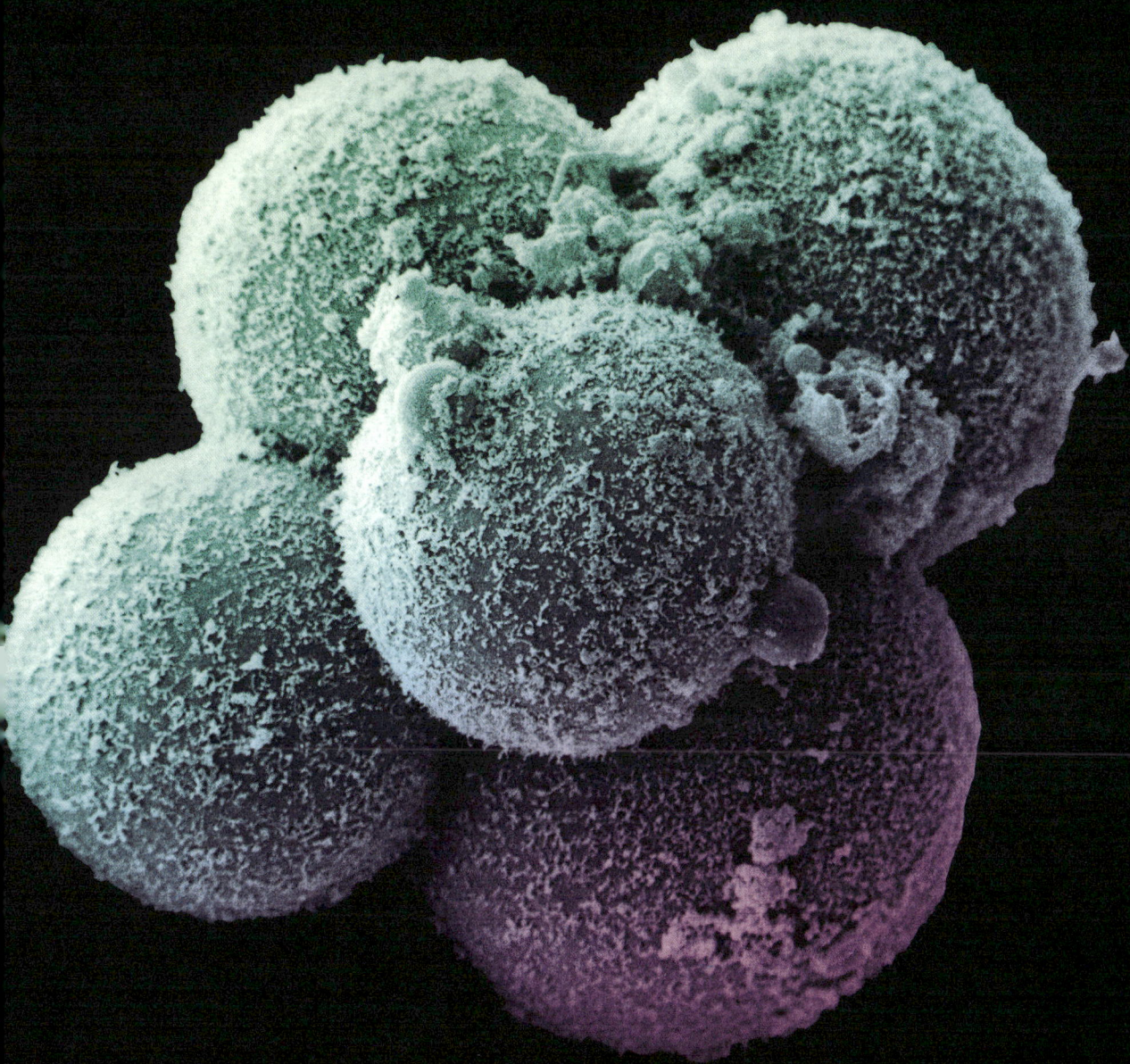

癌的危险。

梅毒：有段时间，梅毒好像已经消退到"历史上的恐怖疾病"王国里。但现在它又回来了，而且很凶猛。梅毒真的是种令人生厌的疾病：感染最初阶段引发皮疹、淋巴腺肿大和性器官溃疡。此后细菌潜伏起来，晚期时再次出现引发一块块溃烂，侵蚀到骨头，引起心血管疾病和恐怖的脑部疾病包括痴呆和癫痫发作，还会进一步发展成令人战栗的"麻痹性痴呆"。梅毒也能由母亲传染胎儿。梅毒是由一个奇怪的被称作梅毒螺旋体的小螺旋状细菌引起的。

如果这是一种能够预防并可以用抗生素治疗的疾病，那到底为什么会有上升的趋势呢？20世纪80年代梅毒有所减少，可能和人们性行为的改变有关，作为对艾滋病的回应，更多的人接受安全性行为。可是自从20世纪90年代后期以来，梅毒又回来了，让我们感到惊愕的是：2002年的发病率是1997年的7倍多。造成这一上升趋势的主要因素看来是无保护的性行为增多了——包括无防卫的口交。不管它的发生是由于缺少知识还是自我满足，信息很明确：如果你想避免这一疾病，实施安全性行为是最最重要的。

其他的感染：不仅会被性伴侣传染，感染也能源于自身。同样的道理，肛周的细菌既能引起女性膀胱炎，也能引起阴道感染。从前向后擦拭并保持生殖器周围清洁是根本，这主意很好，不过在这一地带最好避免使用带香味的泡沫浴、肥皂和爽身粉。用清水洗生殖器（洗外部——避免阴道冲洗）是最好的方法。

就像肠内有"有益菌"的存在，阴道也有一些共生菌群。阴道内的乳酸杆菌为击退潜在的致病菌比如加德那菌和大肠埃希氏菌做了很好的工作。如果没有这些有益菌，本有恶意的各种细菌就会掌控局势。细菌感染能增加患上其他感染的可能性，婴儿早产也与此相关。霉菌性阴道炎是一种常见的非细菌性阴道感染，常见于已经服用一个疗程抗生素的女性。它是一种真菌感染，由白色念珠菌引起，由此得来另外一个名字：念珠菌病。这一真菌常常出现在阴道内但不引起任何症状；一个健康的阴道菌群看来能控制住它。但它或许会转变成有症状的感染，伴有瘙痒以及外阴与阴道出现分泌物，有时就在月经之前，特别是在你服用了避孕药或已经服用了一个疗程的抗生素（这些都会杀死你的保护性阴道菌群）的情况下。益生菌已被证明是一种可能的预防霉菌性阴道炎的办法，一些研究已经表明喝酸奶会减少念珠菌感染发生，但还有些研究表明这对降低霉菌性阴道炎感染率没有任何效果，

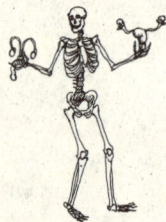

即使是使用阴道乳酸菌治疗也没效果。

对于男性，下身不清洁会引起叫做包茎的疾病，这一情况下包皮渐渐变紧以至于它不能缩回去，这使得小便和性生活相当疼痛。香皂和沐浴露能刺激包皮并导致包茎发生，因此就像女性一样，最好只用清水洗。

上述关于生殖器官的感染并不全面，并且本意上也不是自我诊断的指导。如果你的生殖器一带有疼痛、瘙痒、溃疡或肿块，或者阴道或尿道有分泌物——要尽快看医生。不要感到尴尬，因为医生不会这么想，一直以来他们都在看这种病。

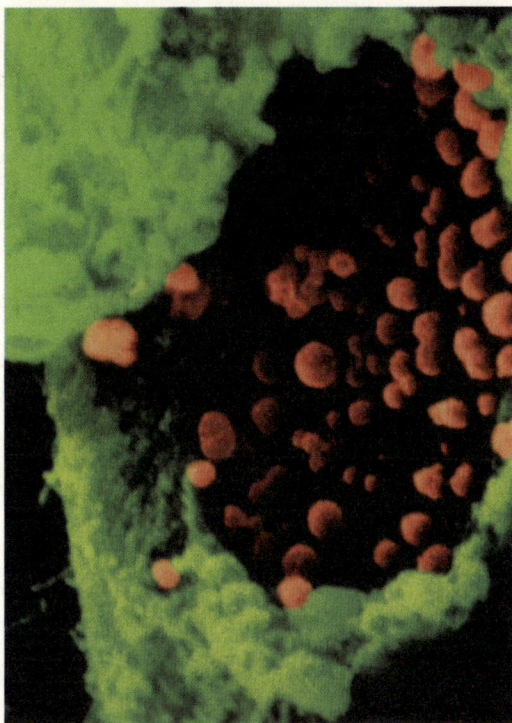

内部的敌人：一个被感染的细胞破裂了，衣原体细菌在骚动着（小红球）。

痛 经

对于许多女性，每月正常的子宫净化让人很痛苦。对于一些（幸运的）女性，每月子宫内膜脱落不是什么大事，用一个小月经棉很容易就过去了并且完全没有疼痛。对于其他人，子宫周期第21天是令人恐惧的一天：经前紧张、使人虚弱无力的绞痛和显然让人难以置信的大量的月经血都是从青少年到绝经期的常见特点。

关于这些疼痛有个很恰当的词汇，起源于子宫，叫做痛经（希腊语是"每月糟糕的流动"）。它是影响所有年龄女性的最常见的妇科病，全世界都如此。对女性的生活有巨大影响：半数的女性至少有一次因为痛经有过不上学或不上班的经历。但极少的女性去寻求治疗。

它也是医学长时间以来难以严肃对待的一种疾病！多少年来，痛经都被认为是身心疾病，发挥得最完善的是弗洛伊德的暗示说，认为它与性焦虑和对已知行为的焦虑有关，这些焦虑是一代代的母亲授意暗示给女儿的，由此深深地根植于女儿的脑海。希腊语中子宫的词汇是 hysteros（由此我们得到另外两个英文词汇意为"歇斯底里的"和"子宫切除"）。但月经绝非歇斯底里。痛经有真正的身体本身的原因：随着子宫内膜脱落，子宫内膜细胞分泌激素——前列腺素——告知子宫肌肉收缩。有痛经的女性前列腺素水平更高些，因此会经历更加疼痛的痉挛。

通常情况下，痛经会持续到经期开始，典型的痛经要持续 8~72 个小时。感觉就像在骨盆或下腹部位出现的痉挛，但有时辐射到其他部位，比如后背和大腿。一些女性出现头痛、恶心甚至是反胃的症状。如果月经初潮相对来得早，如果每次经期持续时间相对长的话，那么痛经就很常见，也更容易发生。上述是不可控制的因素，但是还有些其他的你能做到：吸烟、肥胖和酒精都会增加痛经的可能性。

有什么治疗的方法吗？很明显可以首选止痛药。阿司匹林和布洛芬是家庭备用止痛药即非甾体类抗炎药（NSAID）。这类药的抗炎效果能有效抑制前列腺素，因为前列腺素是引起子宫痉挛的激素。非甾体类药物是首选治疗方法，能缓解 70% 女性的症状，但却能引起负面反应，比如恶心和呕吐，而且一定不要空腹服用（见66 页）。

避孕药是大家都已接受的治疗方法，尽管这一药物的益处已被混淆了；许多研究都有证明它是有效果的，但还有些研究表明它的效果和安慰剂差不多。就像已经说过的，如果你不想怀孕，口服避孕药是个很好的选择。对此有许多负面的报道，不过其副作用大多很轻微（头疼、恶心、胀气）。像深静脉血栓症、心脏病和卒中这些很严重的副作用其实很少见，但更常见于在服用避孕药期间吸烟的女性。避孕药也有它好的一面：不仅潜在地改善痛经并且预防怀孕，而且服避孕药能降低患子宫癌和卵巢癌的危险。

止痛药和避孕药是常见的治疗方法，但是面对各种治疗方法，医生应该能给你提供很好的建议。如果你还是很疼痛或者由于某种原因你不能接受这些治疗，你可能会想尝试一些其他的办法。但是哪种替代疗法有效呢？

月见草油是一种很好的替代疗法，大量女性采用这种方法，她们深信它能够消除经前紧张。虽然没有大量研究支持这一点，但这并非一定意味着它没有效果（即使它的作用就像安慰剂，但它却发挥了神奇的效果），而且如果对你有效，那么你就用好了。月见草油的副作用极小，这一点已被报道过。然而，如果你是癫痫病患者，则要慎重使用月见草油，因为它能引发一些人癫痫发作。

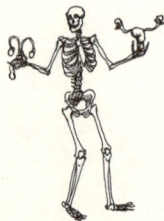

好像定期服用维生素B₁也有可能减少疼痛时间：在大量的试验人群中发现，每天都服用100毫克的维生素B₁的女性几乎90%在两个月后都能治愈。也有一些证据表明镁、维生素B₆和鱼油可能有效，但是在没有获得任何可靠的结论之前，对这些可能的治疗方法还要做更多的研究。

经皮神经电刺激（一小股电流穿过皮肤刺激下面的神经）、针灸和热疗（古老的热水瓶已被证实效果很好！）经证明都能帮助缓解经期疼痛，但整脊疗法的效果看来和安慰剂差不多。

膳食和生活方式也发挥了作用。肥胖肯定是一个因素，但锻炼和健康膳食有助于防止痛经发生。虽然受试人数太少而不能下此结论，但一个很小的研究表明低脂肪的蔬菜膳食有助于减少痛经症状。锻炼或许是有帮助的，因为能促进盆腔血液流动以及促使身体分泌天然的止痛剂——内啡肽。

勃起障碍

累积的证据越来越多地表明勃起障碍和心脏病、高血压以及糖尿病之间有关联。所有这些问题的根本在于血管内膜的问题。有时，勃起障碍可能是血管出现糟糕状况的第一线索：心脏病的先兆。那些已经改变的生活方式如果降低了患心脏病的危险，逻辑上讲也应该降低患勃起障碍的危险：比如锻炼、减肥和戒烟。对此有没有强有力的证据呢？一旦出现勃起障碍，生活方式的改变

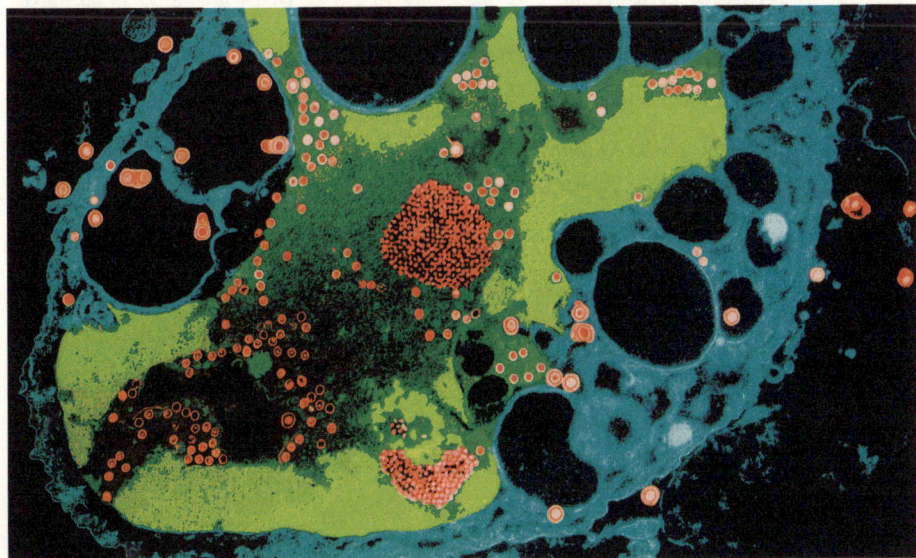

被劫持的细胞：单纯疱疹已经感染了这一细胞并已经掌控了分子机器，命令它制造更多病毒（红色点和粉色点），准备感染下一个细胞。

真的有助于克服它吗？

看来吸烟使患勃起障碍的危险加重了一倍，而且不幸的是，中年戒烟好像不能解除这一危险（因而越早戒烟越好，真的是这样）。一些研究已经把过量饮酒和勃起障碍联系到一起，但长期来看这一联系却站不住脚。目前，酒精对于勃起功能的影响还不清楚。

肥胖、含脂肪量高的膳食和惯于久坐的生活方式是患勃起障碍的危险因素。身体活动最活跃的男性患勃起障碍的危险性最低。研究已经显示男性生活方式的改变能降低患勃起障碍的危险或减少其影响，他们的心血管、情绪和生活质量都会得到总体的改善。此处不恰当地引用一个通常与心理相关的短语（我绝不是指责男性对他们的生殖器官的看法）：一个健康的阳物应纳于健康的身体之中。

妇科癌症

乳腺癌：对于不吸烟的女性最常见的癌症是乳腺癌。这并非意味着如果你不吸烟，你更有可能患乳腺癌；这仅仅意味着你已经绕开了肺癌，但乳腺癌却随后而至。乳腺癌是40～50岁女性最常见的死因，乳腺癌的病死率大约为20%。在50岁以上女性中进行的筛查项目和经过改进的治疗方法增加了生存机会。不过能不能做些事情减少患病危险呢？

有些因素你无能为力：年龄、某位近亲患过此病、月经来潮时的年龄以及闭经时间。服用避孕药会稍稍增加患病危险，不过如果你不想怀孕的话，显然你要平衡一下二者之间的关系。如果使用激素替代疗法超过五年，也会稍稍增加患乳腺癌的危险（不过激素对于绝经症状的短期治疗，益处大于危险。有关这一点要和医生探讨）。

还有些因素你能做出努力。对于绝经后的女性，肥胖程度与患乳腺癌的危险呈正比。雌激素由脂肪组织生成，越胖，生成的雌激素越多。高水平的雌激素增加了患乳腺癌的危险。过量饮酒也是一个促进因素，而吃大量的蔬菜能降低危险。

卵巢癌：卵巢癌尽管没有乳腺癌那么常见，但是它在所有年龄段的癌症死亡中占到了约3%（乳腺癌占12%，宫颈癌占2%）。有力的证据表明长期服用口服避孕药和生育孩子能降低患卵巢癌的危险。一些研究表明爽身粉和卵巢癌相关，不过这些证据都是

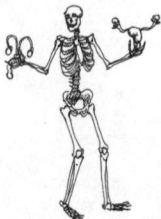

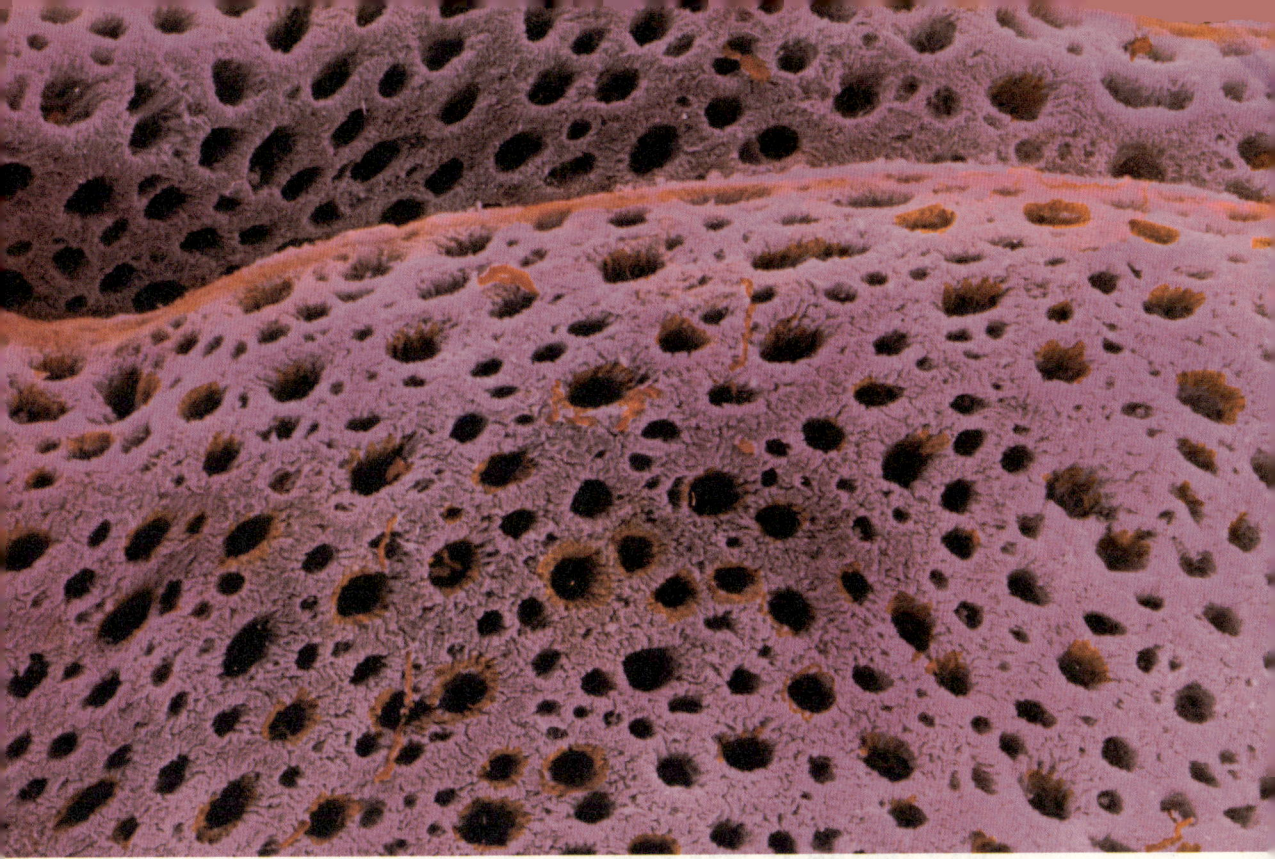

一层舒服的垫子：子宫内膜大概在每月排卵时最厚。它给自己铺上厚垫子期待胚胎着床，但如果胚胎没有来到，这一层就剥落了。

间接的，不相一致的。的确在一些女性卵巢中发现了爽身粉（输卵管是开放的，爽身粉向上沿着阴道，穿过子宫和输卵管到达卵巢）。在已经发现含有爽身粉的卵巢中，一些人患了癌症而另一些人很正常。数百万的使用爽身粉的女性中，只有极少数会患卵巢癌。

宫颈癌：以个人名字来为某物命名是不常见的。在2006年布里斯托大学学位授予仪式上，我不仅有幸看到我的学生毕业了，而且看到爱波斯坦教授被授予荣誉博士头衔。他的姓氏爱波斯坦也被用作命名爱波斯坦——巴尔病毒的一部分。

爱波斯坦——巴尔病毒引发腺热。但是在20世纪60年代，爱波斯坦发现了这一病毒与发生在颌骨的一种癌症之间的关联。对于那个时候的医学团体，这一发现让人很难忍受；感染能引发癌症，这好像太怪异了。然而，证据令人信服，进一步的研究对这一关联已经给出了更多的证据。自此，在病毒感染和身体许多不同组织的癌症之间存在着的很多关联都被发现了。其中之一就是人乳头瘤病毒（HPV）感染和宫颈癌之间的关联。几乎所有的宫颈癌都和HPV感染有关。尽量避免HPV看来是有意义的，不过好像说起来容易做起来难，因为通常没有迹象表明一个男性会携带这一病毒。最好的办法就是安全性行为。使用安全套防止被传染上HPV和其他许多性病感染，这些感染可是正在寻找新的受害目标。

你所能做的：膳食和生活方式对患妇科癌症的危险有很大影响。感染HPV增加了患宫颈癌的危险；吸烟增加患乳腺癌、卵巢癌和子宫癌（以及其他癌症）的危险。肥胖是妇科癌症和其他癌症的危险因素（在西方，吸烟造成了几乎三分之一的人死于癌症，肥胖也占了其中的三分之一）。

这些是群体统计数据。从个体来看，一个肥胖的女性比正常体重的女性死于癌症的危险高出60%。吃水果、蔬菜和含抗氧化剂的食物能减少患癌症危险；含有大量动物脂肪的膳食能增加危险。锻炼具有积极的影响：规律的身体活动能预防卵巢癌、子宫癌和乳腺癌。

前列腺癌和睾丸癌

前列腺癌：前列腺是一个栗子大小的腺体，位于膀胱下方。尿道离开膀胱后，穿过前列腺，在此与每一侧的输精管连通。尿道对于男性有双重作用：既是尿液又是精液输送到体外的通道，而女性的尿道和生殖系统，当然进化得更高级，彼此都是独立的（这就像舌头和两颊的关系！男性也和女性一样进行了高级进化，但只是"没有女性进化得那么高级"。原始的哺乳动物只有一个单一的孔——大便、尿液和性都在此进行——慢慢地都分化成了独立的管道）。

前列腺是生殖系统一部分——就在射精前把分泌物排空到尿道与精子混合。前列腺随年龄增长往往变大，导致良性前列腺增生（BPH），这是种前列腺非癌性的过度生长。膨大的前列腺能压迫尿道，使小便困难。这是很常见的问题，情况严重的话，通过手术将穿过前列腺的部分尿道扩张，就能克服这一问题。

然而，在前列腺也可能出现恶性的癌性生长。前列腺癌是男性最常见的癌症。会导致小便出现问题，就像良性前列腺增生的情况，这就是为什么如果你有此类问题，咨询医生是个好主意。没有容易治愈的办法；没有任何药物能去除患前列腺癌的危险。如果要减少死于前列腺癌的危险，改变生活方式远远超过任何营养补品的效果。对心脏有益的对前列腺也有益；保持心脏健康，你的前列腺也会很开心的。

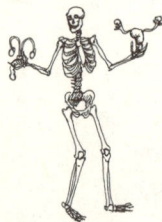

睾丸癌：和前列腺癌比起来睾丸癌很少见。但男性最好还是要检查一下睾丸，不像卵巢，它是很容易检查的。你需要习惯于对它的正常感觉。记住，背面应该有一块东西（附睾），向上延续摸起来像一根线：输精管。如果你觉得有新的肿块，一定去看医生。

五种保持生殖器官健康的方法

实施安全性行为。使用安全套能大大减少患性传播疾病的危险。

保持生殖器外部清洁：用清水洗，不要用带香味的肥皂或泡沫浴；女性应该从前向后擦拭；房事后尽可能快地排空膀胱。

换卫生棉的间隔不要超过6个小时；长时间不换会增加阴道感染的危险。

不要吸烟——它会增加患各种癌症的危险。

坚持运动、减轻体重和健康膳食，以便减少患癌症的危险。

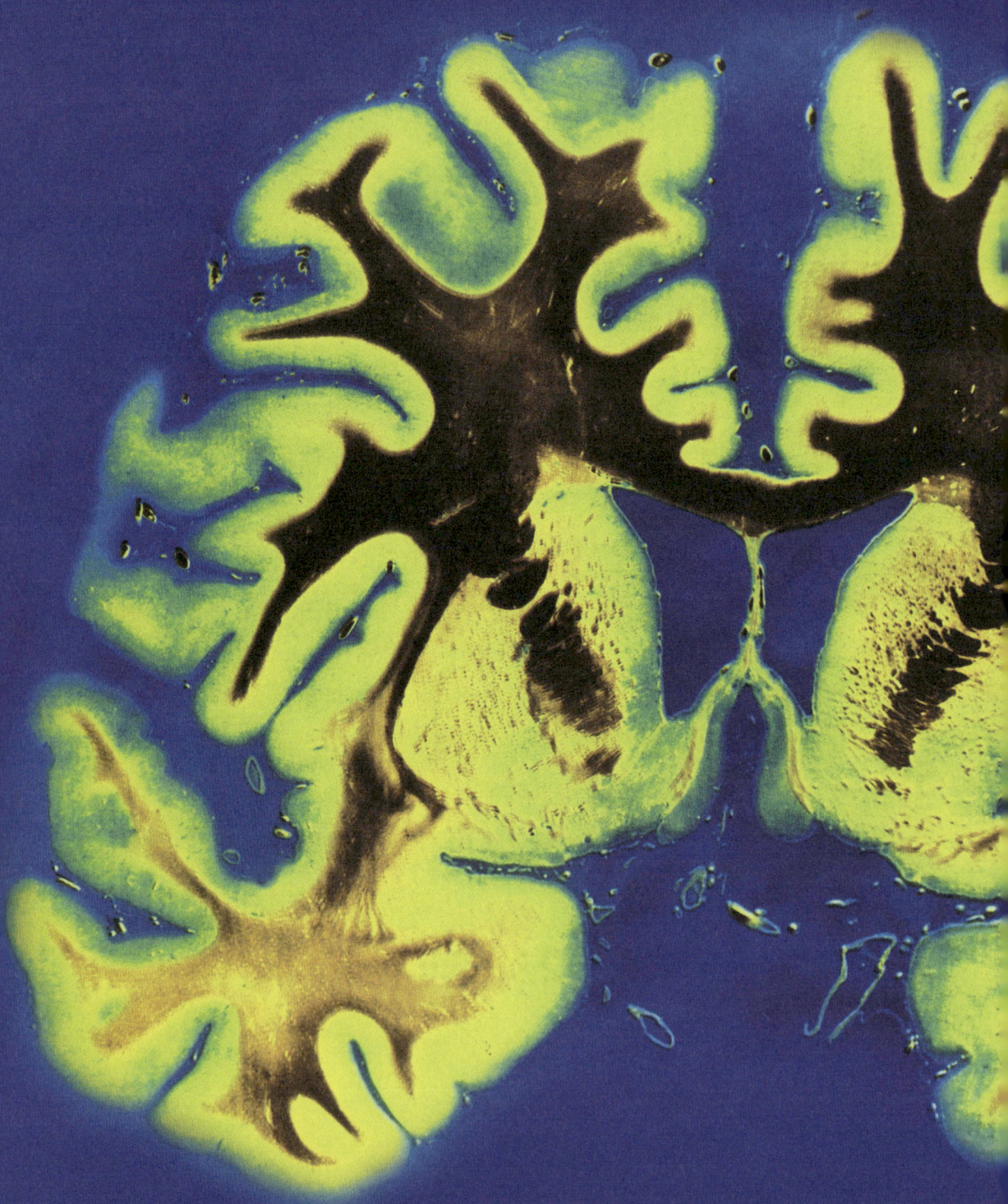

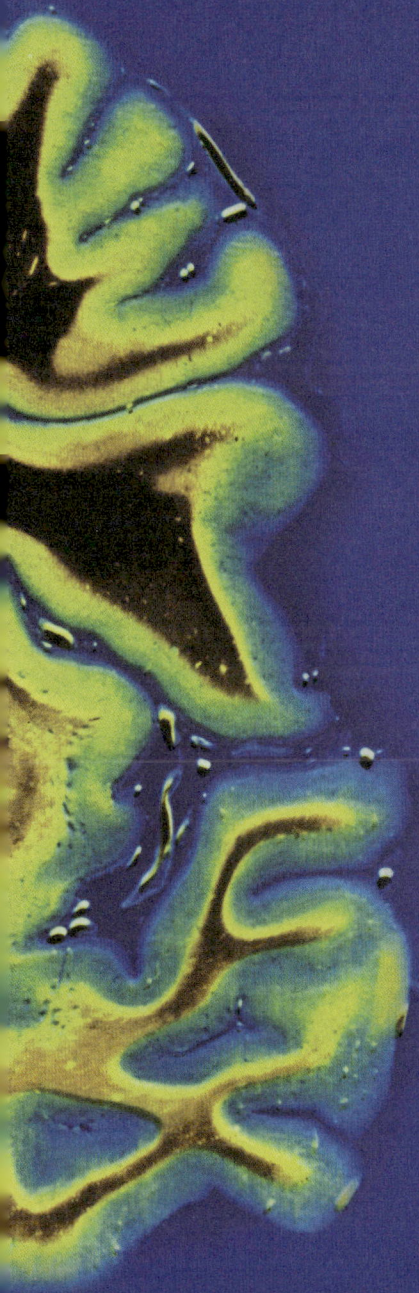

第八章

脑

人脑是我们所知道的最复杂的东西。看上去很简单：一块略带粉色的灰色物质，但里面却包含了约1千亿个神经元（神经细胞），它们之间有着数不尽的联系。对于脑的确切理解，我们还仅处于初级阶段：电脑的发达使我们能够创造出脑可能的工作模式，但是要准确地了解脑都发生了怎样的事情，我们还有很长的路要走。

　　脑被硬硬的颅骨很好地保护起来，不过如果出现颅内压力增高的状况，比如肿瘤或出血，恰恰就是这一保护会出现问题。脑的各个部分都需要源源不断充足的血液供应：动脉由于粥样病变而变狭窄，这对脑来说不是个好消息，就如同粥样病变对心脏的影响。卒中——相当于发生在脑的心脏病——是发达国家中第三大常见致病死因。

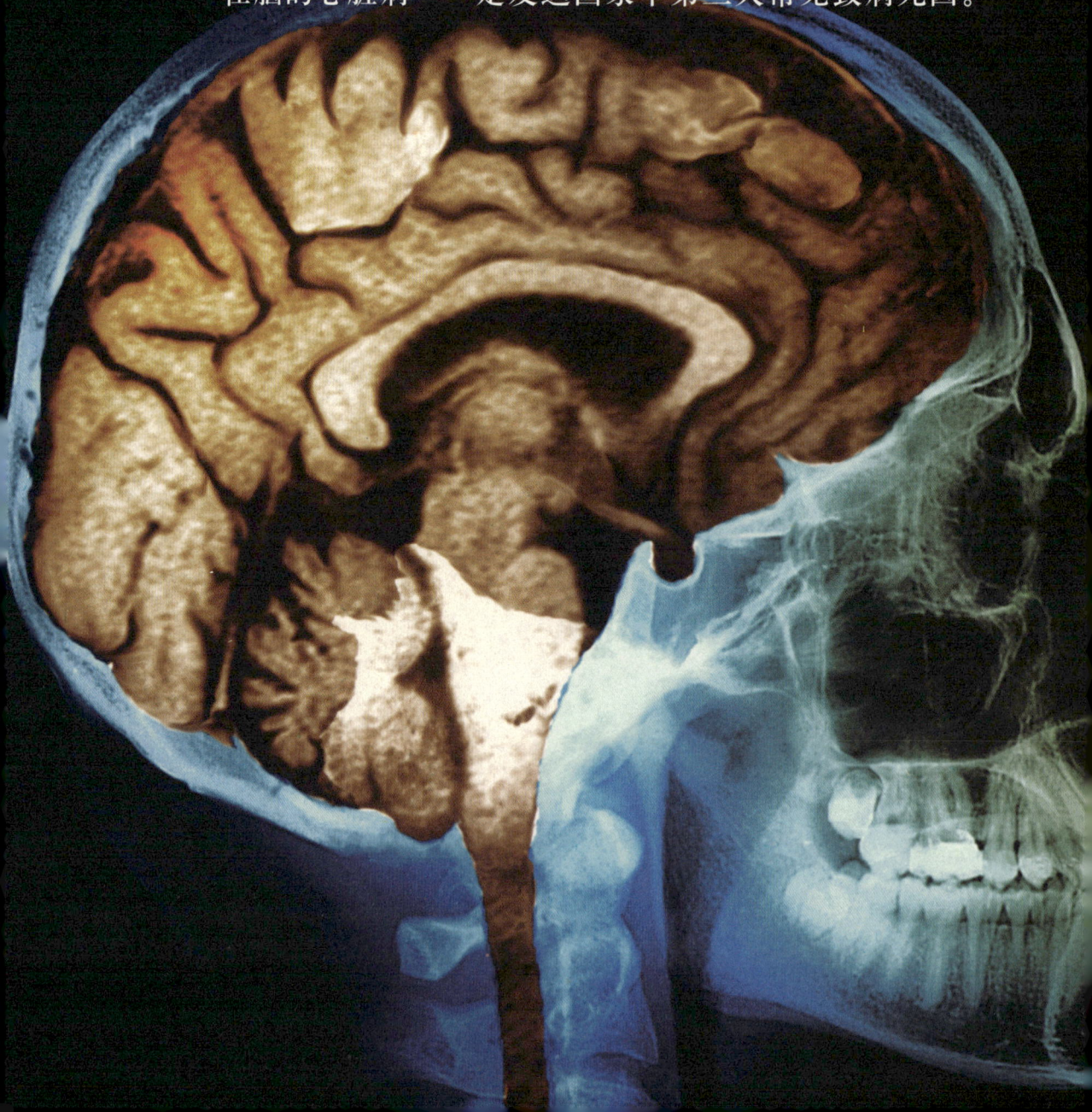

脑在哪里

打开颅骨，你就会看到脑被几层膜即脑膜包裹。一层厚厚的类似皮革的膜衬于颅骨内，即硬脑膜（这个术语的意思很奇怪，"坚硬的母亲"，是解剖学借用阿拉伯语将其翻译成拉丁文的。在阿拉伯语中，"母亲"最初的意思是两种事物在物理性质上的相近或之间有联系）。硬膜和另一层膜相连即精巧的蛛网膜（希腊语的意思是"蜘蛛网"）。脑本身被覆盖在一层很薄的膜内即软脑膜（拉丁文意思是"柔软的"）。在蛛网膜和软膜之间是蛛网膜下隙，里面充满脑脊液（CSF）。脑脊液产生于脑内室腔又称脑室的地方，脑室内有一丛丛的产生脑脊液的血管网。然后脑脊液经脑背面的室腔流入蛛网膜下隙，在脑外部流动。蛛网膜下隙一直向下顺着脊椎延伸，因此脊髓里面也满是脑脊液。

脑脊液像垫子一样保护脑，运输营养物质和废物。通过对脑脊液成分的分析能为脑和脊髓方面的疾病提供线索。将针刺入脊髓下方的蛛网膜下隙获取样本，就叫做"腰椎穿刺"。

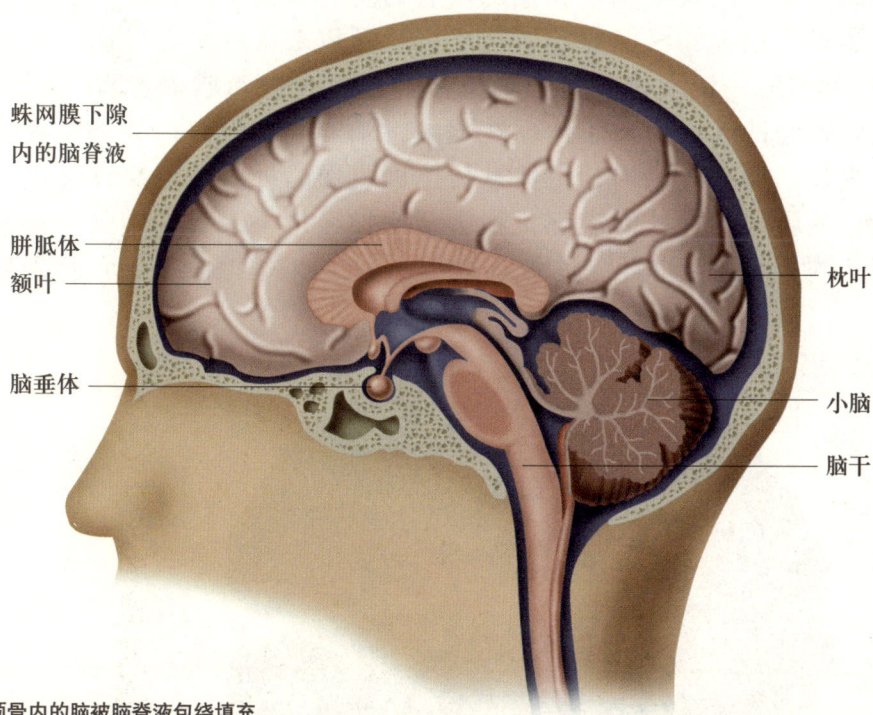

蛛网膜下隙内的脑脊液

胼胝体

额叶

脑垂体

枕叶

小脑

脑干

颅骨内的脑被脑脊液包绕填充。

126～127页图 在这个颜色异常的脑切面上，白色物质变成了褐色，而灰色皮质变成了黄色。
左页图 任务控制：脑紧贴在颅骨内，通过脊髓发送并接收来自身体其他部位的信息。

大脑的形态

从一个解剖学家的视角来看，我不得不说大脑是一个相当难看也没什么魅力的器官，但我又不是个神经解剖学家（的确，有人一生都在钻研脑的结构）。全世界人的大脑半球看上去都像个大胡桃，几乎分成左右两半。大脑半球下方嵌着褶皱似的隆起——小脑。小脑内部结构很有趣，类似树或蕨类植物的形状。脑干就在脑的底部，连接着脑和脊髓。

切开大脑，会看到表面的灰质层，称大脑皮质，深部的白质又称髓质，白质内又有很多的灰质团块又称基底核。我发现这个看起来并不神奇的大脑绝对地奇妙。不过这里也是身体最复杂的器官和智慧的家园。让人很难想到这一块竟然容纳着人的精髓。

脑如何工作

当你从更小的范围内开始观察时，脑开始向我们展露它的一些秘密。脑神经细胞（神经元）是形态很奇怪的细胞。有一个很小的胞体，内含细胞核和细胞该有的所有其他组织，这一胞体有很多很长很细的线状突起。这些突起形象来讲就是电缆。正常来讲，其中的一根要比其他的都长，这叫做轴突（希腊语意为"轴"），此处神经冲动被带离胞体。在脑内，轴突或许很短，甚至不到一毫米长。但在脊髓内，把信息传达到肌肉的神经细胞的轴突极其长：从腰部（脊柱的底部）到脚趾的神经是一束束的轴突，每根都达到一米长。神经胞体也有很短的突起叫做"树突"（希腊语意

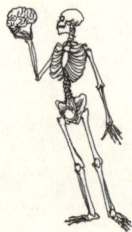

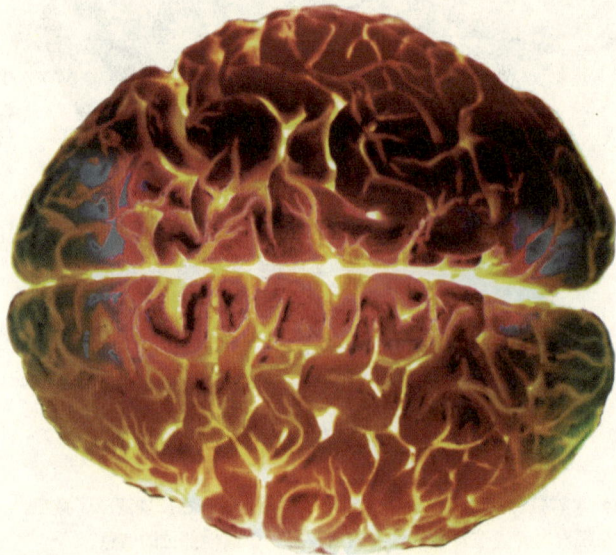

大脑就像一个胡桃：在大脑表面，皮质的嵴（脑回）被沟（脑沟）分开。

为"树的")。在脑内所有这些突起和其他神经细胞突起连接，构成了一个巨大的神经元网络。

当一波波的带电离子穿越细胞膜时，神经冲动即电流沿着神经元的轴突运行。一些轴突被一层脂肪细胞即髓鞘包裹。髓鞘起到防止电流从轴突中泄漏出去的作用，就像包裹在铜线外面起绝缘作用的塑料膜。

神经元并不直接连接，而只是彼此靠近。神经元之间有非常微小的间隙即突触，是指一个神经元的轴突和另一神经元的树突之间的接触区域。当电流到达一个神经元末梢时，无论怎样都要跳过这一间隙到达下一个细胞。电流使轴突末梢释放化学物质即神经递质，进入突触。神经递质接通下一个神经元，产生电流。神经递质种类繁多、各不相同，包括肾上腺素、去甲肾上腺素、多巴胺和谷氨酸。谷氨酸是主要的"接通"神经递质。然而，谷氨酸太多可能损害神经元，几种脑疾病和神经疾病的确切根源都被认为是谷氨酸过多造成的。

脑的各个区域

尽管从外面看来，脑是对称的，但里面却远非如此。一方面，右侧半球控制着左侧身体活动，而左侧半球控制着右侧身体。脑的功能被分成了两个半球：大多数人右半球是创造性的；"掌握"空间感受、艺术和音乐。左半球通常是主要使用的一侧；具有掌控语言和逻辑思考的能力。

脑的各个区域功能的精确位置是怎样分布的呢？这一问题已经使神经学家苦苦探索了100多年。在维多利亚时代，有人认为脑的各个区域做着不同的工作，这一观点被看做是伪颅相学：从事这一行业的人声称通过检查头部形状能够分析人的个性。当然，这完全是荒唐的。然而，当大脑区域受到伤害时，损害模式出现了，这向我们展示了脑的不同区域有不同功能，但具体位置还不知道。例如，额叶损伤能损害智力或改变个性，左颞叶损伤能破坏一个人的计算能力或写作技能，右颞叶损伤使人不能辨认面容。

很明显脑有不同的区域，只是要想勾勒出涵盖各个具体区域的一幅精确图却是个问题。在新的影像技术比如脑功能磁共振成像技术（fMRI）的帮助下，神经学家正开始准确地绘制出与思维、情感和行动有关的脑的各个区域。可问题是脑的性质如同网络一样遍布整个脑，而不是说执行某一特定任务的神经元在不同的区

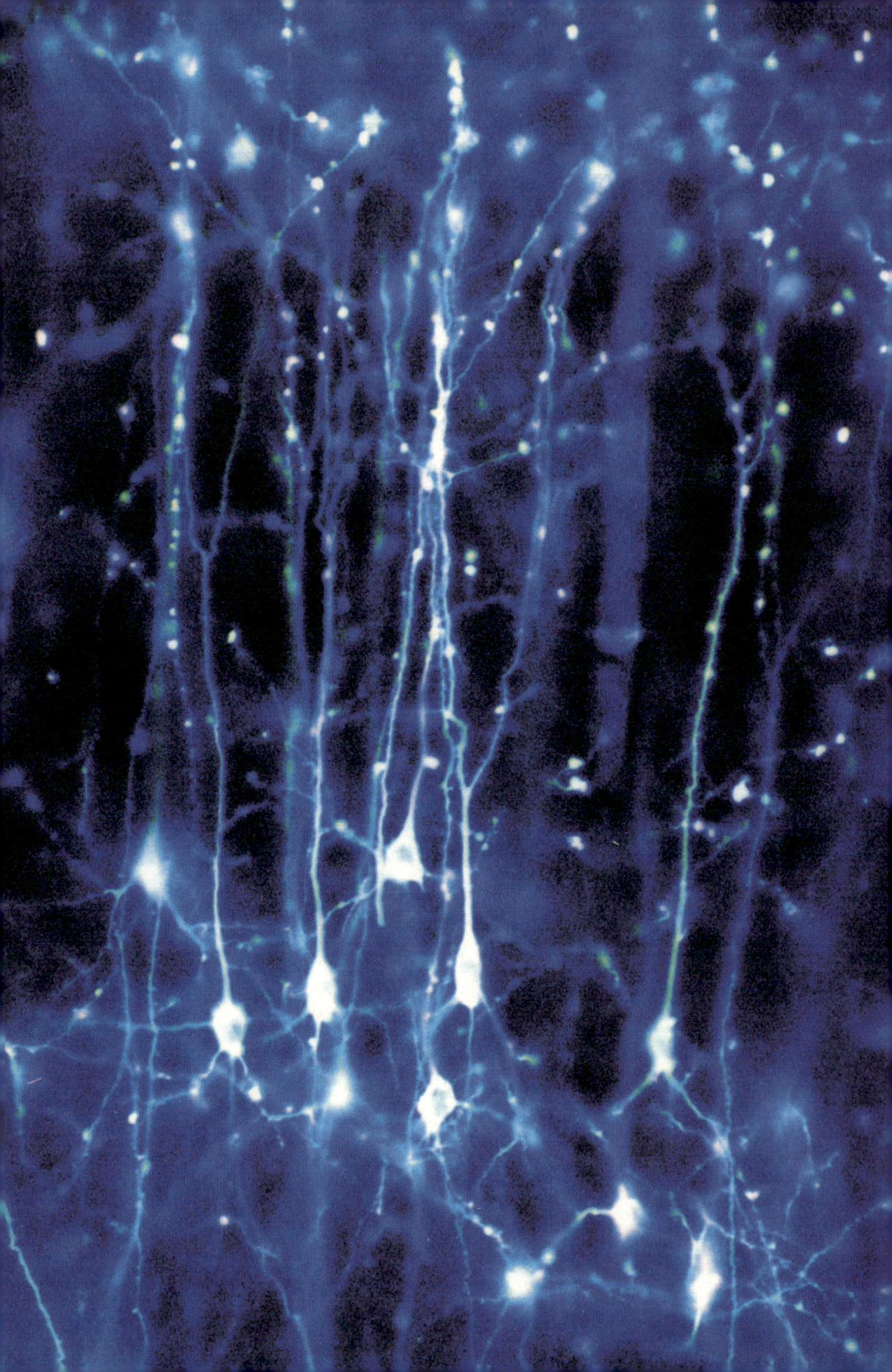

域里紧密地包裹在一起。因而在了解我们脑之前还有更多的事情要做。

常见脑部问题以及如何预防

脑损伤可能是里面的也可能是外面的。如同车祸中所发生的情形，脑损伤速度无论是快还是慢，都能造成神经撕裂。即使颅骨没有破损，直接的脑外伤（比如头被击打或撞到什么东西上）能造成神经元损伤，脑组织肿胀、淤伤或者颅内出血。轻微的脑外伤，刚开始会感到头晕眼花，但很快就会恢复。更严重的损伤，可能会有一段时间的健忘症（记忆缺失），持续数周或者进入昏迷，这是种失去意识的严重状态。

电绝缘体：一个轴突（中间白色椭圆形）横切面显示它如何被一层层裹的紧紧的髓鞘（褐色）绝缘的，施旺细胞（绿色）促进髓鞘形成；放大了 14000 倍多。

在内部，脑可能被肿瘤、出血和凝块损伤。脑肿瘤和脑出血有直接的影响。比如，肿瘤不仅能侵入脑的其他区域，而且还会在紧凑小巧的地方生长扩展，争夺原本属于脑的宝贵空间。因而脑被挤在狭窄的空间；肿瘤和脑出血会造成颅内压增高，由此对整个脑都有影响，压迫神经元并切断血液供应。

因为视神经（把冲动从眼部带到脑的神经）被膜一直延续到脑膜，脑周围脑脊液内增高的压力会沿着视神经传递。在眼内部的视盘，即视神经离开视网膜的地方，发生膨胀。这意味着通过查找眼后面的视网膜上的视盘是否模糊这一警告迹象，医生就能非常简捷快速地检查颅内压是否增高。

脑损伤的后果大体上有以下两种情况之一：神经元可能受到刺激并且"紧张"，造成脑部产生一波波的电冲动，引发癫痫或者神经元被毁坏，其具体功能消失。

在脑的护理方面，这的确是与"健全的脑寓于健全的身体"有关的问题。有着大量新鲜水果和蔬菜的均衡膳食会保持脑良好的营养供应。就像身体的其他器官，脑喜欢规律锻炼即脑力锻炼。吸烟，听到这个不要觉得奇怪，它对大脑是有害的。尽管我们不能

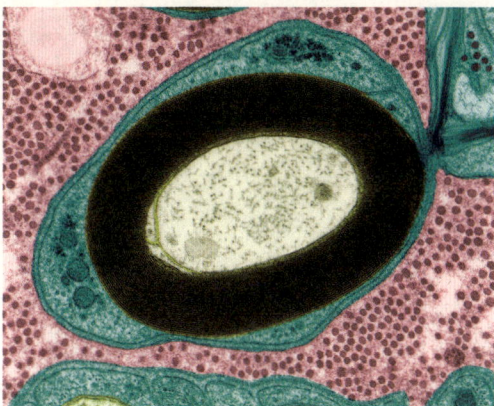

左页图 颅内星丛：大脑皮质中的锥体细胞（图片下方。胞体的形状如锥体或梨），带着长长的茎（轴突）向上突起。

透彻明白我们睡眠时脑在做什么，但晚上良好的睡眠对脑保持最佳状态绝对重要。

我们现在来看看如何能减少常见脑疾病的危险或者影响。

头痛

造成头痛的真正原因尚不清楚。有的时候是由于神经和血管的刺激或者头皮肌肉的紧张诱发的。头痛状况多种多样：有些是剧烈的钻心般的痛，有些是搏动性钝痛；有些人痛得就像头上套了紧箍咒一样，有些人会感到来自眼后的压力。头痛可能是受到了内部和外部因素的影响：抑郁、头或颈轻微受伤、压力和焦虑或者眼部张力。绝大多数头痛从根本上来讲是没有害处的。感觉可能很难受，不过不用担心有什么根本的损害。伸展运动、按摩和简单的止痛药比如扑热息痛或阿司匹林或许有助于缓解疼痛和紧张。尽管多数头痛自己会消除，重要的是要记得它偶尔也是情况加重的标志。如果疼痛持续不断，视力一直模糊不清，感觉不舒服或者反复出现头痛并且记忆出现问题——要去看医生。

偏头痛

"偏头痛"是个很奇怪的词——源于拉丁文hemicrania，意思是"半个头"：字面上看，意为头痛得如裂开了一样。"普通"的

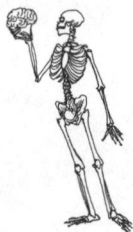

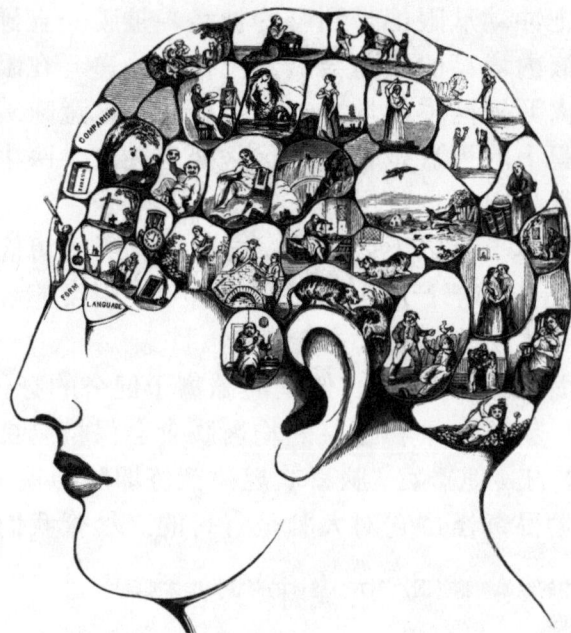

在维多利亚时代这是一幅很有用的颅相学脑图，它绘制出了个性的方方面面——但别费事对照你的头部了：个性不能从头、手掌或身体外部其他地方明显看出来，因为它牢牢地根植在脑深部。

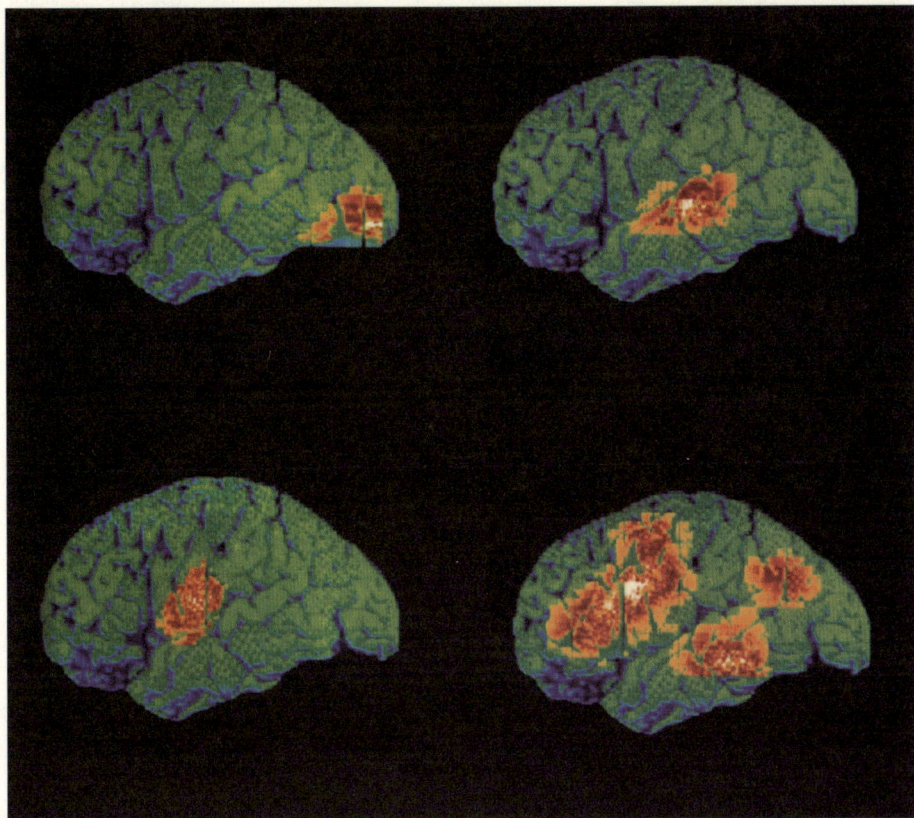

脑正在工作：利用脑功能磁共振成像技术，看到一些发光的脑区域执行着具体的任务；从左上顺时针看分别是：看；听；思考词汇；说。

紧张性头痛和偏头痛的界限很难确定。偏头痛这种头痛与视觉障碍和胃失调相关。有些偏头痛的先兆是视力障碍，比如视觉黑斑、闪光或出现像防御墙一样的锯齿形线，有时表现为身体一侧有刺痛感并且很虚弱。早期偏头痛症状与短暂性脑缺血发作类似（见136页），会出现身体一侧虚弱无力的感觉。对于这样的症状，除非之前患过并且已确信是在偏头痛范围内，否则你应该当成紧急情况处理。早期的偏头痛能持续几分钟至一小时，然后头痛爆发。偏头痛期间，脑血管和脑膜扩张，组织膨胀，感觉神经受到刺激。尽管偏头痛能造成剧烈的疼痛，这并不意味着脑里面出现了什么任何真正的损伤。

　　已被认可，偏头痛和下面这些因素有关，比如周末放松、巧克力、奶酪、噪音、灯光、经前紧张。但它们是如何引发偏头痛的呢？这个谜团还未被真正解开。尽管避免食用引发偏头痛的食物好像很合理和明智，但是实际上并没有多大作用。止痛药如扑热息痛或许有帮助，不过不断地用药可能也会造成更频繁的偏头痛。对于严重的偏头痛还可以使用其他一些药物，对此可向医生询问。

卒中和短暂性脑缺血发作

在英国，九例死亡中就有一例死于卒中（俗称"中风"）。当脑的一个区域的血液供应被中断；就像心肌梗死发生时心肌缺血一样，那部分脑因缺血而死亡。尽管一些卒中是由于颅内出血引起的，但在80%的卒中病例中血液供应中断都是由于血块堵住了已狭窄的动脉，这就像心肌梗死的情况。大脑靠经两对动脉而来的富含氧的血液供应：颈内动脉和椎动脉。颈内动脉在颈部上升至颅底，前行经颅骨的骨孔入颅腔，把里面的物质输送到一个环形动脉，这被称作脑底动脉环。椎动脉经颈椎两侧的小孔向上走行。当它们到达颅骨时经颅底内的大孔即枕骨大孔入颅腔。在颅内，椎动脉汇合起来形成一支动脉即基底动脉在脑干下方向上走行，行进到大脑动脉环，在此进行分支向大脑的不同部分供应血液。这些迂回的管道设计得很明智，是一个安全装置，这意味着如果入颅腔的任一动脉阻塞，那么其他动脉还可以通过这一动脉环补充相应部位的血液供应。然而，如果脑底动脉环发出的大脑动脉也被阻塞了，就会造成重要区域的脑组织死亡，继而发生卒中。其中25%的情况是致命的。幸存下来的卒中患者可能会失去知觉或者身体一侧虚弱，出现语言问题或其他的障碍。

有时发生在脑的动脉阻塞是局部的、暂时的，导致短暂性脑缺血发作（TIA）。能被注意到的症状有以下几种：腿或胳膊出现短暂性虚弱无力，或者一只眼睛瞬间性失明，或者有讲话或语言理解问题（失语症）。短暂性脑缺血发作可能过了几秒就没事了，也可能持续24个小时。但是短暂性脑缺血发作却并非没什么害处。如果你有过一次，就有可能再患一次，或许是卒中全面发作的前兆。

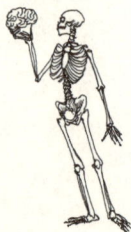

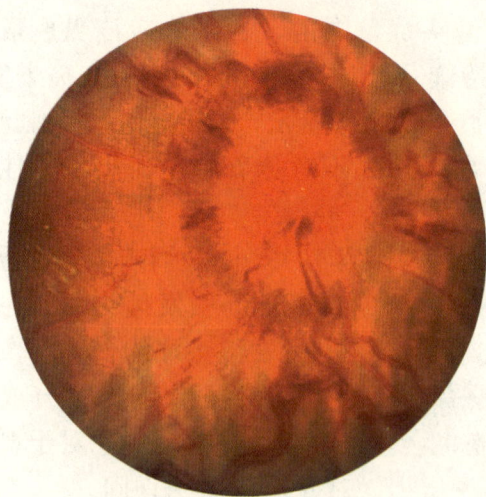

视神经乳头水肿：视网膜上的视盘看上去应该像一个黄色圆环，但是此处的视盘发红，模糊不清（右上），表明颅内压很高。

短暂性脑缺血发作和卒中属于医疗急症，如果你知道自己或其他人有过一次经历，发作时应该叫救护车。

脑血管里一些很小的阻塞或许未被注意到。但是慢慢地，许多很小的阻塞以及许多受到缺血影响的地方都累积起来，多年以后那些平常不被注意的东西就变得明显了。随着脑部越来越多的微小区域血液供应中断，可能出现记忆慢慢消减进而痴呆的状态。这被称作"多发性梗死性痴呆"。

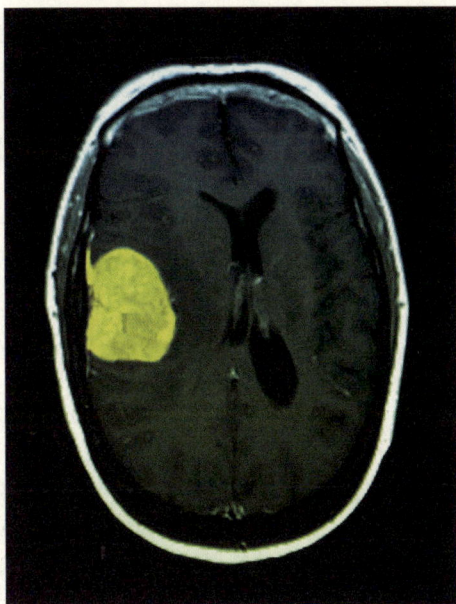

一个脑膜肿瘤（黄色）正在颅内侵占宝贵的空间，挤压脑部。

脑梗死的原因与心脏的情况相同：动脉狭窄并且血液容易凝结。因而预防的办法，或者至少减少患病危险的方法与心脏病相同也就不足为奇了。戒烟、采取措施降低高血压、多运动身体、减肥以及控制糖尿病所有这些都能减少患卒中的危险。在肠胃篇提到的"有害的脂肪"即饱和动物脂肪，不仅对心脏有害而且对大脑也有害。ω－3脂肪酸或许对脑有益（但是可能没有现在媒体所宣传的那么神奇），含有大量水果和蔬菜的健康膳食对所有器官都有好处。

老年痴呆症

痴呆是一种渐进性的脑功能损害疾病，通常影响整个脑，出现智力、情感、社交和行为衰退。这种疾病很常见，65岁以上的老人中有10%，80岁以上的有20%都受其影响。老年痴呆症是痴呆最常见的形式，不过"智力丧失"也可能由血管疾病引起——我上面提到的多个梗死引起的痴呆。

老年痴呆症的特征是遗忘，语言出现问题，不能识别人和物以及行动笨拙。患老年痴呆症的人会发现很难事先做计划，他们会变得焦虑或者激进，往往神智不清。一些患者意识不到他们正在发生变化（这种情况对于家人和朋友来说很难处理），而有些患者会变得很抑郁。这是一种渐进性病变；病情随时间加重，一直到患者最终死亡。

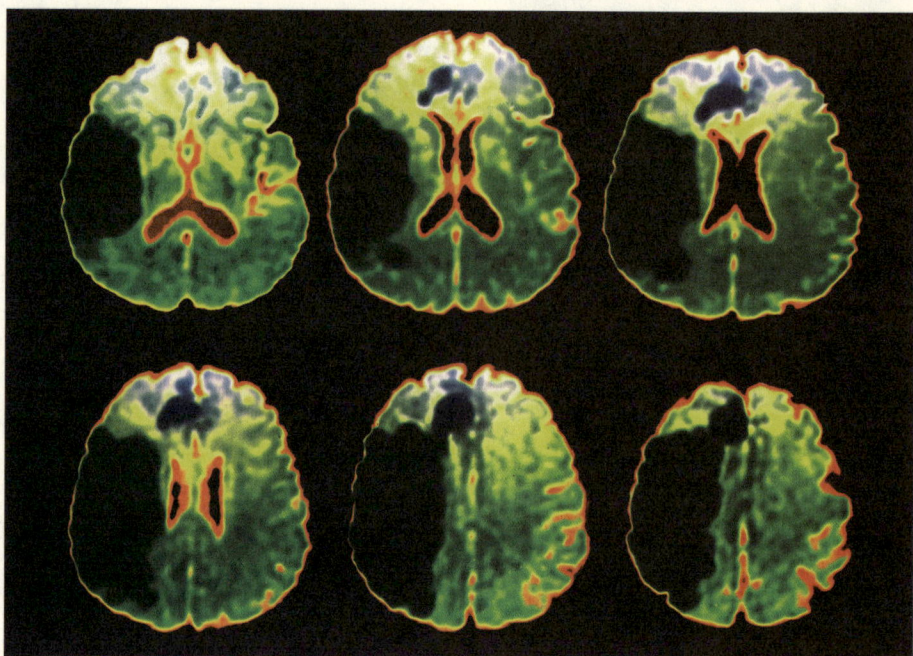

卒中阻断了血液对脑大部分区域的供应，在这一彩色核磁共振成像扫描上表现为黑色。

　　患老年痴呆疾病的人的脑显示出一些迹象：神经元内蛋白质有缠结并且神经元外有一块块的蛋白质。它的成因尚不清楚，好像与很多因素有关。有些患痴呆的危险来源于基因。如果直系亲属中有人患过老年痴呆症，那么你患此病的危险就加大了。但是生活方式也是重要因素。常运动能降低患老年痴呆症的危险，可能是因为整个身体都得到了锻炼而增加了进入脑的血流量。智力活动看来对此也有保护作用，能防止老年痴呆疾病发生。吸烟对脑有害：吸烟的人患老年痴呆症的可能性是不吸烟的人的两倍（但是不要绝望——不论什么时候戒烟都能降低患病危险）。

　　脑，像心脏一样，对含有丰富的橄榄油和大量水果、蔬菜的地中海式膳食反应良好，水果、蔬菜里面含所有的维生素和抗氧化剂。蓝莓、草莓和西红柿抗氧化剂含量尤其高。抗氧化剂被用来清除具有破坏作用的自由基，如果体内缺乏的话，会导致在老年痴呆症中所见到的神经元变性。葡萄酒是地中海式膳食中的重要组成部分，人们已经见到它对心脏的益处，它对脑也是有益的。适量饮酒，每天饮1～4杯，这样的人要比滴酒不沾或者酗酒的人患老年痴呆症的危险低。

　　低水平的叶酸和高水平的同型半胱氨酸与心脏病和老年痴呆疾病有关。同型半胱氨酸是一种氨基酸，在蛋白质新陈代谢过程中生成，它不是一种有用的营养物质，是自由基的一种来源，实际上能破坏其他蛋白质。B族维生素叶酸能使同型半胱氨酸水平

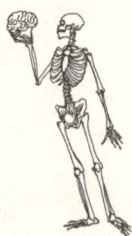

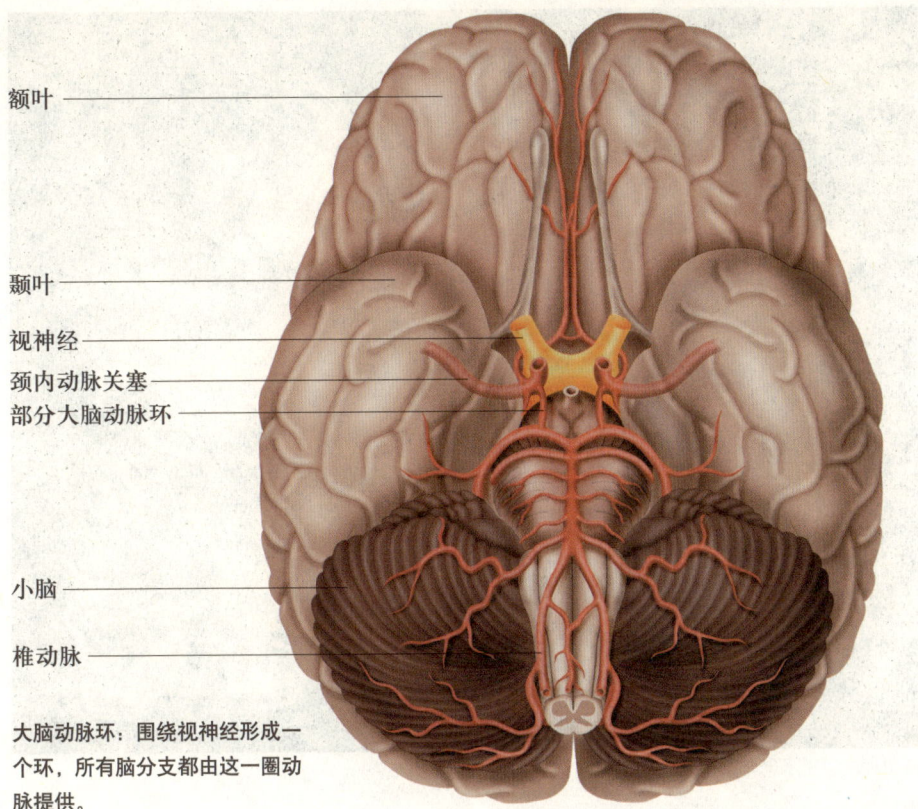

额叶

颞叶

视神经

颈内动脉关塞

部分大脑动脉环

小脑

椎动脉

大脑动脉环：围绕视神经形成一个环，所有脑分支都由这一圈动脉提供。

降下来，含在蔬菜特别是绿叶类蔬菜中。老年痴呆疾病的患者的饮食状况可能不是很好，这就会造成叶酸水平低而同型半胱氨酸水平高。

如果不知道根本的作用机制和真正的病因以及效果，那么就很难建议人们补充维生素。而许多医生建议补充多种维生素，这对你不会有害，可能有防止痴呆和其他疾病的作用，比如心脏病（但在最后一章我们将更加具体地看看服用常规补充剂的根据）。

有些证据表明银杏有助于减轻老年痴呆疾病，这一研究得到了发展：进行了一次随机的双盲研究，结果表明和那些服用安慰剂的患者比较，吃银杏果能大大改善老年痴呆疾病患者的症状。尽管有很多研究声称音乐疗法治疗痴呆有效，但至少可以说证据却相当可疑。老年痴呆疾病和铝之间的联系也是有争议的。

头部外伤增加了日后患老年痴呆的危险，这或许不会让人感到吃惊。因而，足球运动员会不会由于顶球而可能导致脑受到伤害呢？研究已经表明足球运动员遭受记忆损害的几率是游泳者或赛跑者的三倍。顶球，大体来讲属于头部外伤易发生的动作，避免顶球看来是个好策略。如果你喜欢骑单车，不要不戴头盔就出去。要想健康，确保脑也很健康，否则有个健康结实的身体也没用。

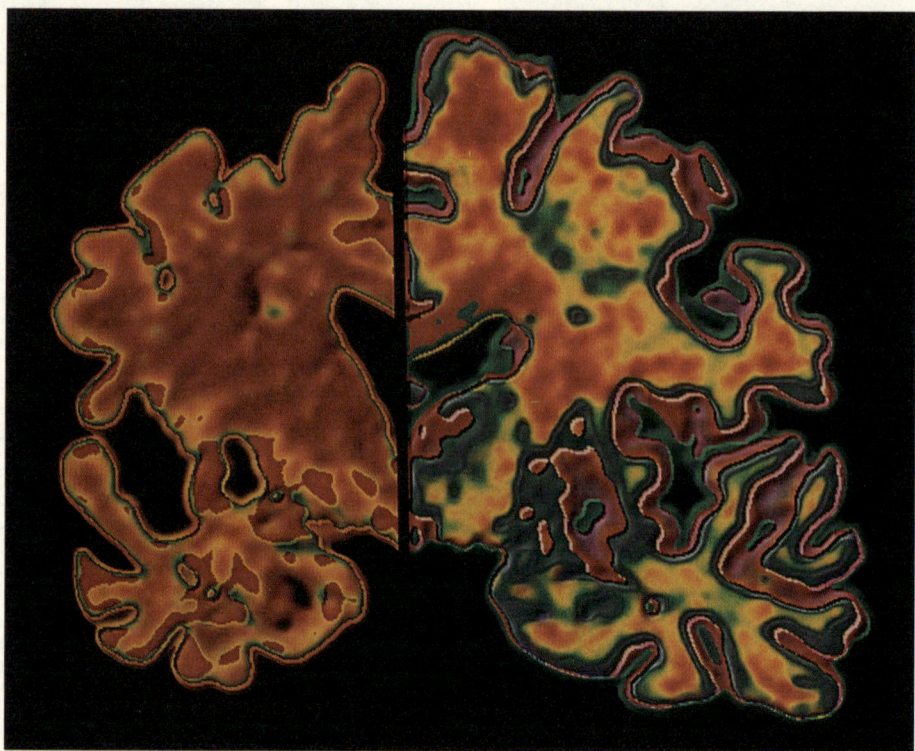

脑切片左边显示老年痴呆病人的脑，右边是正常人的脑。

记忆丧失

　　65岁以上的人中大概40%会发生"与年老有关的记忆损害"，这比随着年龄增长更容易健忘的人要多一点。它和老年痴呆疾病不是一回事，只有1%的有年老记忆损害的人会发展成痴呆。

　　紧张对脑和记忆力会在一段时间内产生持续性影响。应激激素看来对海马状突起有不利影响，海马状突起是脑储存记忆的部位，研究已经表明高水平的应激激素损伤记忆。

　　智力活动也能防止记忆丧失。坚持一生锻炼脑，能够提高记忆力并且从长远来看意味着患与年老有关的损害的可能性很小。就像到户外进行身体锻炼强健肌肉一样，智力锻炼会健脑：在受教育和工作中，人的智力在迎接挑战中得到锻炼，与用于逻辑推理那部分脑的神经元之间有着更多联系。那些好交际并且合群的人也不太可能遭受年老对脑产生的不利影响。

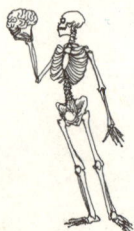

抑　郁

　　英国来看全科医生的人中1/3是和抑郁有关的。这是世界上最常见的疾病，有时被称为"精神感冒"。然而，这一疾病不被重视，它是一种严重的威胁生命的疾病：15%的抑郁症患者会自杀。

抑郁有很多成因。外部因素——普遍的生活压力能造成抑郁，但也会源于内部。抑郁症家族史意味着你更容易患抑郁症。抑郁也来源于物质摄入，比如酒和药物，这些都改变了脑的活动功能。

有些证据表明规律锻炼既有助于预防又能缓解抑郁，尽管得了抑郁症后很难有动力进行锻炼。锻炼身体能激发其自身"感觉良好"的信使释放物质：内啡肽和血清素，对情感、睡眠和食欲有积极影响。做什么样的运动看来无关紧要，因为所有类型的运动都有相似的效果。已经说过了，锻炼本身是不是能产生积极效果的东西，或者能否通过学习一门新技能或能否可能通过与一群陌生人接触来缓解抑郁症，在这些研究中还没有获得绝对确凿的证据。健康膳食、戒烟和找时间放松也有助于与抑郁症做斗争。无论什么原因，需要将抑郁症作为一种慢性病来处理，这包括改变生活方式：没有一下子能解决的办法。

五种保持脑健康的方法

健康均衡的膳食，大量食用含抗氧化剂丰富的新鲜水果和蔬菜有助于减少患卒中、老年痴呆疾病和抑郁症的危险。

经常锻炼身体：你会睡得更好，心情更好，并且从长远来看，能减少患卒中的危险。

保持脑活跃：智力挑战、社交活动和活跃的谈话都对你的记忆有好处。

休息大脑：每晚尽量睡至少6个小时，因为睡眠为大脑"重新充电"。

减少头部外伤的危险：避免顶足球，骑单车时总戴着头盔。

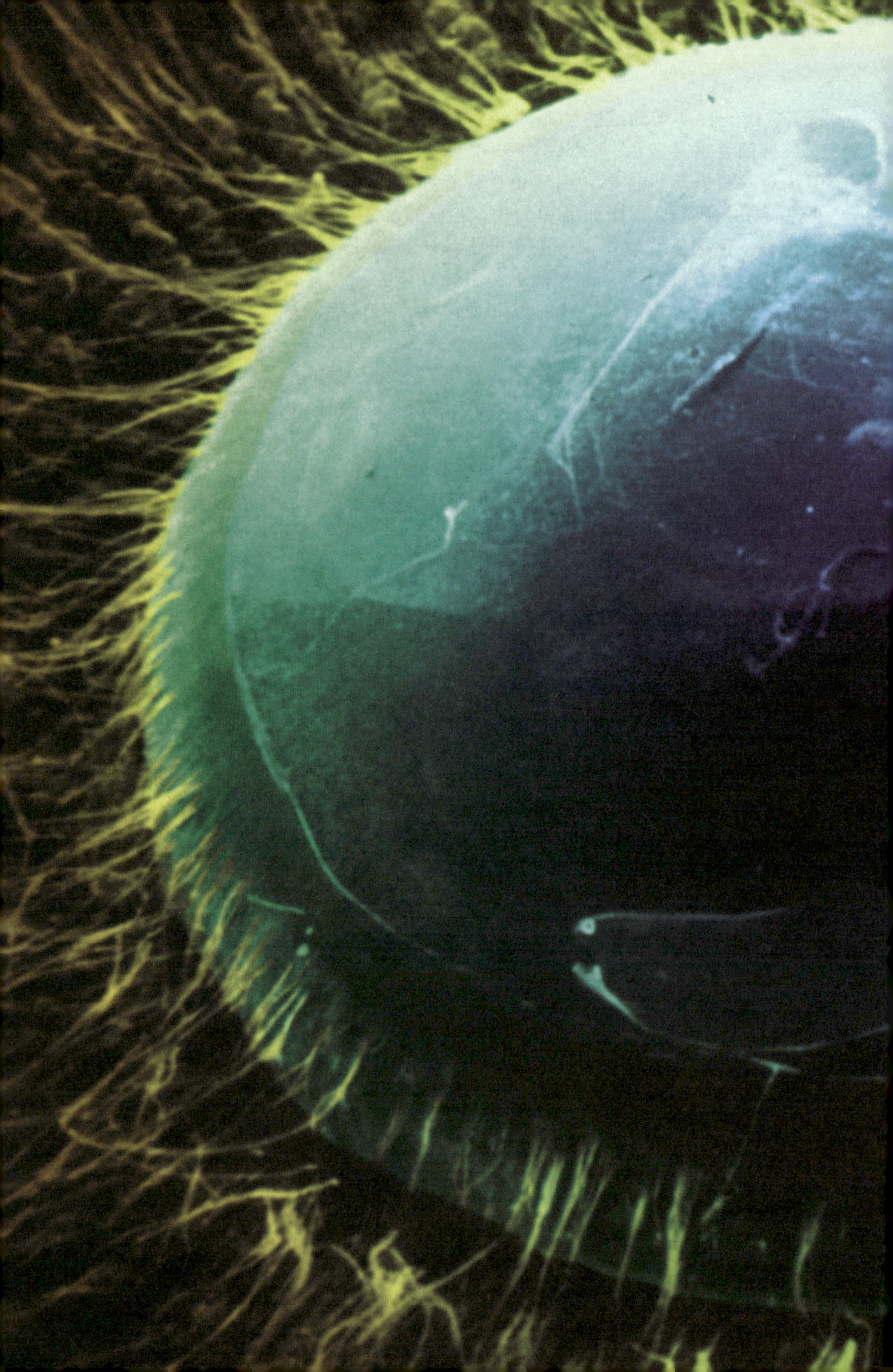

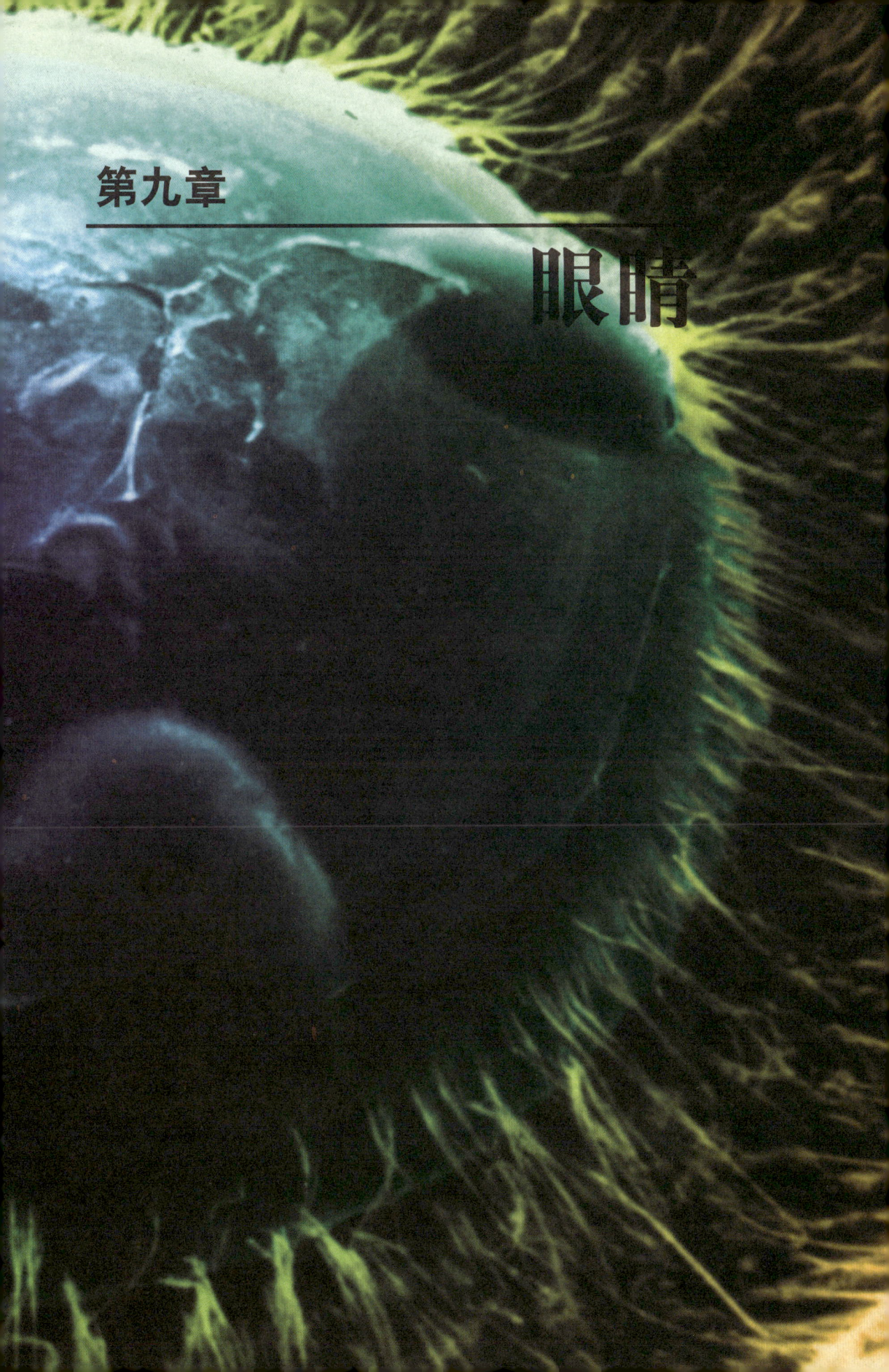

第九章

眼睛

眼睛的确是心灵的窗口。实际上它们属于脑部：在发育的胚胎中，眼睛长在从脑发育出来的茎上，像是蛇的眼睛。当你是个成人时，医生可根据你的眼部表现判断颅内压力。

人类的眼球很小，平均直径约24毫米——比一个乒乓球小（38毫米）。乒乓球里面充满了空气，而眼球则充满了液体。眼睛是人体不可思议的一个部件。它们接受光并通过视神经产生电冲动，传达到脑，脑利用这些信息产生一幅外部世界的图像。

眼睛是如何工作的

　　我第一次见到眼球是在一堂难忘的生物实验课上，当时老师拿出一袋子渐渐融化的牛的眼球，是直接从屠夫那弄来的。在这堂早期的解剖课上还随带着一套实验用具：椭圆形的搪瓷碗里面装着一块一厘米左右的黑蜡。把手里的牛眼放在碗里，它寂寞地瞪着我，我拿起解剖刀思考第一次解剖。20分钟后，切开了眼睛，皮质的外层被切开了，玻璃体液（拉丁文意为"玻璃状的液体"）渗了出来。我把晶状体从附着于其上的睫状肌上切割下来，放到一张纸上，对这一小团胶冻的巨大功能惊叹不已。尽管我觉得班上的几个同学那晚可能不会吃肉了，但我的好奇很快代替了恶心。

　　眼睛从解剖学上来看很像一部照相机的结构：角膜是相机前面的透镜，后面还有一个外加的透镜用来调焦；虹膜控制光圈；瞳孔控制进入眼睛的光的数量；视网膜是感光胶片（或数码相机的传感器）。为了让眼睛工作，角膜、晶状体和眼房水必须保持透明，让光能穿透进来；角膜必须保持湿润以便维护眼睛表面光滑；晶状体必须能够随时改变形状以便聚焦近处和远处的物体；视网膜细胞必须很健康并能接受投落到上面的光。

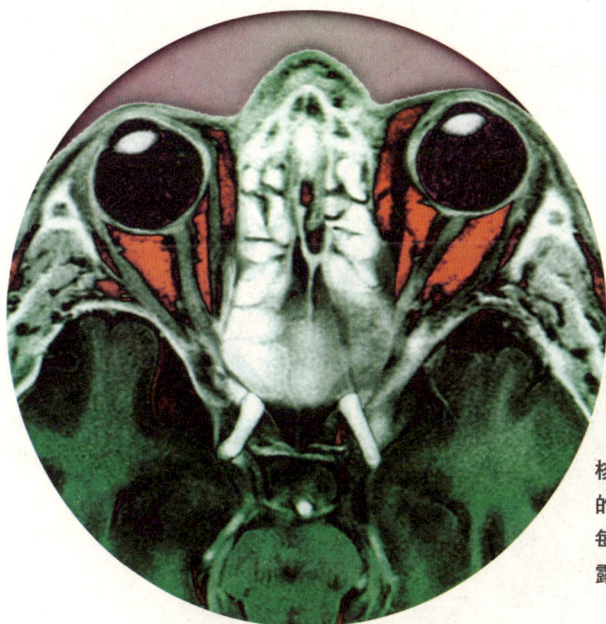

核磁共振成像扫描显示穿过头部的横切面：眼睛（黑色）位于鼻腔每一侧的上部，视神经（绿色）显露出来，顺势进入颅内。

142～143页图 透过晶状体所见的外部世界：纤维把这一圈肌肉附着到晶状体上，牵拉晶状体改变形状，由此我们能够调节焦距。

左页图 盲点：神经离开，并且血管（红色）在眼睛后面通过同一个点进入。这里没有光感受器，但脑把影像中缺失的部分填上了。

眼睛各部分

角 膜

　　眼球大部分都被坚韧的白色被膜所覆盖，即巩膜，但是眼球的前1/5则形成一个透明的凸出部分：角膜。角膜使进入眼睛的光发生折射，约80%的光线透过角膜射入眼内。角膜及周边巩膜被一层膜覆盖即结膜，这层膜一直包绕到眼睑内。结膜上覆盖着一层泪液膜，能起到冲洗、润滑眼球并保持角膜光学特性的作用，使光能均匀地弯曲或者折射。眨眼睛能补充泪液膜并防止角膜干燥。泪液是泪腺分泌出来的，泪腺位于每个眼球的上方外侧，在眼睑下方释放分泌物。泪液横穿眼部流到内眼角，泪液在此消失沿着两个小孔进入两个微小的管，排空后顺着鼻泪管进入鼻子底部。这就是为什么当你哭的时候会流鼻涕。

虹 膜

　　虹膜通过控制瞳孔的收缩或扩张，调节进入眼睛的光线，包括光的数量多少和光线进来的方向。虹膜内有两圈肌纤维，即环形的瞳孔括约肌（环绕着瞳孔）和放射状的瞳孔开大肌（像自行车车圈的辐条一样向外辐射）。瞳孔括约肌能使瞳孔缩小，开大肌

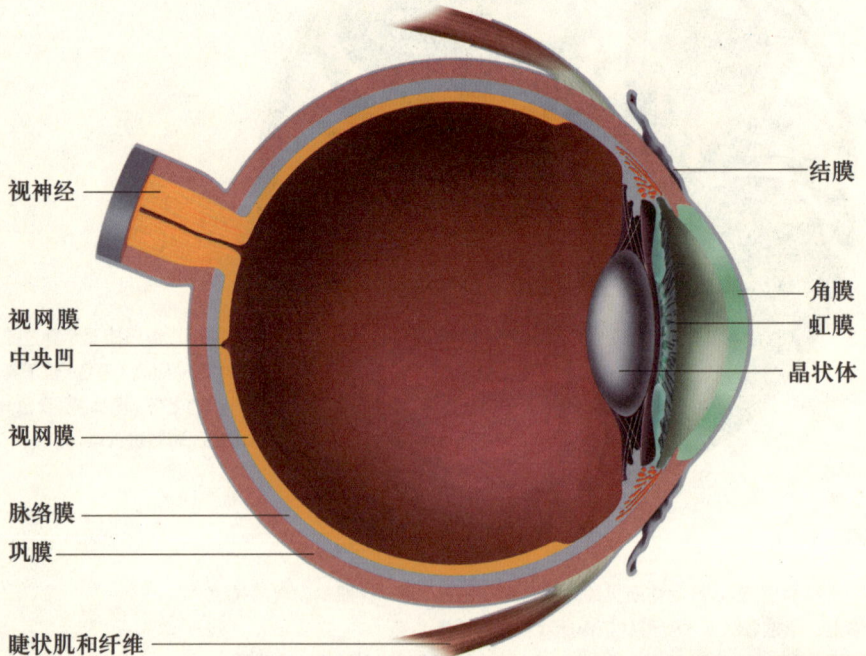

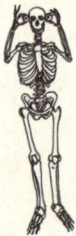

视神经

视网膜
中央凹

视网膜

脉络膜

巩膜

睫状肌和纤维

结膜

角膜
虹膜

晶状体

活生生的照相机：眼睛各部分。

能使瞳孔扩大；虹膜肌肉能把瞳孔直径从1毫米到8毫米之间进行调整。

在暗处瞳孔扩大，强光下缩小。瞳孔扩大时，能接受来自各方的光线，而瞳孔收缩时，接收的是平行光。这能改变聚焦的深度，就像照相机上的光圈，当你看近处物体时，瞳孔收缩。在医院做眼部检查时，医生通常会要求你看远处的东西，然后看近处的，以此来检查你的瞳孔是否有反应。实际上不是瞳孔有反应，因为瞳孔就是一个孔；有反应的是虹膜肌肉。虹膜（希腊语中是"彩虹"）呈现出不同的颜色，从蓝灰、绿色再到深褐色。虹膜内的色素（黑色素）同皮肤色素一样：色素越多，颜色越深。孩子眼睛中的色素很少——即使以后会变成褐色，出生时也往往是蓝色的。

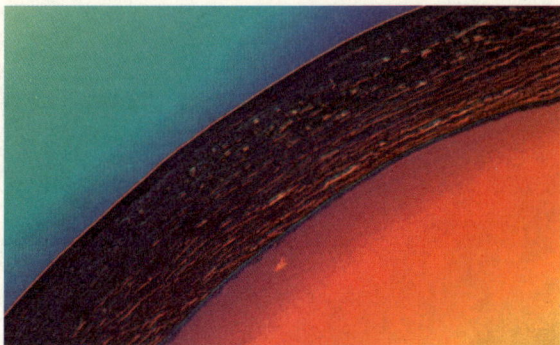

在显微镜下看到的透明的球状凸起眼角膜。角膜没有血管，它从空气中获取氧气并从眼睛里的液体获取养分。

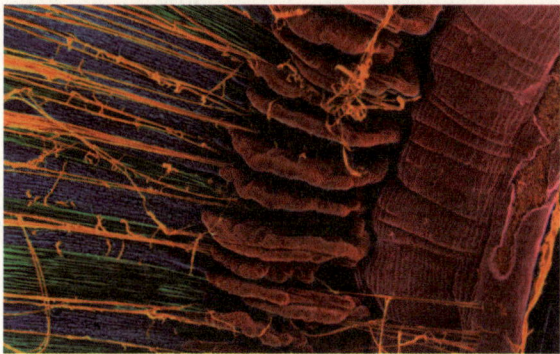

彩虹：最里面深色的部位就是瞳孔；虹膜的肌肉和纤维控制着瞳孔的大小。

晶状体

晶状体由其四周附着的环形睫状肌和韧带支持。当肌肉收缩时，向内拉伸，晶状体直径变小凸出；就是说聚焦近处物体时，凸出的晶状体可以使光线聚集于视网膜上。当你看远处物体时，睫状肌放松恢复回来，晶状体被拉伸变薄，几乎不能折射光线。这种巧妙真是令人难以置信：它并不需要用一组晶状体对离你远近不一的物体进行调焦，只要一个可调节的晶状体就完成了任务。随着年龄增长，晶状体变得坚硬，调节能力减弱，就可能出现近视的情况。

晶状体不是一袋清澈的液体。很明显，它是一团细胞：一个组织。这些长的晶状细胞努力工作，把任何使其变混浊的东西清除出去。随着年龄的增长，晶状体细胞变得疲劳，不能把使其混浊的东西清除出去，就会变得混浊不清：这就是白内障。我不清

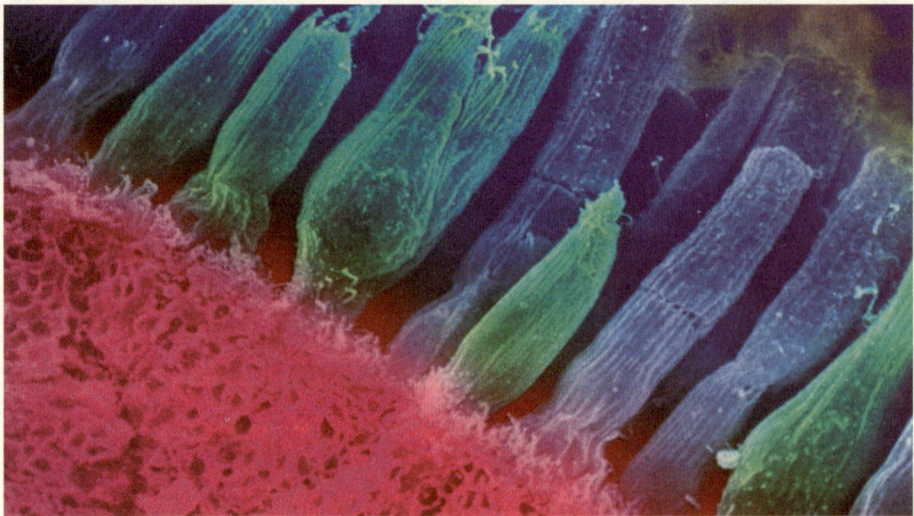

人类视网膜中大约有1.3亿视杆细胞和650万视锥细胞。几乎放大8000倍，此处视杆细胞被染成蓝色，视锥细胞被染成绿色。

楚为什么用这个词表示这一具体的失明原因。或许因为缓慢流淌的溪水很清澈而瀑布中的水就变成了白色。

视网膜

坚韧的眼球外被膜（巩膜）内是脉络膜，充满血管的一层膜。脉络膜内面是视网膜，这是眼部活动真正活跃的地方。

在视网膜，光被转变成电。视网膜大约有0.1毫米厚，分为两层：一层光感细胞（光感受器）铺在另一层色素细胞上。光感受器捕获进入眼睛的光线，色素层的作用就像是一个黑幕，遮住光线，防止光线在眼内折射，制造多种图像。

有两类光感受器：视杆和视锥。视锥记录颜色但需要大量光线，而视杆不记录颜色但在暗光下工作。我们的颜色视觉是灵长类祖先遗留给我们的；许多哺乳动物不能像我们一样辨清各种颜色，不过多亏我们的祖先，他们居住在树上并需要能在绿叶中甄别果子，所以我们能看到五彩斑斓的世界。

用检眼镜观察视网膜，视神经离开眼球的地方就是视盘，看起来像一个灰白色的面包圈。视网膜动脉在视盘中心进入眼球，然后分叉向视网膜供应含氧血液。视盘上没有光感受器，因此它被称作"盲点"。正常情况下注意不到，因为大脑很聪明地填补了这个孔——但你能发现：拿一支笔，离眼睛一臂远，尖朝上。闭上一只眼睛，另一只眼睛直视前方——一动不要动。慢慢转动笔。如果做得很好，使睁开的那只眼睛保持不动，不要随着笔走，你应该能注意到一个点——稍稍偏离你的视野中心在这时笔尖消失。这样就能发现你的盲点。

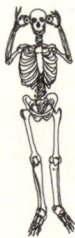

当你观察视网膜时,你也会看到一个与周围颜色不同的部位,这就是黄斑（拉丁文意思是"黄色的点"）,在这有极其浓密的视锥细胞群。中央是一个小窝,即中央凹。眼睛中央凹是我们看外部世界最清晰的部位,具有高分辨能力。

常见眼部问题以及如何预防

眼球很柔软,也是在解剖中容易弄坏的部件。眼部的眼睑有助于保护眼睛防止物理性的攻击,但有一种东西对眼部造成的长期损伤是看不见的：紫外线光。

黄斑变性

随着年龄增长,黄斑也会老化。因为黄斑部是中心视力最敏锐的地方,所以黄斑老化导致中心视力渐渐消失,我们也就看不清物体的细节了。在发达国家黄斑变性是失明最常见的原因——比白内障还要常见。随着越来越多的人步入老龄阶段,这一疾病的患者还会增加。

关于黄斑变性的病因还不能很好地了解。好像和视网膜里面的细胞老化、陈旧有关,废物在它们周围堆积起来（好像它们忘了倒垃圾）。最终细胞完全放弃：中心视力下降,然后完全消失。

尽管疾病发展的途径还不完全清楚,但这种变性肯定和年龄、吸烟以及肥胖相关。对于年龄你无能为力,但对后两种当然能做些改变。光也是个因素：眼睛所需要的产生视力的东西恰恰也是能损害它的东西,这真是很矛盾。

不仅众所周知的紫外线辐射会对眼睛造成危害,好像可见蓝光对眼睛也有害。光以几种方式损害视网膜：通过提高视网膜温度制造很小的冲击波,这既能对光感受器又能对下方的色素上皮细胞造成不可弥补的机械性伤害,或者制造自由基,这会攻击所有种类的分子,经常产生多米诺骨牌效应。我们都知道看太阳是危险的,因为太阳能破坏视网膜（1912年,德国上千人由于看日食而致黄斑损伤）。从长远来看,使眼睛暴露在强光下——即使不直接看太阳——也会增加黄斑变性的危险。因此此时要戴太阳镜。

一些研究已经表明高剂量的抗氧化性维生素（像维生素A、维生素C、维生素E）能减少黄斑变性的危险——但这些高剂量的维生素对健康有害。一个让人不得不接受的证据表明类胡萝卜素（像叶黄素和听来奇特的玉米黄素）有助于减缓视力恶化情况,或许很可能起到改善视力的作用,但是还需更多的试验。叶黄素（源于拉丁文的"黄色的"）是一种存在于蛋黄里的黄色

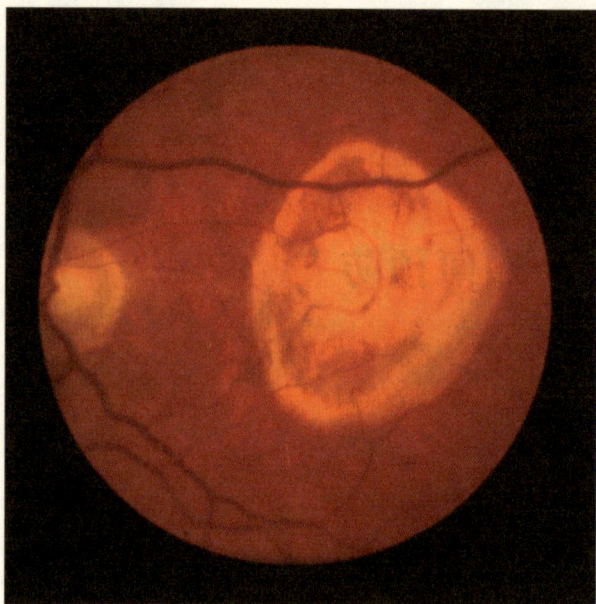

被破坏的视网膜：透过检眼镜看到视盘是一个黄圈，位于左侧；右侧的黄色区域是黄斑变性。

色素，它和玉米黄素（希腊语意思是"玉米似的黄色"）大量存在于绿叶植物中。即使我们自身的机体不能合成这些类胡萝卜素，但它们存在于各种各样的组织里：在我们的皮肤、血液和眼睛里，而且你能猜到吗，尤其在黄斑区浓度很高。大量地吃这些物质可能保护眼睛不得黄斑变性看来是有道理的：它们既是抗氧化剂又起到像"防晒霜"一样的作用，因为它们是色素，能保护视网膜防止蓝光和紫外线辐射。

如果你想最大限度地摄入叶黄素和玉米黄素，绿叶蔬菜里面充满了此类物质。生甘蓝（尽管可能不是最让人有食欲的！）位居第一，每100克含有的量高达39毫克，接下来是有些差距的其他绿色东西比如菠菜、豌豆、芽甘蓝、花椰菜和各种豆科植物。眼科医师通常建议患黄斑变性的人戒烟并且吃大量的新鲜水果和蔬菜。同样这对于想减少患黄斑变性危险的人也是很好的建议。

但要慎防特效药。因为黄斑变性是医学不能很有效地治疗的疾病之一，因此很多人声称他们的补充剂是特效药。

白内障

白内障手术在英国是最常见的手术：每年都做25万例白内障手术，并且这是一种很有效的外科手术治疗，原来模糊的晶状体被摘除，用人工晶体取代。但是能不能做些什么减少患白内障的危险呢？当然，有基因的因素，年龄也是一个因素；关于这两者没什么可做的。紫外线辐射也促使白内障形成，并且在一些阳光充足的国家如印度它占了很高比例。就像我所说的——戴上太阳镜。糖尿病是另一个危险因素。因此任何能减少患糖尿病危险的方法——比如监测体重并且保持身体活跃——都将有助于减少患白内障的危险。

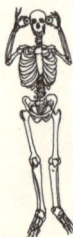

角膜擦伤

尽管角膜很坚韧，但并非不受侵害。无论什么时候，只要做的事情可能致使眼睛里飞进东西，保护眼睛都很重要。抓伤角膜很疼，使你不停地眨眼睛而大量充水。角膜擦伤更易造成感染——因此去看（连同那只健康的眼睛）医生很重要，他会开抗生素眼膏或眼药水。

结膜炎

结膜衬在眼球表面，血管扩充时，结膜炎能把眼白变成红色。这一炎症可能是由于过敏反应，或者由于细菌或病毒感染。

避免接触过敏原，有助于控制过敏性结膜炎。如果花粉是过敏原，当花粉很多时，尽量关上门窗待在室内。如果是真菌袍子或者室内尘螨是过敏原，经常使用吸尘器打扫并且除尘（真可怜）能减少接触。当上述情况都做到了，用一块凉凉的湿绒布覆盖在眼睛上能让你很舒服。

病毒性结膜炎，比细菌性更常见，可能在感冒或类似流感的疾病后出现。因为这是极重的感染，那么坚持严格的卫生守则就极其地重要了。经常洗手，避免共享洗脸巾、毛巾和枕套并要定期洗涤。不要分享如眼线笔这类的化妆品，并且当你感染时替换掉使用过的任何化妆品，否则你会再次感染的。尽管病毒性结膜炎通常能自愈，去看医生排除其他可能的感染还是很重要的。

眼睛疲劳

长时间盯着离你很近的东西——不论是一本书、电脑屏幕或者其他任何近处的东西——都能造成眼疲劳。眼疲劳的症状包括感觉眼周发紧，调焦有困难和暂时性的视力模糊。常与眼疲劳相伴的是头痛，从隐隐的头痛到剧烈的头痛。随着越来越多的人在工作中使用电脑，与使用电脑有关的眼疲劳正在成为更加常见的问题。眼疲劳症状：眼睛劳累、刺痛、发红、视力模糊和复视觉有时聚集在一起产生一种被称作"电脑视觉症候群"的疾病。20年前，在电脑开始完全占据工作地点之前，办公室工作往往需要更多活动并且更要四处走动，这对坐办公室是种很自然的休息。现在许多人家里也有电脑，因此问题不仅局限于工作地点。

最初对使用电脑屏幕的潜在危害的研究集中在屏幕辐射，但是并没有真正发现任何消极的影响。而聚焦屏幕时产生的眼疲劳的确是个问题。最常见的与电脑相关的症状是眼部问题，影响眼

为什么会生病

151

第九章　眼睛

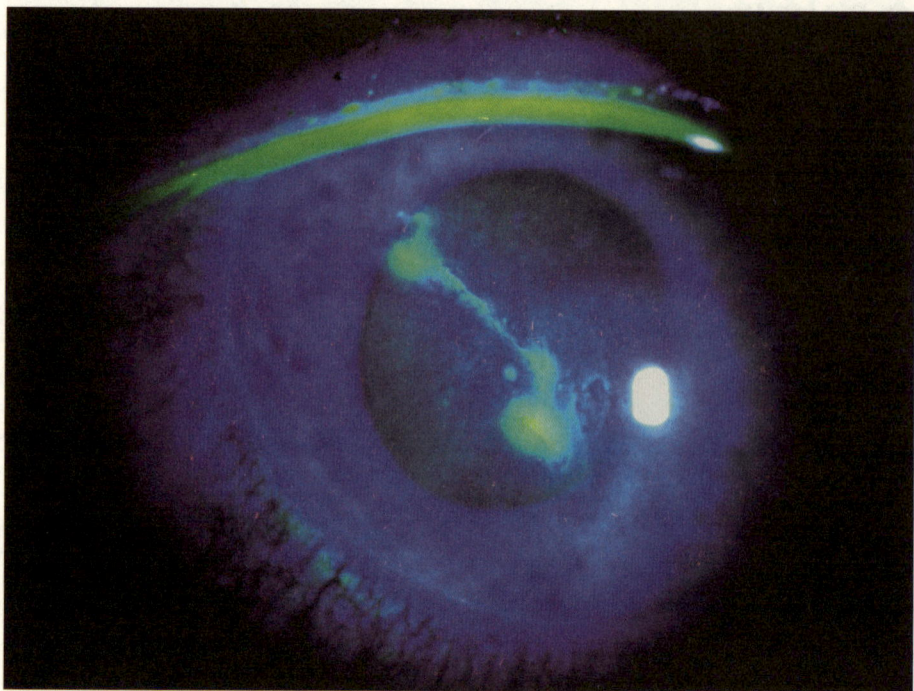

角膜上的伤痕：把荧光素滴到眼睛里，在紫外线光下，角膜擦伤清晰可见，一条穿过瞳孔的绿色痕迹。

球表面、眼睛里面的聚焦装置和活动眼睛的肌肉。干眼症是由于眨眼不够造成的。如果我们忘了眨眼——看来当我们盯着电脑屏幕的时候多数人都这样做（就像我现在，正在电脑上敲字写这本书），我们眼球表面变得干涩。这产生几种后果：它可能使眼睛感到里面有沙粒并且模糊，我们的眼睛就会流泪加以补偿。在一个黑暗屋子里看亮屏幕和开空调都使眼球表面干涩状况更加严重。当我们低头看书时，眼睑处于半闭合状态，而电脑屏幕通常就在眼前方，因此当我们看屏幕时，更多的眼球表面暴露出来。随着年龄增长我们的眼泪变少，因此老人更可能患上干眼症，特别是绝经后的女性。如果你戴隐形眼镜并且有干眼症，那么镜片就会粘到眼睑上，又增加眼部不适感。

阅读印在白纸上的深色字体和频繁地切换到有深色背景的亮屏幕都会使虹膜肌肉疲劳，因此最好坚持在屏幕上用亮色背景深色字体。你应该避免电脑屏幕和房间总体亮度之间太强的对比，因此在房间内保持你周围有一定亮度，不过同时还要尽量避免盯着屏幕。一些研究已经表明，用来减弱强光的滤光镜真的有助于缓解电脑视觉症候群的症状，但对此还需要做更多的工作。比起老式的阴极射线管（看上去像老式的电视机的那种屏幕），纯平（液晶显示器，包括薄膜场效应晶体管）显示器不怎么闪光并且不太可能引起眼疲劳。

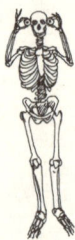

大量近距离的工作影响眼睛的聚焦装置，对一些人造成假性

近视。然而，还没有证据表明这种短暂近视会增加患真性近视的危险。如果你竭力在电脑屏幕上聚焦，那么，21世纪版阅读放大镜——电脑眼镜——能帮助减缓眼疲劳。

对于那些有使用电脑显示器习惯的人的建议——现在这样的人越来越多——包括确保坐姿舒适，避免颈和背拉伤。你应该尽力调整显示器位置，以便离你可控制的距离足够远，不过看屏幕还要很舒服。把电脑屏幕向上翘起10°~20°，以便屏幕最上方比最下方远一点。尽量按时休息，并且要时常站起来四下走走而不是仅仅在网上冲浪（请经理们注意：研究表明休息能提高效率——人们会把在休息中"丢失"的时间弥补上）！如果你有干眼症，而且上述措施解决不了问题，那么，泪液替代物也很有用。

最后——但绝不是不重要的——确保定期检查眼部。眼部检查绝对是件好事情。眼睛是你健康的有用的"窗口"：眼科医师不仅检查眼部健康，还能通过检查视网膜而发现疾病的早期迹象，包括糖尿病和高血压。

五种保持眼睛健康的方法

○ 定期做眼部检查，能查出你的视力、眼部健康和其他健康问题，比如高血压和糖尿病的早期迹象。

○ 保护眼睛不受强太阳光照射，以便减少黄斑变性和白内障的危险。

○ 保护眼睛防止擦伤：如果有些东西可能进入你的眼睛，要戴眼镜、护目镜或面盔。

○ 吃含有大量水果、蔬菜的健康膳食，减少黄斑变性和白内障的危险——并且不要吸烟。

○ 当用电脑时经常休息，避免眼疲劳。

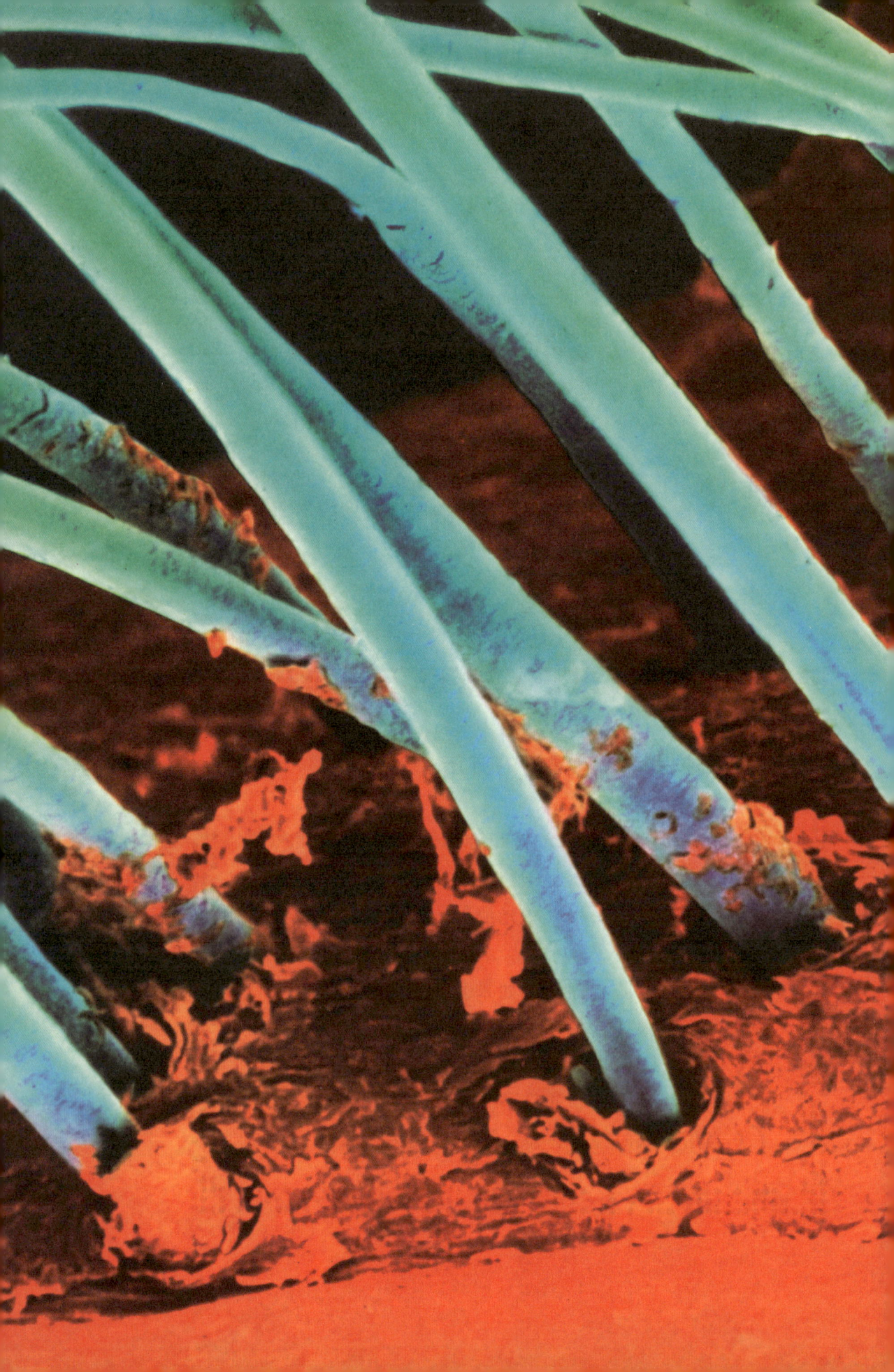

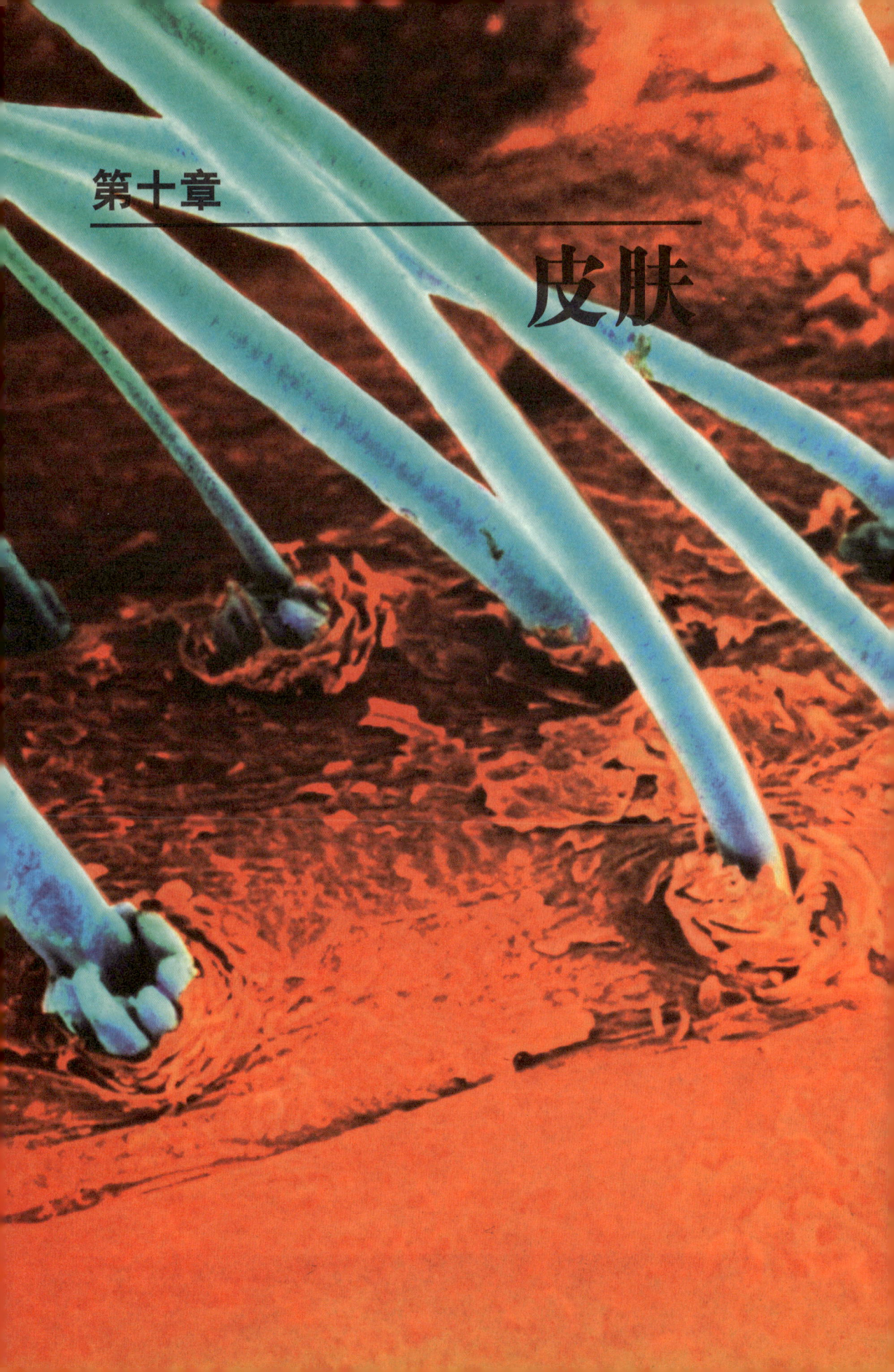

第十章

皮肤

我们前面讲到的器官都是关于身体内部的。这一章我们来看看构成身体外部的器官，以此结束在人体的旅行。

　　皮肤是一个令人惊奇的器官。它重约 5 千克，覆盖的面积大约 2 平方米。每平方厘米平均约包含感觉感受器 200 多个，皮脂腺 15 个，汗腺 100 个，神经 55 厘米和血管 70 厘米。

　　这是我们用来感觉质地和周围环境温度的器官；调节着我们身体的温度；合成维生素 D；排出汗液这一废物；手指皮肤上的隆起能使我们抓牢东西；也传达使我们感到窘迫的信息。皮肤是我们外部的防水层，保护我们免受环境侵害并且使体内与外界能很好地隔离。如果我们想从皮肤的保护中受益，那么我们应注意，不能认为皮肤理所应当这样做，而要护理并保护它。

皮肤的层次

皮肤有两层：外面的表皮和里面的真皮。表皮粗糙、防水，覆盖在外面，由数层细胞构成。细胞不断地从表面脱落，但被下面的新生细胞代替：表皮不断地自我更新。表皮下层是一层结缔组织叫做真皮，含有皮肤的血管和神经。皮肤下方是皮下组织，在大多数部位都含有数量众多的脂肪细胞。

表 皮

表皮厚度各不相同，从很薄的眼睑上的表皮（大约0.1毫米厚）到手掌和足底上的厚厚表皮（大约1毫米厚）。但即使在最薄的表皮，也有几层细胞，大多是能产生角蛋白的角质形成细胞。

表皮最底层是生发层，意思为"发芽层"。皮肤从这一层不断产生新的细胞。不仅包含角质形成细胞，也包含免疫系统的细胞和生成色素的黑素细胞。这些细胞生成的色素，即黑色素（希腊语意思是"黑色的"），它吸收紫外线辐射并保护我们的DNA。它也清除自由基。

我们的肤色因人而异；每个人的皮肤随着岁月累积也会发生变化。全世界不同人种之间皮肤里的黑色素水平不同，皮肤颜色

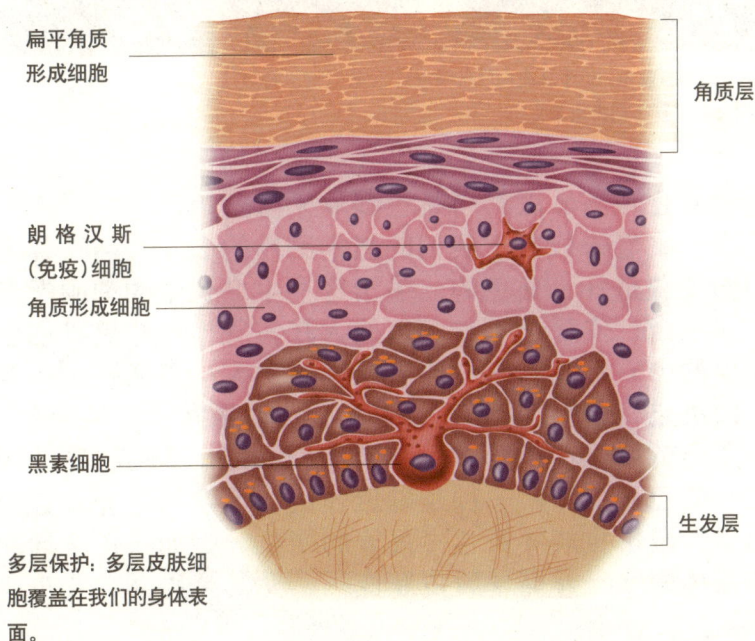

扁平角质
形成细胞

角质层

朗格汉斯
（免疫）细胞

角质形成细胞

黑素细胞

生发层

多层保护：多层皮肤细
胞覆盖在我们的身体表
面。

154~155页图 眼睑上的睫毛阻挡灰尘进入眼睛。
左页图 汗珠：手背上的汗毛孔流出的蓝色汗滴。

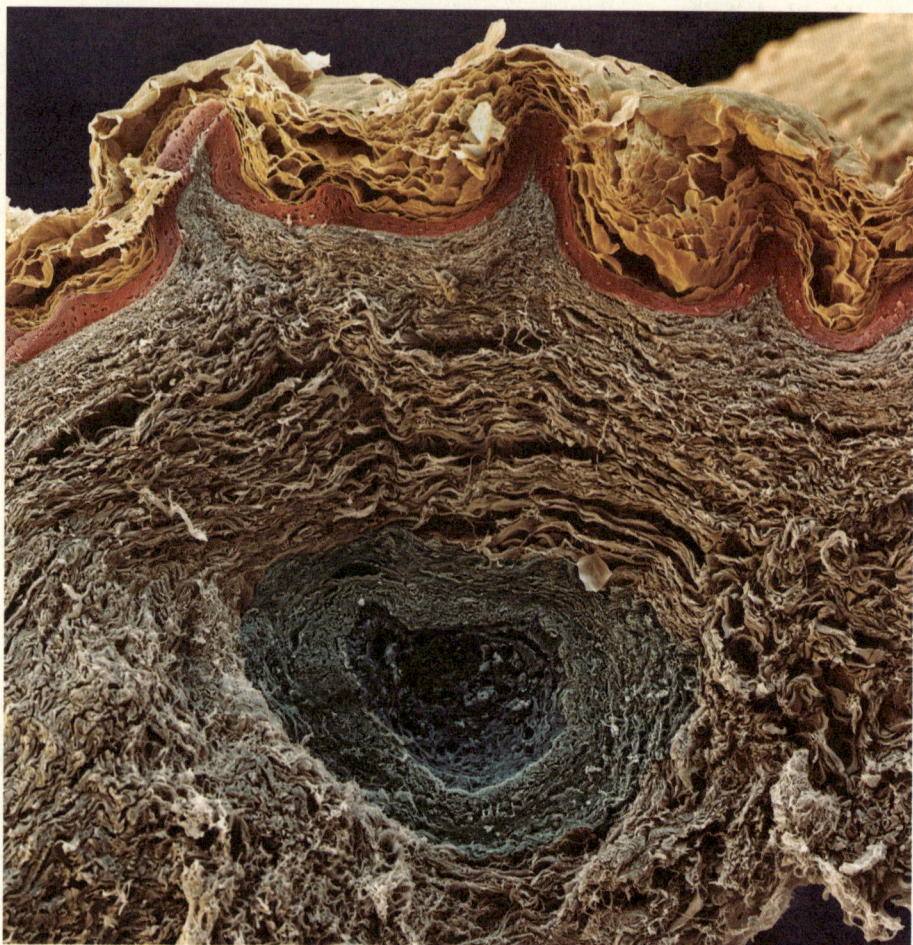

保持凉爽：一汗腺（蓝色）位于真皮内（灰褐色），位置远低于有皱褶的表皮（红色以及黄色的角质层）。

呈现各种变化，从最深的乌黑色到象牙白。

　　色素水平看来取决于我们的黑素细胞的大小和活跃程度；不管我们的皮肤是什么颜色的，关于这些生成色素的细胞数量，我们都大体相当。实际上，长雀斑的人在雀斑里面的黑素细胞比周围皮肤里的少，但是雀斑里的黑素细胞更大、更活跃。色素水平既受基因决定，又有变化范围，这要看我们暴露于日晒的多少：我们晒成黑色就属这种情况。晒黑有两种途径：一种是直接作用，皮肤里已有的色素变深；一种是延迟作用，黑素细胞开始努力加工生成色素。激素也能导致色素沉着的变化。例如，怀孕期间，雌激素和黄体酮水平升高导致皮肤变黑，尤其是脸部、乳头、腹部和生殖器。

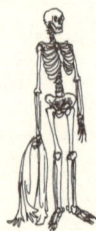

　　表皮最上面的外层是角质层。皮肤细胞生成角蛋白，这是一种强韧的蛋白，也是构成我们指甲和头发的基础物质。生发层里的细胞是圆胖形的，但慢慢会变得越来越扁平，直到到达皮肤表面时，甚至角质层的细胞已不再是真正意义上的细胞：它们更像鳞屑片，即一包包扁平的角蛋白。皮肤表层注定要磨损的——不需真的损伤皮肤，表面细胞就会被消除——因此基底层细胞分裂并且朝向表皮层运动，皮肤不断地更新自己。皮肤每月完全更新一次，一生中我们每个人都要脱落大约19千克的死皮。

真 皮

　　皮肤更深一层是真皮层，由很结实且很有韧性的结缔组织以及产生胶原蛋白的细胞（成纤维细胞）和各种免疫系统细胞组成，这些免疫系统细胞位于胶原蛋白和有弹性的蛋白即弹力蛋白的基质中。尽管真皮很结实，很有弹性，但是过分的牵拉仍能使它断裂，由此产生银色的条纹：牵拉标志。如果皮肤被摩擦或烧伤，表皮能和真皮分开形成水泡。真皮是含有血管、毛囊、汗腺和皮脂腺的那部分皮肤。

　　皮肤的真皮血管位于致密的毛细血管网或者称为毛细血管"床"中。当你太热时，微小动脉（小动脉）扩张，更多的血液流进这些网络，以便血液中的热度通过皮肤散发出去，皮肤变红发热。当你冷的时候，供应毛细血管床的小动脉变得非常窄，很少的血液流进毛细血管。皮肤变白发冷，减少流失到皮肤表面的身体热量。皮肤不仅是一个调节身体温度的重要部件，而且涌到皮肤的血流也能传达感情，比如我们因困窘而脸红或者因害怕而脸色苍白。

　　汗腺也在真皮内：盘绕的管向上延伸到达表面汗孔处的开口。它们对温度调节很重要。当身体很热时刺激汗腺，把含盐物排到皮肤表面。汗液蒸发，带走皮肤上的热量，产生凉爽的效果。汗腺全身都有（除了嘴唇、乳头和部分外生殖器）。腋窝和生殖部位的汗腺开口在毛囊内。一些汗腺发生了改变生成其他物质，比如耳朵内的耵聍腺。更奇怪的是，分泌奶水的乳腺也是一种变相的汗腺。

毛 发

　　毛囊，杯状结构形成毛发插孔，也在真皮里。不仅是插孔，也是毛发生长的地方。毛囊底部的一群细胞分裂再分裂，促使毛发向上生长。布满全身的小绒毛有着附着于它们的微小的肌肉。当你冷的时候，来自自主神经系统的信号使这些小肌肉拉动绒毛，让它们竖起来。这一系统控制着你对惊恐的反应；因此会有"后脖颈的汗毛都竖起来了"的感觉。虽然我们身体汗毛这么小，但它们要竖起来身体就不会怎么暖和了，不过汗毛提醒了我们人类的进化历史。我们并非一直是赤裸的猿；我们的祖先全身长满了毛发。实际上，我们身上现在还到处都覆盖着绒毛（除了手掌、足底、乳头、阴茎末端和小阴唇），但是还很好。女人和孩子的体毛比男人的更细一些。

除了细细的绒毛覆盖身体大部分，还有很多粗的毛发：头皮上、眉毛、腋窝和阴部——还有男人的脸上、胸部和四肢。头上大约有 10 万根头发（如果你有满头头发）。在头发掉落被替代之前每根都会长四年，并且几乎每天都会掉 100 根头发。过了 40 岁，毛囊普遍开始枯萎，头发开始变细。

皮 脂

皮肤有自己的润滑剂：皮脂（拉丁文意思是"油脂"）。这能防止皮肤干燥，有使其柔软和抗菌的作用。皮脂腺（分泌皮脂的腺体）多数开口于毛囊，并且由此处向外延伸到表皮为毛发和皮肤提供软化、润滑和防水的功能。皮脂腺受男性荷尔蒙的刺激，在青春期非常活跃，这就引起了令人厌烦的青春痘。皮脂腺由于充满了皮脂而受到堵塞，产生"白头"，发生氧化变成"黑头"。如果细菌趁此进入并感染了排泄不畅的皮脂，痤疮就产生了。

维生素 D

尽管我们不能像植物那样从阳光中合成糖分，我们的确需要阳光来合成一种很重要的产物：维生素 D，是维护骨骼健康所必需的成分。维生素 D 缺乏不仅会干扰钙的新陈代谢并且导致骨骼软化（佝偻病和骨软化），也能导致高血压和胰岛素抵抗。让皮肤接受一些阳光照射是必要的；维生素 D 缺乏的一个主要原因是"不见阳光"的生活方式。

疾病表现出的皮肤颜色

我们的肤色主要取决于自身天然的色素沉着以及流过真皮的血流量，但肤色也能预示疾病。肤色很苍白可能预示着贫血或低血压，而肤色很红可能是高血压或炎症的原因。血液含氧丰富表现为肤色泛红很健康，但是血氧含量不足肤色可能有点发紫。蓝色的嘴唇可能表明心脏或肺有问题，因为进入血液的氧气不足。溢出血管的血液会给皮肤留下印记：青肿。其他的色素也会让皮肤

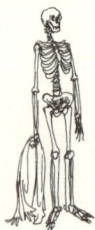

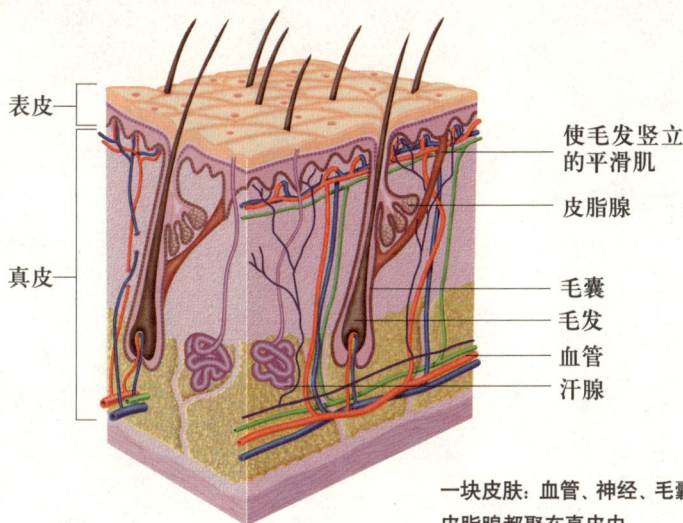

表皮

真皮

使毛发竖立
的平滑肌

皮脂腺

毛囊
毛发
血管
汗腺

一块皮肤：血管、神经、毛囊、汗腺和
皮脂腺都聚在真皮内。

呈现奇怪的颜色：肝病中过多的胆色素导致黄疸，并且胡萝卜素可能使肤色呈现橘黄色。当我刚成为医生时，我记得见过一家子人皮肤全都是橘色，因为妈妈已经决定了她和孩子们的膳食只以胡萝卜为主。

常见皮肤问题以及如何预防

健康的皮肤使我们免于感染的侵害、机械性和化学性的伤害以及辐射。如果皮肤受到损害，就会削弱上述这些保护性的作用，进而引发更大的损害。干燥的皮肤不是一种有效的屏障，因此保持皮肤清洁虽然很重要，但也要防止皮肤干燥。皮肤发炎或是因为特应性反应或是因为接触了刺激物。紫外线辐射既能导致晒伤和皮肤癌，又能累积老化效应。

现在我们来关注一下威胁皮肤健康的环境因素和与之斗争的办法以及如何照顾你的皮肤。

干燥性皮肤

皮肤干燥可能是糖尿病或遗传性的皮肤功能紊乱比如鱼鳞病和特应性皮炎所引起的，也可能是接触化学物质、溶剂和清洁剂的结果。如果皮肤干燥，表皮细胞停止正常的脱落，因为剥离细胞的酶通常不能在干燥的环境中工作，老化细胞便在皮肤表面堆

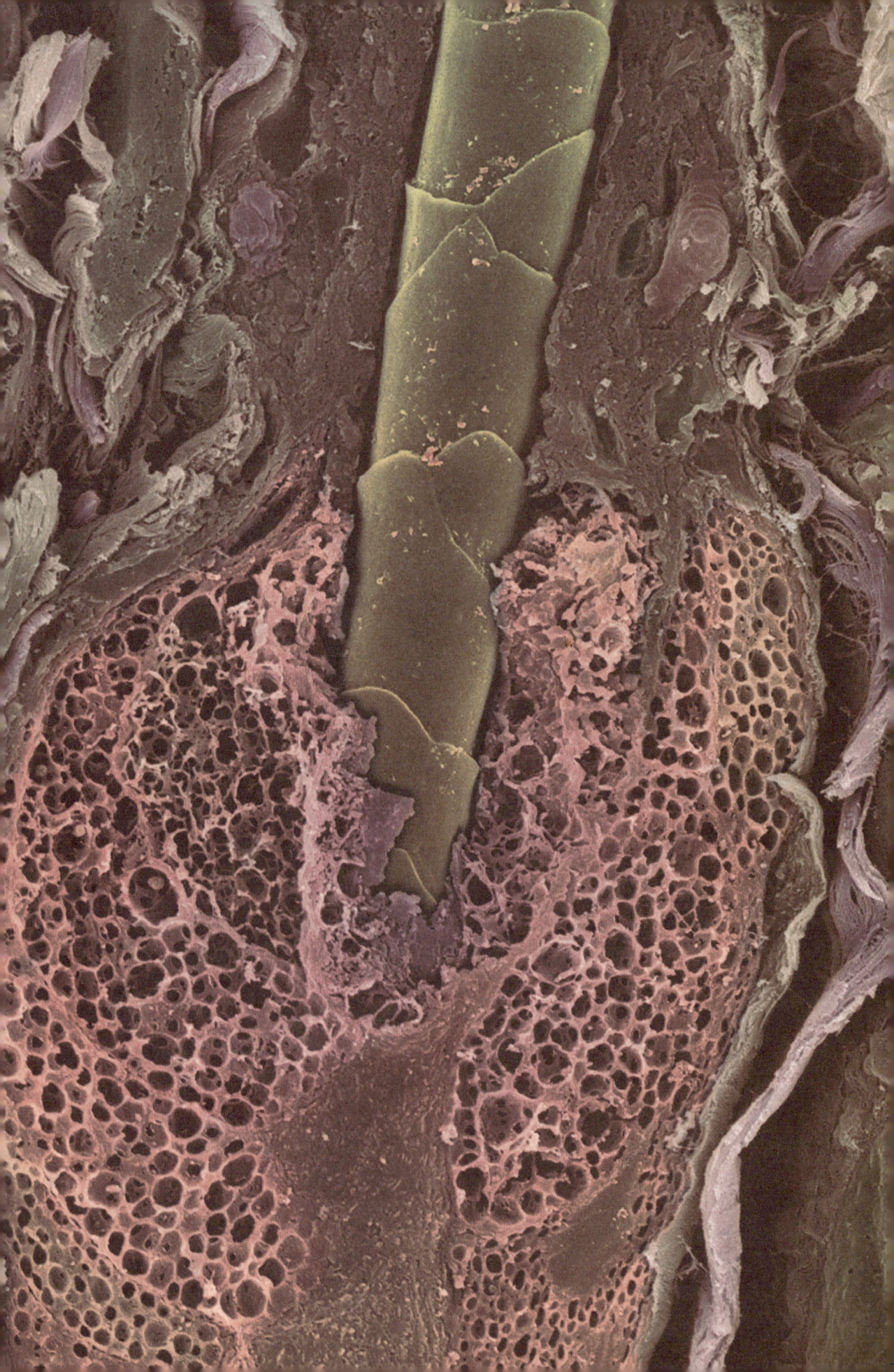

积起来。干燥的皮肤摸起来很粗糙，呈片状，可能会很不舒服、疼痛、瘙痒和刺痛。干燥的皮肤不能成为一道有效的保护性屏障：皮肤变得可渗透并且容易受到刺激、易患皮炎或湿疹。

正常情况下，皮肤的水分锁在角质层这一屏障中。角质层远非一层等待着脱落的、无活性的、容纳了死亡的角蛋白的袋囊。这些重叠着的扁平的细胞含有一种天然保湿成分，并且在细胞之间有油脂层，这有助于锁住水分并防止天然保湿成分流失。角质层就像一面墙，细胞是墙砖而油脂是灰浆。

如果你想清除油脂一类的东西，你可能会使用清洁剂。清洁剂或者称表面活性物质的工作原理是通过减少表面张力并把油脂分子分解成更小颗粒——就像洗涤剂分解盘子上的油渍，然后洗掉盘子上更小的油点一样。表面活性物质是肥皂起泡的主要成分，这意味着肥皂对去除角质层的保护油脂很有作用，能把天然的保湿成分洗掉。这就阻止了角质层发挥保护屏障的作用：水分充足的皮肤是一层很好的屏障；干燥的皮肤更容易渗透。去除天然油脂会导致过敏，表皮发炎并增厚，进一步减弱它作为屏障的功效。这就开始了恶性循环——这是皮肤发病的基础，比如皮炎。

用在皮肤和头发上的用品：我们是不是应该马上停止清洗呢？不，因为肥皂也能很好地洗掉有害菌，因此它对于一般的皮肤卫生很重要。可是这意味着如果你的皮肤有发干发痒的倾向，你可能正在使用刺激性强的肥皂或清洁用品，或许你应去寻找温和一点的用品。一些肥皂含有保湿成分或润肤剂，有助于补充清洁剂将要清除的天然保湿成分，这就需要平衡一下：如果你使用温和些的肥皂，首先皮肤里的水分流失少，因此你不必用很多的保湿液。总的来讲，多数液体洁肤用品和沐浴露中（尤其是洁面用品）的表面活性物质比起固体肥皂块来，刺激性小，因此使用后皮肤就不会那么干燥。

一般的保湿成分是水油混合物，这有助于保持皮肤处于湿润状态并且代替角质层细胞间的一些油脂。一种效果良好的保湿液也会向皮肤提供保湿物质——保湿剂。一些证据表明含有保湿剂的保湿液在维护皮肤屏障功能方面比水油混合物更好，因为后者更易使皮肤过敏。

皮肤在一年中随季节而改变：角质层在冬天往往更干，很自然地在温暖潮湿的夏季更滋润。因此，你会发现冬天皮肤很干，每天都需要补充保湿液，但在夏天却不用这么频繁地使用保湿液。我们的皮肤也对正常的生物循环作出回应，特别是对女性每月黄体酮和雌激素水平的变化作出反应。在经期皮肤往往是最干的，月

左页图 一根毛发从毛囊里长出，有着皮脂腺的海绵样的组织（粉色）在其周围环绕。一绺绺紫色的地方是让毛发竖立的那部分肌肉。

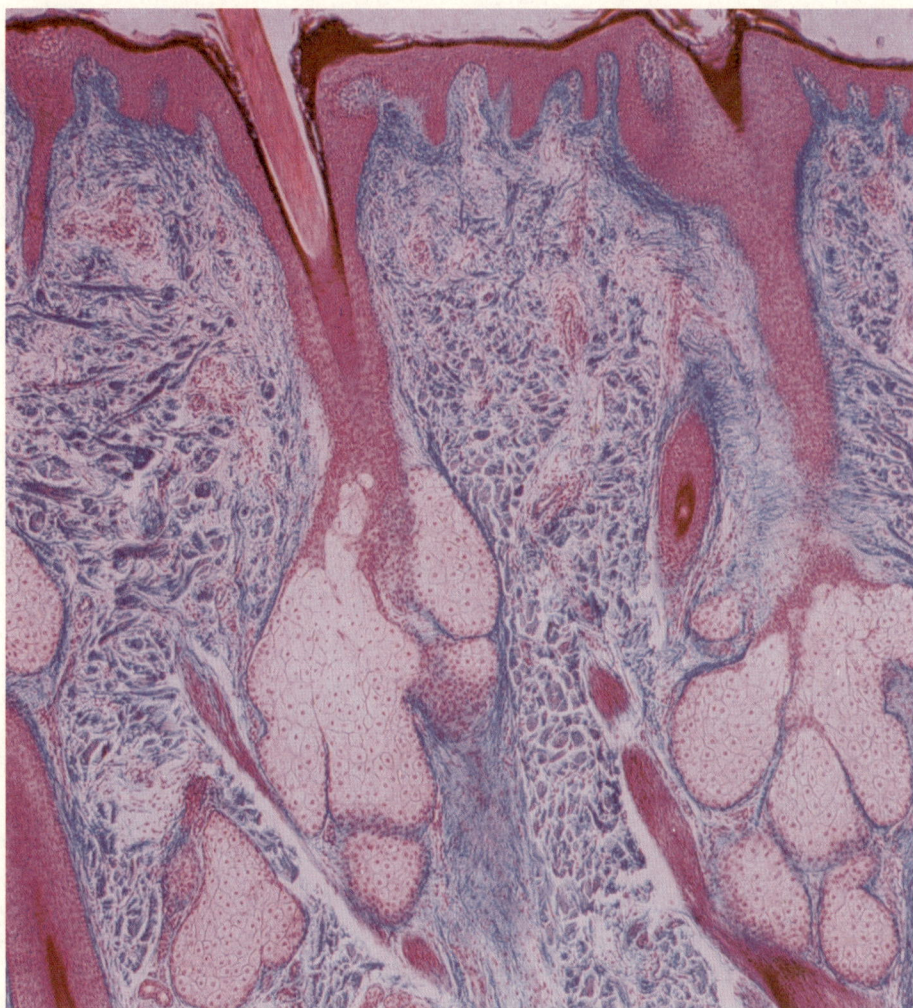

显微镜下的头皮：一根头发从毛囊里露出来（左上）。图像下方清晰可见皮脂腺是一个个粉白色小囊袋。

经周期中间也就是恰在排卵后皮肤是最油的。

　　随着年岁增长皮肤也发生变化；当我们上了年纪时皮肤结构不可避免地发生了变化。真皮变得老化疲惫，表皮变薄并且细胞脱落更加缓慢。年老时皮肤变得更干：角质层锁水能力没有那么强了，皮脂腺也不如年轻人分泌那么旺盛了。在真皮层血液流动减缓，并且胶原蛋白断裂和弹性纤维减少导致皱纹出现。我们的免疫系统也随着年龄增长而不能有效率地工作，角质层的屏障功能受到损害，两者合并到一起意味着皮肤感染情况更加常见。保持皮肤清洁和防止角质层干燥对于减少皮肤感染的危险很重要。无论你多大年龄都没有关系：如果角质层不干燥，那么它将一直保持最佳工作状态并且看上去也非常不错。

　　避免皮肤干燥的最好办法是使用温和的肥皂或清洁用品，有

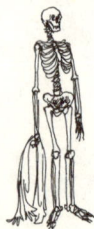

必要时使用保湿品。如果没有什么副作用，你也可以继续使用正在使用的产品。如果皮肤过于干燥，在增加人造保湿品使用量之前，尝试用温和的清洁用品来保存皮肤更多的天然油分和保湿剂。避免使用像爽身粉一类的香粉，因为它们从角质层中吸收具有保护作用的油分而导致皮肤干燥。这听起来很简单——在多数情况下，对于大多数人来讲真的是那么的简单。但是如果你的皮肤很干，并且这些简单的措施没有效果，当然还是值得看看医生的：干燥性皮肤更有可能感染，而且有可能是其他潜在的医学问题引起的。

和皮肤一样，你的头发也需要同样的护理。保持清洁是个好主意，除非你不在意它变成一个各种细菌的安乐窝，由此发出刺鼻的味道。在选择护发用品时，你也要像对待皮肤那样权衡一下：使用去污力强的洗发水会去掉头发上所有的天然油分，而且你会发现不得不使用保湿护发剂弥补油分。如果你使用更温和的洗发水，你会发现不需要任何的护发剂。记住头发是没有生命的，这很重要，因此不管把多少维生素抹到头发上都起不到任何作用。维生素（拉丁文意思是"生命"）在细胞维持生命的过程中起着重要作用。但是生命的万能药对于死亡的细胞而言是没多大作用的。

皮炎和湿疹

尽管"湿疹"经常被用做特应性湿疹的简称，但这两个术语指的都是皮肤炎症。发炎的皮肤不能起到屏障的作用，而且皮炎常常由于细菌感染更加恶化。

特应性湿疹，比如哮喘，可能是由于幼年时没有接触过感染而导致的。过敏性湿疹的一次次发作可能是由于过敏原引起的，比如身上长着毛的动物或食物过敏原以及直接接触高浓度的洗涤剂和其做化学物质。压力和焦虑也能加重湿疹。避免刺激物，尤其是肥皂、猫和狗，穿棉质衣服，不要太热，这些都有助于防止湿疹加重。对于孩子来说，好消息是多数长到十几岁时湿疹都会消失。

"冬季湿疹"在老人身上更常见，可能由于皮肤在冬季和年老时自然变干引起的，或许使用强力肥皂加重了症状。"接触性湿疹"是由刺激物造成的——常常是洗涤剂、肥皂或漂白剂——由于皮肤接触了这些东西。有时候反复接触能导致变态反应，这是由于接触的镍（珠宝中有）、黏合剂、胶乳、香水和植物引发的。

对皮肤接触的物质要慎重，这是很重要的。当你使用洗涤剂、漂白剂或黏合剂时要戴上手套。实际上，为了护肤在皮肤上涂抹一些东西也可能产生刺激或变态反应，具备这样的意识也是很重

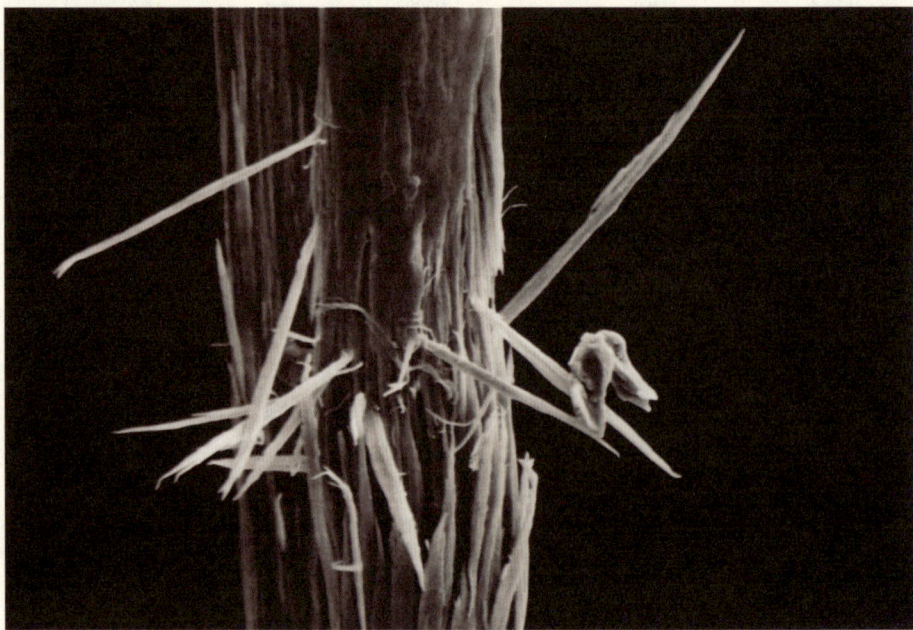

分叉的末梢：在电子显微镜下可以见到头发被漂染剂损伤。

要的。皮肤清洁和保湿用品对护肤和皮肤健康或许有着重要的作用，但也会引起问题。在皮肤上使用化学物质的混合物可能造成刺激或湿疹。不仅仅对合成的化学物质需要注意：有大量的证据表明增加"天然"或植物提取物的使用已经引起了问题，这些问题或者是直接引起的，或者是通过和其他化合物相互作用引起的。

　　个人护肤品（护肤和护发用品、除臭剂、化妆品、香水和指甲油）引发的不良反应很常见：每年几乎有1／4的女性和大约1／7的男性受此影响。这些不良反应从皮肤受到轻微刺激到十分严重的反应各不相同，皮肤变红、有灼伤或瘙痒，形成水疱和出血。

　　无论在皮肤上涂抹什么都有可能引起反应，特别是反复涂抹时。已经说过，保湿用品的核心成分，即保湿剂和油分，能引起刺激或接触性变态反应的情况极其少见（尽管像尿素这样的保湿剂会分解角蛋白并且减弱皮肤的屏障功能）。最常见的过敏原是香水和防腐剂。如果你的皮肤很敏感并且有过对某一产品的不良反应，避免使用有香味的产品并且使用简单配方产品或许是个不错的想法。用在化妆品中的各种各样的染料也能产生不良反应，因此如果你属于过敏性皮肤，避免使用带颜色的产品是个好主意。以油分为基础的物质往往很容易渗透进皮肤，即使皮肤有着很好的屏障功能。这意味着像香精油这样的东西真的能够"到达皮肤里面"。这些微量化学物质在你的身体上发挥哪些作用还不清楚，但是它们能进入皮肤这个简单的事实意味着它们有可能引发刺激并且存在潜在致敏作用，有关香精油的不良反应的报道也越来越多。

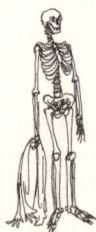

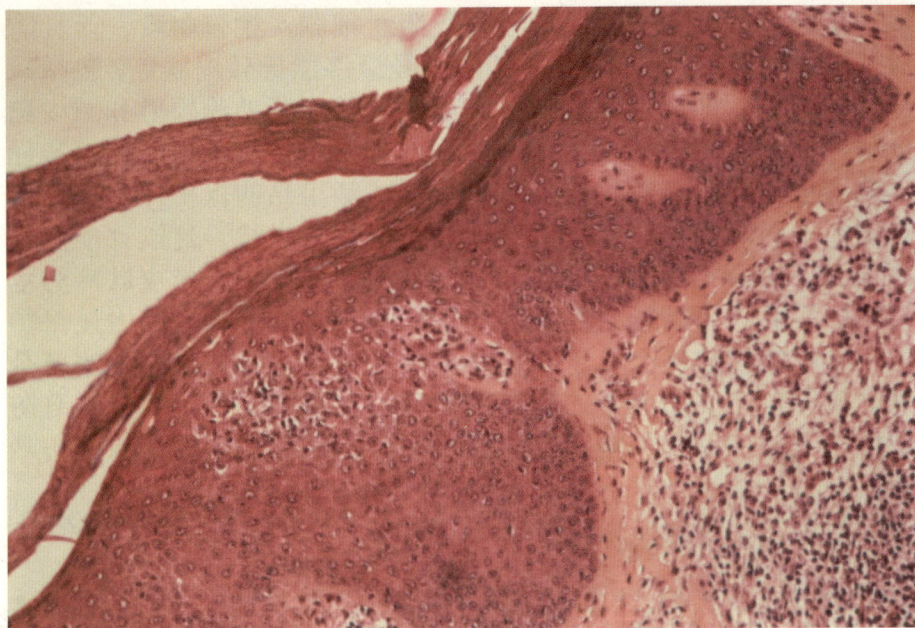

正在剥落的皮肤：在这一例湿疹中，角质层正在分裂和剥离。

光老化、日晒伤和癌症

对暴露在阳光下的皮肤要做处理很重要。皮肤需要阳光合成维生素D，但是对过多地暴露于阳光的危险我们要谨慎：一个直接的危险就是严重晒伤和长期存在的患皮肤癌的危险。暴露于阳光对皮肤也有老化作用。

光老化：紫外线辐射对皮肤造成的老化影响累积起来，有时叫做"光老化"。对胶原蛋白和弹性蛋白造成损害，这两种蛋白位于真皮层，使皮肤结构完整、坚韧并且有弹性。光老化的迹象包括皱纹越来越松弛、皮肤色素沉着发生变化、毛细血管扩张（毛细血管呈现出很小的蜘蛛网状的扩张）、皮革样和患皮肤癌的危险增加。光老化对肤色浅的人的影响大于肤色深的人。这完全可以理解；比起深色皮肤来，浅色皮肤的黑色素很少，而黑色素是我们天然的防晒剂。因此，肤色深的人的真皮在抵抗光老化方面有天然的优势。人造防晒用品，尽管阻止晒伤很有效，但在预防光老化方面对其进行的测试时间还不足以衡量其有效性。

日晒伤：日晒伤这个名字起得好：皮肤对紫外线辐射做出反应的方式同对高热的反应方式是一样的。直接明显的效果是皮肤变红——红斑——因为真皮内的毛细血管扩张把更多的血液带到皮肤表面。从细胞水平来看，角质层中间的细胞出现休克，停止分泌天然的具有保湿作用的化合物。这就制造出了干燥的"脆弱面"，慢慢穿过角质层向上移动最终导致它上面整层皮肤都脱落下来。即使暴露程度很低，暴露于日常阳光下的皮肤也会变干。

皮肤癌：暴露于紫外线不仅仅阻止细胞产生蛋白质，而且能对基因中的DNA造成损害。基因变异最终能导致皮肤癌，包括最严重的情况，即恶性黑素瘤。在限制暴露于紫外线辐射和减少患皮肤癌的危险的公共卫生运动中，首选办法是防晒用品。但是你不应该依赖它。最近，人们过于依赖防晒用品的保护性价值，待在阳光下的时间比原来要长，此种情况让人堪忧。这或许能解释为什么一些研究已经发现实际上防晒用品的使用和患皮肤癌的危险增加相关联。防晒用品不能产生像护身符一样神奇的力量保护你；它不能使你完全免于晒伤和皮肤癌的侵犯。最好的办法就是开始限制自己在阳光下的暴露，而且当你在阳光下时要穿具有防护性的衣服、戴太阳帽和抹防晒用品。记住你必须再次涂抹防晒用品，特别是当你在海边和游泳时或者身上没有毛巾遮挡时。

看来完全避免阳光是最好的办法——但要记住维生素D的合

健康疑论：保湿品能逆转老化过程

有些产品声称能逆转老化过程、抚平皮肤皱纹并使我们都看上去更加年轻（或者保持年轻），那么这些贵得离谱的产品到底怎样呢？对于杂志或电视上铺天盖地的广告，皮肤科医生承认护肤品公司倾向于夸大甚至是过分地宣传他们产品的有效性。化妆品公司使用听起来给人印象深刻的伪科学术语来渲染他们的广告。多数科学家和医生已经改变了观点，认为他们应该尽力做简单的解释（而不是简单愚弄），而有些人正极力使用晦涩难懂的听起来很科学的术语来打动人，这真是很有讽刺性。有必要说的是，也有很多不科学的宣传。大量的文章和书大肆渲染护肤液和化妆品潜在的危害性影响。而我赞同普遍的观点，那就是化妆品公司可能没有你想象的那么诚实（首先取决于你认为他们有多诚实），有些公司做得是有点儿过了。

在干燥的皮肤上使用保湿品当然有助于使皮肤看起来很健康，（如果不年轻），也保护了它的屏障功能。屏障功能意味着大多涂抹到皮肤上的东西不会渗透很深（并且你也不愿意这样）。不要忘了表皮在不断地脱落细胞并得到更新。那么温和的清洁用品和保湿品或许有助于保持角质层健康，然而它们产生的任何效果

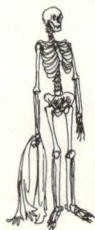

成需要阳光。这就需要对暴露于阳光多少加以权衡，确保有足够的阳光合成维生素D。把自己从头到脚武装起来或者整天待在室内，你的皮肤会很难受。而且很难通过膳食或补充剂对其进行弥补。

对暴露于紫外线辐射要敏感，但不应该不到室外。避免过多暴露于阳光下：寻找阴凉的地方，特别是天气很热的时候（夏天在上午10点到下午4点之间），如果你不得不到太阳下，穿长袖衣服并使用SPF值为15倍或15倍以上的防晒用品。这将减少你患皮肤癌的危险，帮你避免光老化最有损害性的影响。在像英国这样的国家情况会很棘手，这里偶尔出现的太阳是那么地受欢迎。生活在阴云下的人们已经肤色变得苍白，见到了太阳就飞奔出去沐浴阳光，但这样做是最糟糕的。这就像是皮肤的暴饮暴食：苍白的肌肤还没准备好接受刺眼的阳光，很快就会晒伤。集中地和间歇性地暴露于紫外线辐射是最危险的；最有可能造成皮肤癌。晒

都是暂时的。

一些护肤霜声称含有去角质成分（源于拉丁文的"使树叶脱落"），具有专门的抗老化效果。这些成分都是酸，比如果酸（AHAs），使皮肤最外层腐蚀掉。大约30年前，人们发现果酸能很有效地剥落掉鱼鳞病病人的外层皮肤，这些病人的皮肤过于干燥，有鳞屑。它们开始在保湿产品里出现，可是仅仅因为在临床上治疗干燥皮肤很有用并不意味着正常皮肤每天都使用也将受益。实际上这些脱皮产品可能引起皮肤增厚，尽管等你停止使用时才能注意到这一情况。它们使你的皮肤暂时看起来更光滑，可是它们也能减弱皮肤所具有的天然屏障功能，因此任何其他涂抹到皮肤上的东西都能更深入地渗透，从而引起刺激并且紫外线到达皮肤可能更深。其他的抗老化护肤霜包含类维生素A酸，比如全反式维生素A酸，通过加快胶原蛋白分解发生作用。这看来是一种达到年轻皮肤的具有相当破坏性的方法，而且这些物质也能刺痛并刺激皮肤。有些抗老化护肤霜作用不那么激烈，并且一些研究表明含有抗氧化成分的产品，比如维生素C或辅酶Q，或许能减缓光老化作用。

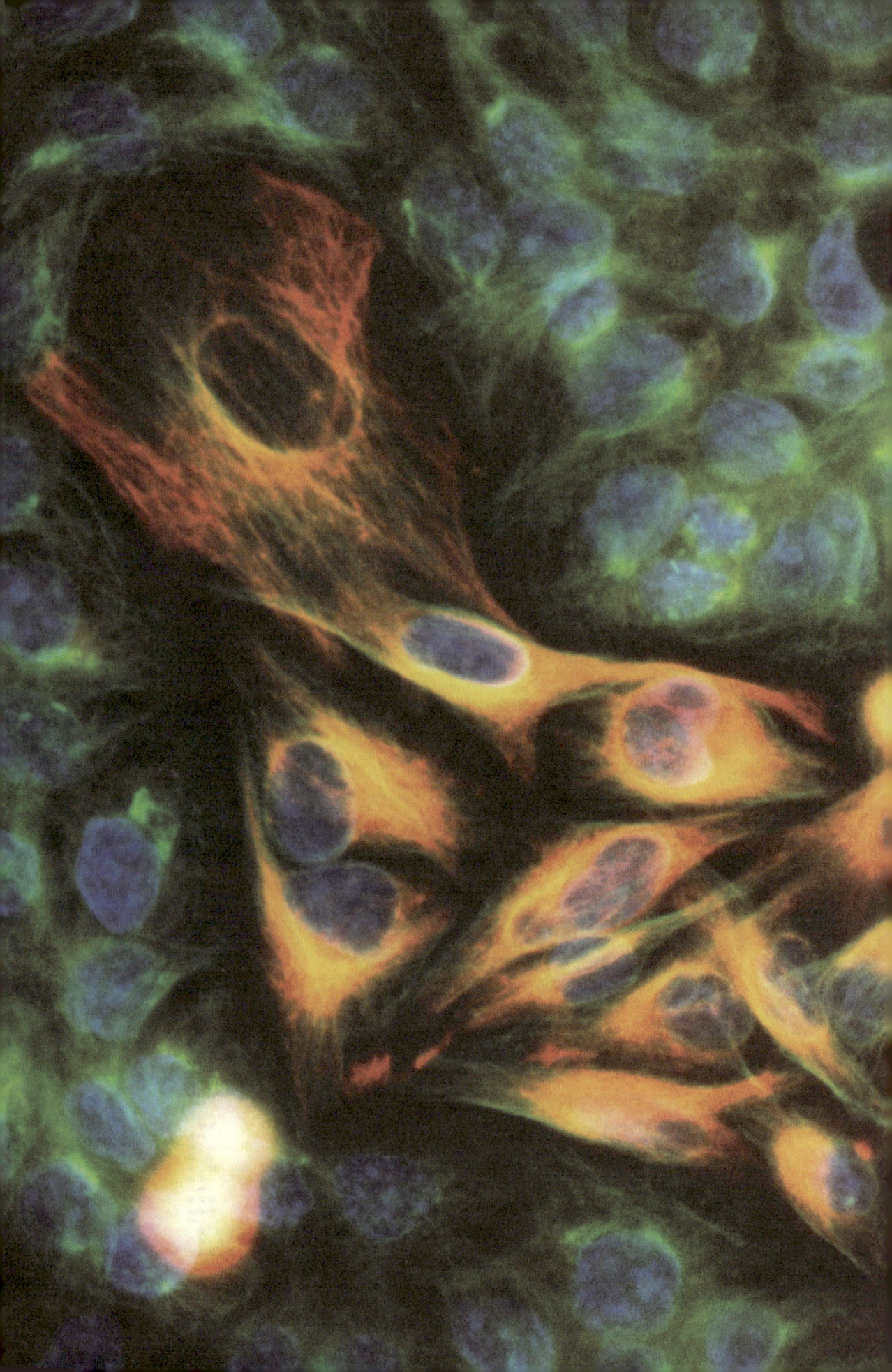

伤和皮肤癌相关。如果你的肌肤苍白，容易晒伤，你真的要特别注意。这对于孩子非常重要：要做到不让他们晒伤。

你不仅可以从外面保护自己，从里面也可以：膳食中出现的天然物质能减少患皮肤癌的危险。吃大量的水果和蔬菜存储抗氧化成分，以便清除对DNA造成损害的自由基。

五种保持皮肤健康的方法

对暴露于强光和紫外线加以限制，以便减少被晒伤和患皮肤癌的危险。

保持皮肤清洁以避免感染；不要和受感染的人共用毛巾或洗脸巾。

避免皮肤干燥：必要时使用温和的清洁用品和保湿品，维护皮肤屏障功能。

避免已知的过敏原和刺激物；选择的护肤品要配方简单、香味少、防腐剂含量达到最小。

多吃含抗氧化成分丰富的水果和蔬菜——而且不要吸烟！

左页图　恶性黑素瘤：黑瘤细胞（橘色）疯狂地发展，正在快速复制入侵表皮（绿色）；放大了3000倍。

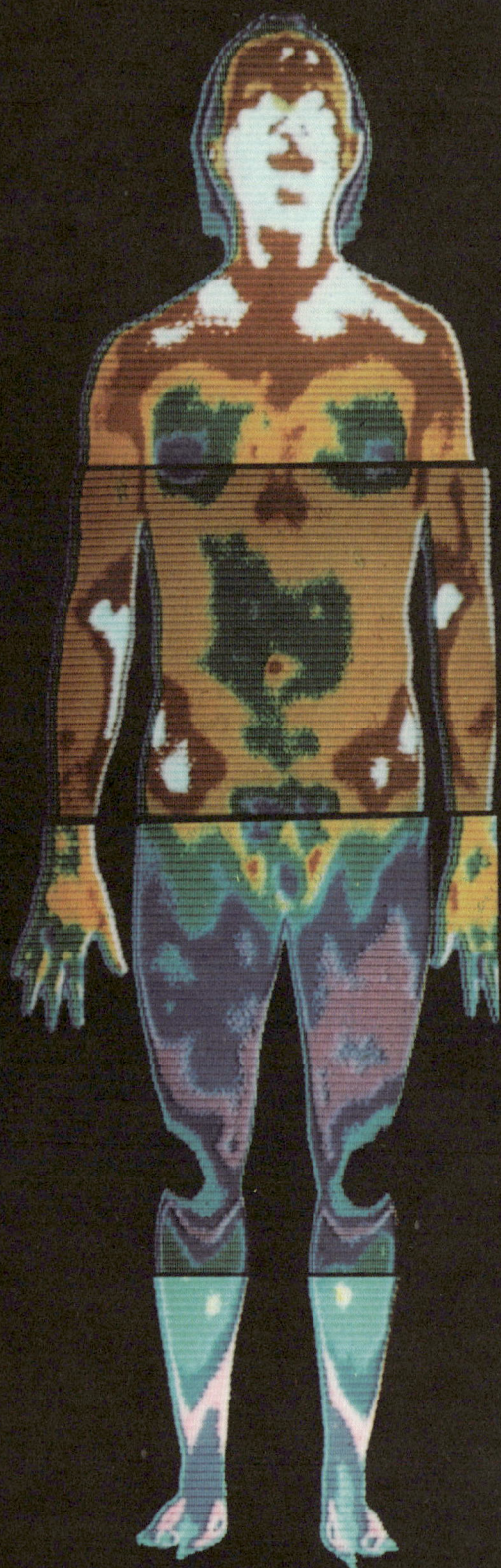

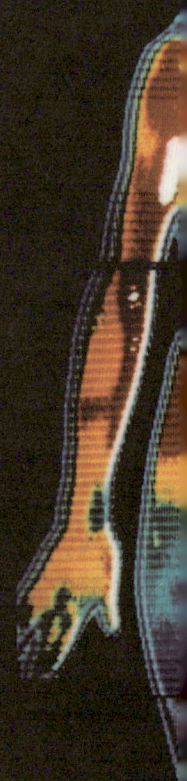

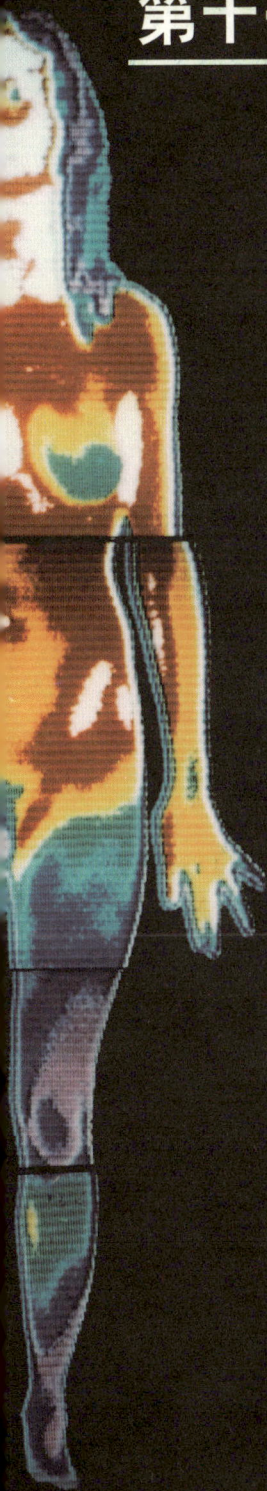

全身健康

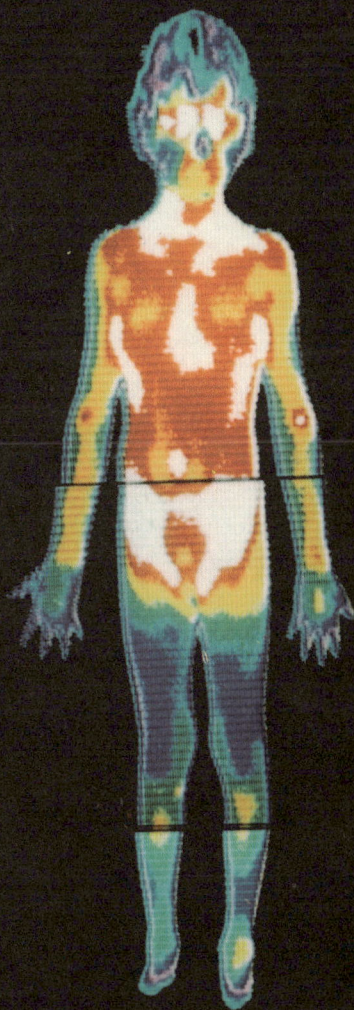

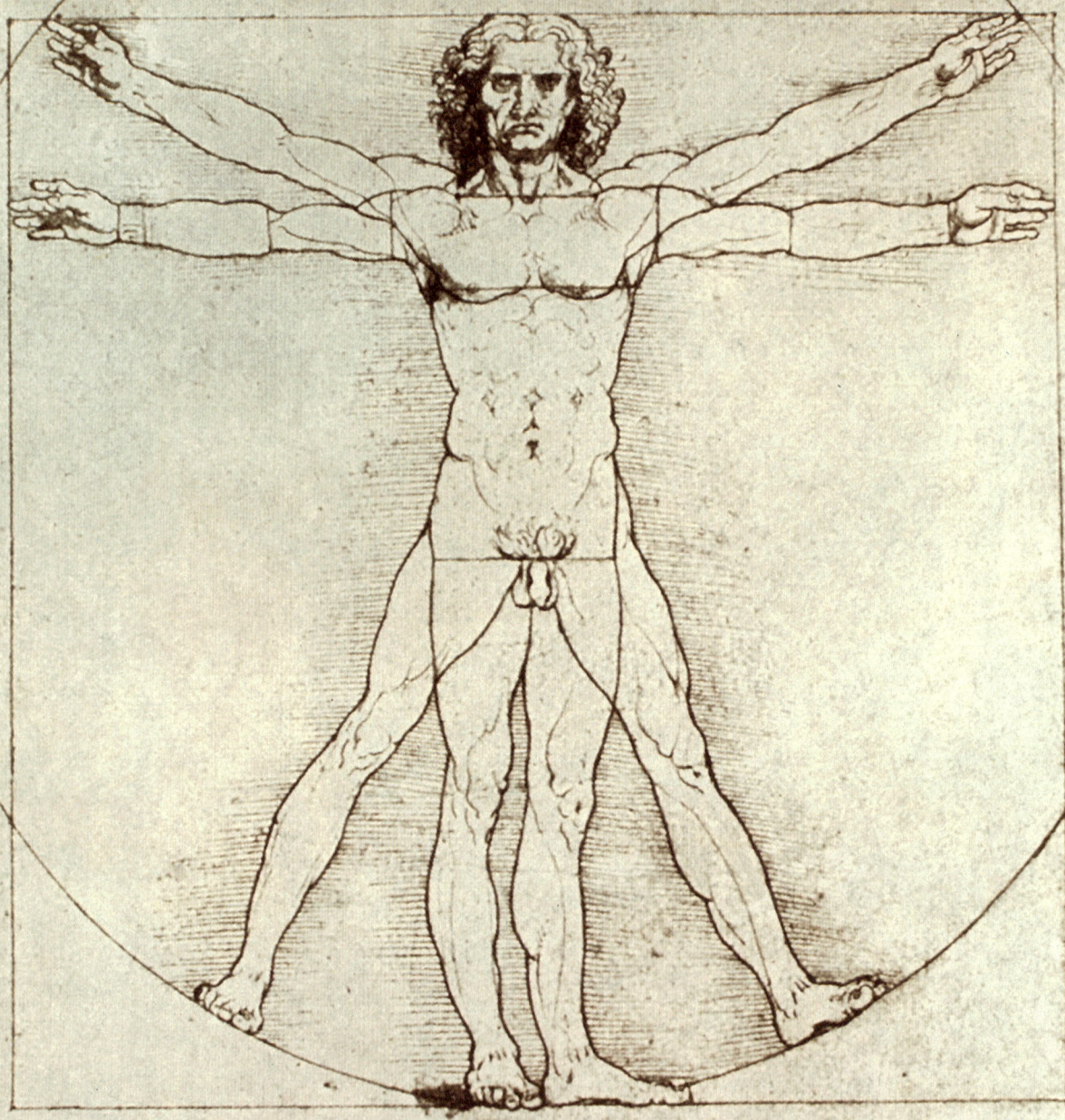

我们每个人体机器都有自己独特的运转模式，有着自身的特质和瑕疵。没有谁过着"完美的生活方式"，但是人体也如同其他的机器一样，如果我们尽力照顾好它，它会继续为我们好好地长久地工作。我们都忘了偶尔也要给它加油、加满水，或者覆盖上以防止生锈。我们往往认为人体为我们所做的是理所当然的，但是只要花点儿心思，我们就能让它处于良好的工作状态。

有些出毛病的地方是固有的设计上的失误，其他的属于意外。不过有很多问题是我们能够采取措施避免的，那就是这本书中给出的健康提示。我们已经分别看了各个主要器官，但最终还要把你的身体作为一个整体来对待最好，采用使所有器官都在最佳工作状态的膳食和生活方式。所有器官都会从健康的膳食和运动所带来的好处中受益匪浅。

为什么会生病

175

第十一章 全身健康

172～173页图 一个男人、一个女人和一个八岁男孩的热分析图。温度用颜色记录，从红色（热），过渡到黄色、绿色和蓝色，再到紫色（冷）。
左页图 维特鲁威风格的人体：达·芬奇关于人体理想比例的著名研究。但实际上，我们都发生了变化；人类身体从来都不是"完美的"。

一条"最后共同通路"：抗氧化剂对自由基

在本书中，我集中讲述了你能通过减轻环境因素的影响而照料各个器官和整个身体的健康的方法，不管这些因素是否作为你膳食的一部分，还是有关你的机体活动程度，还是存在于你所接触的化学物质和辐射中。我发现很多的危害因素都有一条最后共同通路，一个给身体带来毁灭性影响的共享机制。或许是自相矛盾的，这一有害的共同通路牵涉到一种物质，我们把这种物质看做是赋予我们生命的、有促进作用的和给予能量的物质：氧气。氧气应该是造成人体机器衰退和毁灭的一个因子，这或许并不让人那么吃惊；毕竟，氧气是导致其他机器生锈的物质。

像每个在这个星球上需要氧气的其他生物一样（而且它们占了绝大多数），人类与氧气之间的关系是又爱又恨。氧气使我们存活并且使我们从摄取进的养分中获取能量，但是它也能够要我们的命。当食物原料在线粒体中被氧化，电子就被一个接一个地加到氧分子上。当氢离子也被加上去的时候，最终的产物就变成了水。但是从一个稳定的氧分子（O_2）到两个水分子（H_2O）的过程中，就产生了自由基。

这些自由基是不稳定的活性氧族："超氧自由基"，携带一个不配对的电子。这个不配对的电子是自由基破坏力的来源。它急需一个搭档，就像一个寻找婚姻的怨妇去破坏别人的家庭一样。不管哪个分子，只要能，它就会从那个分子那里偷走缺的那个电子，这带来了灾难性的影响：裂解蛋白质、脂类和DNA以及正常情况下能修复DNA的酶。自由基甚至会破坏那些中和它们的酶：抗氧化剂。自由基通过制造甚至更危险的分子，比如过氧化氢，给细胞造成一连串的混乱进而导致细胞死亡，来扩散它们的破坏作用。有时候机，体会利用超氧自由基的破坏力，从中受益：白细胞——中性粒细胞——有意制造超氧自由基杀死入侵的细菌。但是使用这样一种致命的武器总是很危险的：在免疫应答中产生的自由基不仅对细菌也对机体自身细胞有害。

对细胞和组织的损害能中断线粒体中已经巧妙划分的氧化过程，导致氧气只能中途通过增加电子的方式——作为更多的自由基释放出来。当组织缺氧时，形成奇怪的酶，当氧气供应恢复时，这些酶会制造自由基。心肌缺血直接导致的危害是心脏病发作，这一危害由于随后释放的自由基而变得更加严重。环境因素，比如电离辐射（包括紫外线辐射）、化学物质污染和吸烟也能产生自由基。

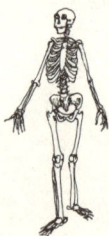

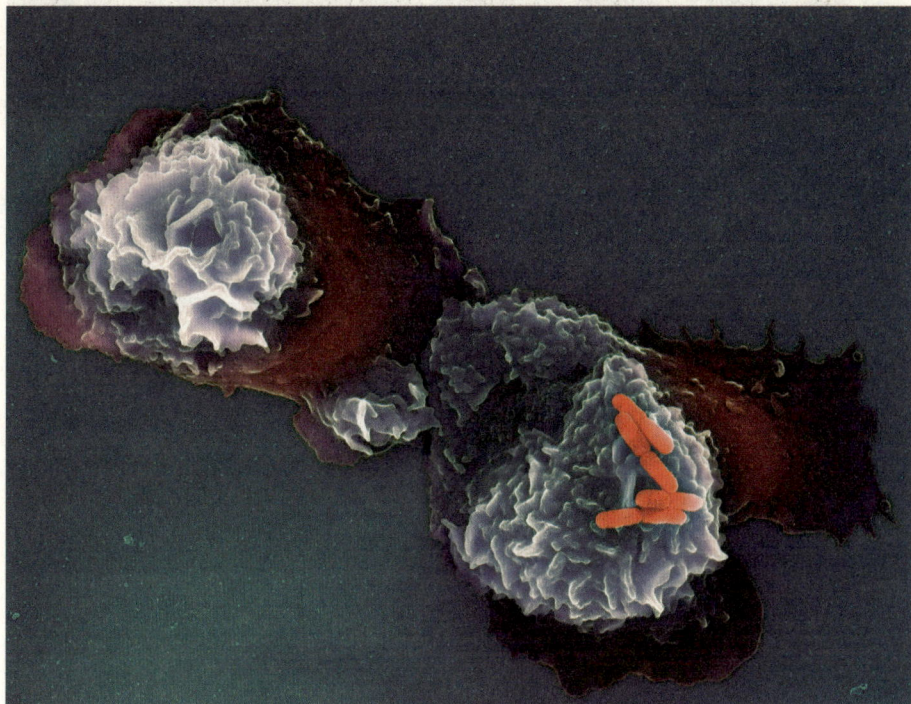

逼近的死亡：这些引发痢疾的志贺氏杆菌（橘黄色的杆菌）正伏在中性粒细胞（一种白细胞）表面，就要利用自由基吞噬毁灭这些中性粒细胞。

我们能避免自由基吗

完全避免自由基是不可能的，因为它们是我们细胞内正常氧化过程的一部分，并用在免疫应答方面。我们所能做的就是限制自己暴露于污染物和辐射中的时间，因为这些能制造更多的自由基，并且确保我们的机体有足够的抗氧化剂来控制住自由基。抗氧化剂的作用是多种多样的：有些能阻止自由基生成，有些是自由基一旦生成就把它们清除，而有些能修复自由基所带来的损害。有些抗氧化剂我们身体能合成，而其他一些比如维生素C和维生素E，我们要从膳食中获取。

维生素C和维生素E是清道夫，清除型的抗氧化剂——它们发现自由基后就将其中和。我们的膳食也提供燃料，在细胞内氧化并释放能量，但不是所有的燃料都同等程度地面临自由基的危险。肉类中的多不饱和脂肪酸比植物油的主要成分单不饱和脂肪酸更易受到自由基的攻击。橄榄油是自由基的双重敌人：里面既含有主要的单不饱和脂肪酸又含有抗氧化剂类黄酮和酚类化合物。

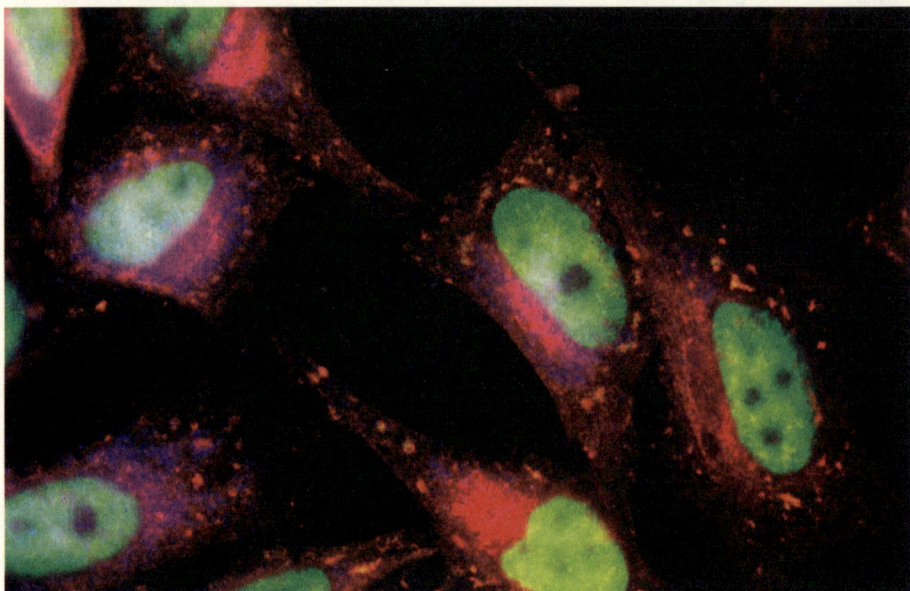

前列腺癌细胞：绿色的椭圆形是细胞核，而发光的橘色颗粒是这些细胞正遭受氧化应激的迹象。

氧化应激

"氧化应激"是用来描述细胞内有过多的自由基需要细胞的抗氧化剂来中和的氧化与抗氧化失衡的状态。细胞会尽力合成更多的抗氧化剂，但是最终仍会出现氧化损伤。一些疾病可能是由氧化损伤直接引起的，而另一些可能对细胞和组织造成损害，然后导致了氧化损伤。

氧化应激或许才是冠心病的核心问题所在：当白细胞从血流中吸收胆固醇时，动脉粥样硬化脂肪斑块在动脉中形成。它们吸收的胆固醇被氧化成"坏"（低密度脂蛋白）胆固醇。这可能是自由基氧化造成的，开始了动脉粥样硬化的进程。氧化过激也在糖尿病形成及其继发性的后果中起到了关键性的作用，比如容易发生动脉粥样硬化。它也与老年痴呆症的发病相关。

有证据表明，免疫系统细胞如果能接触到大量的抗氧化剂，那么它们能更好地发挥作用：中性粒细胞看来是受到了抗氧化剂的保护而免于受自身自由基的破坏。维生素 C 和维生素 E 看护着中性粒细胞手中的利剑：防止白细胞被自己的利剑砍杀。抗氧化剂通过减轻炎症的作用，看来对于长期的自身免疫性疾病比如类风湿性关节炎和炎症性肠病，有着积极的影响。并且它们能保护眼睛，预防白内障和视网膜损害。

像其他大多数疾病一样，癌症也是内在的遗传因素（比如使人容易患癌症的基因）和环境因素相互作用的结果，其中一些因

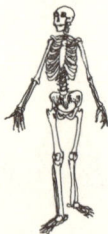

素可能引起DNA突变。早期对膳食和癌症的研究集中于在食物中发现潜在的致癌物（引发癌症的化合物）的研究，但是到了19世纪70年代，研究重心转到了识别食物中防癌的物质。自由基不仅能直接损伤细胞内的DNA，也能损伤修复DNA的酶。受损的DNA可能把这个细胞转变成肿瘤细胞，忘记了自己的最初使命（作为一种已分化的皮肤细胞、肺细胞或肠细胞）并开始疯狂地复制。抗氧化剂应该能够减少自由基引发的癌症危险看来是合乎逻辑的。流行病学研究看来是支持这一点的：含有丰富水果和蔬菜的膳食自然充满了抗氧化剂维生素、类黄酮、酚类和微量元素硒和锌（它们是抗氧化酶的组成成分），这把一个人患癌症的危险整体降低了30%～50%。比起那些食用水果和蔬菜量多的人，食用量很少的人患癌症的可能性增加了一倍。

　　就癌症涉及的范围而论，大概机体的每个组织和器官都能受其影响，令人惊奇的是膳食中有益和有害的东西也同样对所有的组织和器官都有作用。蔬菜和水果似乎能减少各个部位患癌症的危险，而吸烟、酒精和肥胖会增加其危险。

　　在英国，我们吃的水果和蔬菜的量还不到地中海国家人们的一半，而且我们患癌症率很高。癌症（以及肥胖）发病率较高与吃太多的红肉和加工过的肉有关。过度饮酒是食管癌、肝癌和乳腺癌发病的一个危险因素。关于我们从哪里获取抗氧化剂，有证据表明膳食是很重要的来源：补充抗氧化药剂看来没有多少益处，而且剂量大时有些甚至是有害的。

　　常常是很难说清楚哪种特殊的营养素产生了有益的效果，也说不清是不是由于抗氧化剂混合在一起才发挥了作用。直到我们了解更多——甚至可能当我们做的时候——最好的建议是将蔬菜和水果自然摄入体内从中获取抗氧化剂。你丝毫不必怀疑的是不管哪种具体的营养素或者营养素混合物对你产生了效果，如果你的膳食中包括大量水果和蔬菜，那么都将对你很大益处。

　　实际上我们已经对水果和蔬菜做了检测，来看看哪种具有最高水平的抗氧化效果。水果、坚果和豆类占据前几位，山核桃、菜豆、胡桃、榛子、小红莓、李子干、黑莓、树莓也都在此行列。绿色蔬菜也有许多抗氧化剂：羽衣甘蓝、菠菜、芽甘蓝和花椰菜，这些菜即便没有你父母说得那么好，但对你也有好处。不过别让自己烦恼于关于黑莓与葡萄之间或者花椰菜与菠菜之间的抗氧化剂效果的对比。如果你摄入了各种各样的均衡的膳食，吃进大量水果和绿色蔬菜，你应该能够武装好机体以击退自由基。

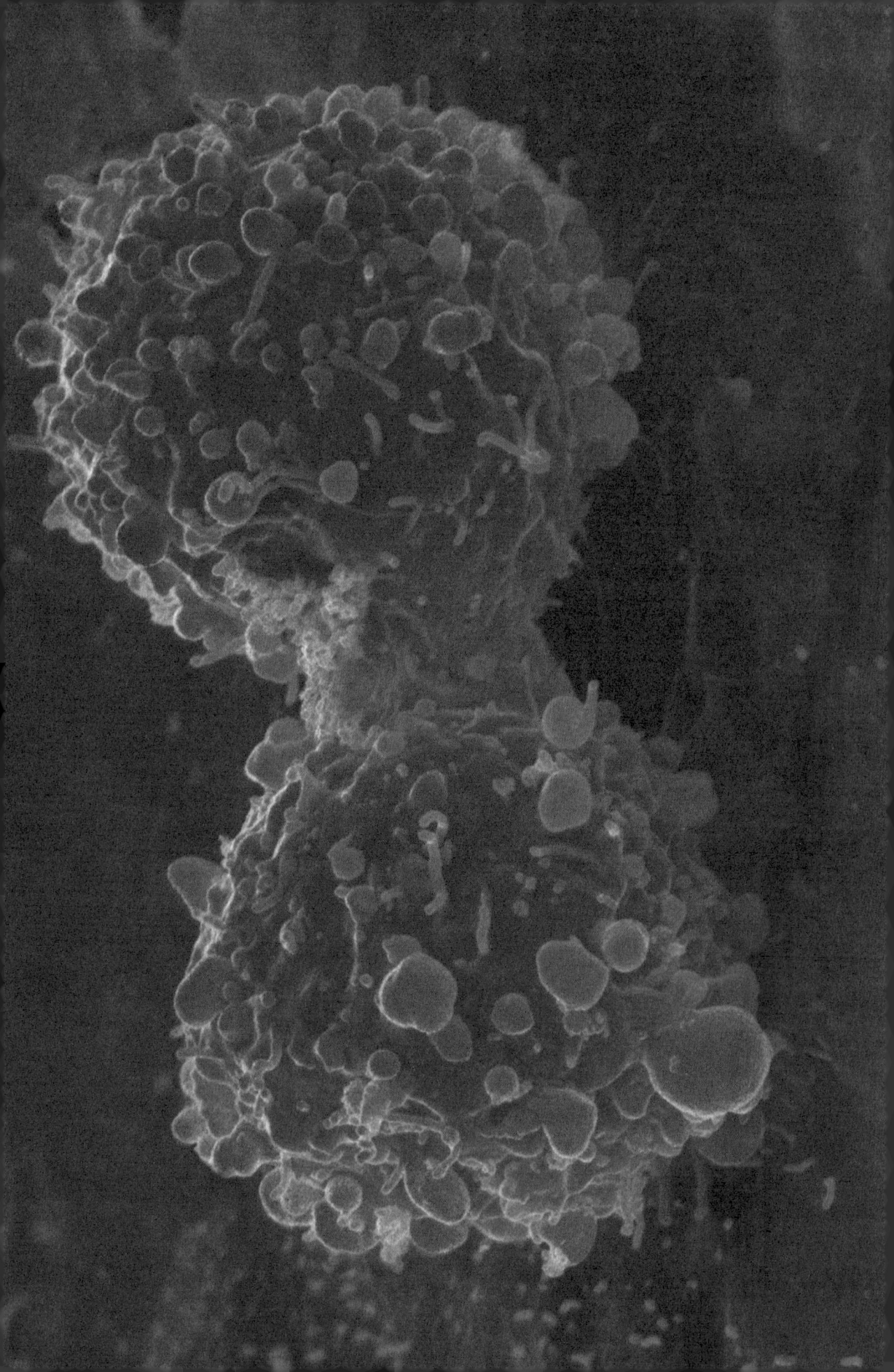

氧化应激和老化

关于老化主要有两种理论。一种强调遗传因素：主要是由于我们的染色体末端磨损，因而随着每次细胞分裂都变得更加容易受到损害。另外一种强调环境对我们机体所造成的累积性伤害，主要是由于那些令人生厌的自由基引起的。

老化和氧化应激紧密相连。机体一生都要和氧气斗争，一方面从它供给生命的特性中获益，另一方面尽力保护我们免于它所产生的危险的自由基的侵害，在这一过程中机体就会遭受损伤。组成我们细胞的分子逐步遭受损伤导致了DNA发生突变，酶不能发挥作用，细胞膜变硬，最终导致细胞死亡。大约半数的皮肤光老化损害被认为是自由基造成的，另一半是紫外线的直接损害造成的。

膳食——尤其是卡路里摄入——或许在氧化应激和预期寿命方面起到很奇怪的作用。饥饿似乎能增加大鼠的预期寿命，或许是由于增加了动物对氧化应激的抵抗性。然而这是一个很有趣的发现，菲尔·哈蒙德博士认为对啮齿动物有益（或有害）的东西同样对人类有益（或有害）。

然而，饥饿或许已经帮着机体塑造如何发挥功能了。过去食物短缺对人类来讲可能是很大的压力。狩猎者与采集者可能已经非常习惯于一两天都没有食物吃的生活，但彻底的饥荒可能是不常见的，因为他们以各种食物为食并且一个地方的食物供应没有了他们就会迁到别处去。随着农业的建立，人类成功地找到了获取食物的途径；人口增长了，城市出现了。不过，和狩猎者与采集者的生活方式比起来，虽然这看来就像是一次成功的处理危险的方法，但却不那么灵活了，并且更多地依赖于稳定的天气变化、政治和和平。暴风雪、暴君和战争都可能毁坏庄稼和储备的粮食，使国家陷入饥荒。因此，具备度过饥荒和饥饿的潜在能力或许就成为了一种进化优势。

人体对饥饿的反应有以下几种方式：为了保存能量，新陈代谢率下降（节食也是这样的情况）；非必需的生理过程，包括那些与生殖有关的过程，这些都停止了，因而减少了身体活动。如果缓慢的新陈代谢意味着细胞损害也减缓下来，那么饥饿可能潜在地延长生命（不过，反向来看，这可能意味着DNA和蛋白质修复

左页图　无节制地扩展：一个肺癌细胞就要分裂成两个。癌细胞的特点是细胞分裂迅速，并且无法控制——癌症发展得很快。

影响患癌症风险的饮食和生活方式 （选自Cummings& Bingham，1998）		
癌症类型	风险增加	风险降低
肺癌	吸烟、肉类、酒精	体力活动、水果和蔬菜（但这些都不能对抗吸烟所带来的风险）
结直肠癌	肥胖、红肉类、酒精	体力活动、水果和蔬菜、纤维
胃癌	盐、干肉和干鱼	水果和蔬菜、维生素A、维生素E
食管癌	酒精、吸烟	水果和蔬菜
乳腺癌	肥胖、红肉类、酒精	体力活动、水果和蔬菜
子宫内膜癌	肥胖	
宫颈癌	HPV感染、吸烟、肥胖	水果和蔬菜、维生素A、维生素C、叶酸
前列腺癌	红肉类、脂肪	蔬菜、维生素E
膀胱癌	吸烟	水果和蔬菜
胰腺癌	吸烟、红肉类	水果和蔬菜、维生素C
肝癌	酒精	

过程减缓，结果导致更多的损害，因此寿命变短）。我本想说饿着肚子看看结果如何是值得做的一件事。可是，尽管延长寿命可能是人们所渴望的事情（在某种程度上是这样的），但如果你经常饿着肚子的话，那你的生活质量也不会好到哪里去。

代谢综合征

"代谢综合征"或"综合征X"是世界上发展最快的医学问题。5000多万美国人和大约1/3的英国成人有此病症。综合征是一种疾病，实际上是几种疾病或症状同时发生：因为我们的器官互相依赖，那么一个器官出现问题引发其他器官出现一系列的问题也就不足为奇了。

健康均衡的膳食和大量的运动为任一器官都提供了健康的基础。代谢综合征表明当你破坏这一基础时，你的器官和身体出现了怎样的状况。膳食中脂肪水平高，尤其是有害的脂肪类型，会导致肥胖和血脂紊乱。血液中高水平的甘油三酯，过多的"坏"（低密度脂蛋白）胆固醇和过少的"好"（高密度脂蛋白）胆固醇，意味着粥样斑块开始在动脉内堆积。不仅如此，血液还会更加容易凝结。狭窄的动脉再加上血液凝结的机会增多便增加了对心脏（通过阻塞冠状动脉）和脑（通过卒中）造成重大损害的危险。变

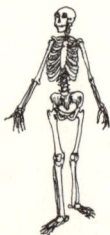

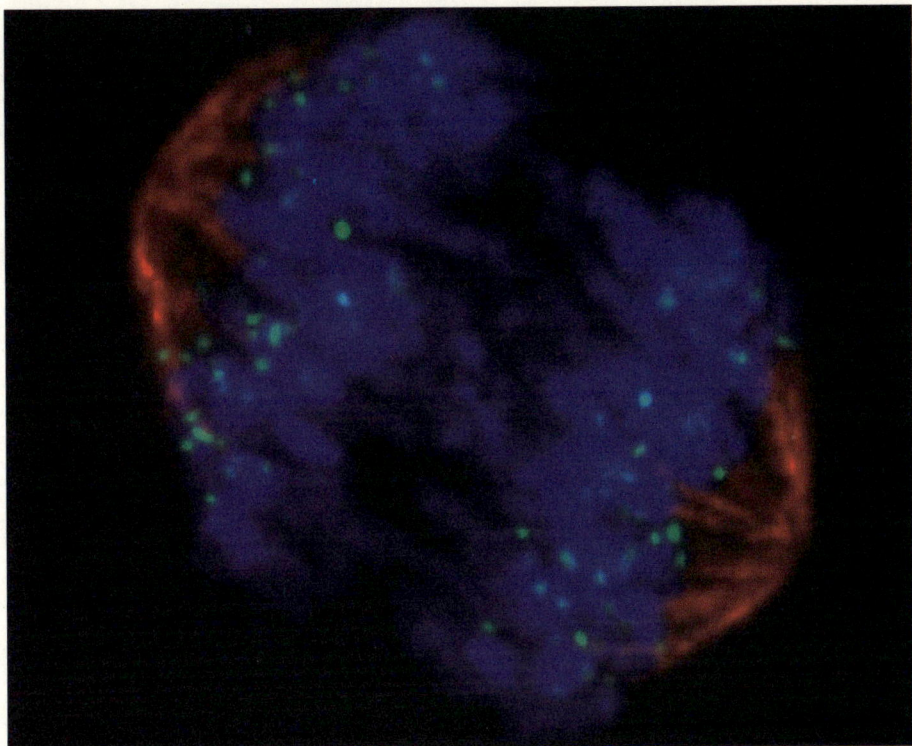

正在分裂的细胞：两组染色体（蓝色）正在纺锤体上（红色）彼此分离，为细胞一分为二做准备。每次细胞分裂时，染色体末端更容易受到损害，DNA 在复制过程中就会出现错误，发生新的突变。

硬的动脉导致高血压，这一后果影响所有的器官。患代谢综合征的人也有胰岛素抵抗和血糖水平升高的症状。

一些专家对"代谢综合征"作为一种综合征的存在有所质疑，认为那只不过是一种很熟悉的问题即糖尿病的延伸。其他人把它看做是基因和环境的产物，认为它属于环境因素范围内，是由于不良的膳食、惯于久坐的生活方式和肥胖造成的，这些环境因素战胜了即使是最强劲的基因所带给人的优势。有些人表现出某些代谢综合征的症状，但还没有发展到成熟的糖尿病阶段，对于这些人，减轻体重和锻炼比药物治疗更有效果——这就强调了生活方式在健康和疾病中极具重要性。同时，某些人的基因可能比其他人更易患病，这是毫无疑问的，如果你体重增加、不怎么运动，并且食用含有大量的饱和脂肪、反式脂肪、胆固醇和糖的不良膳食，那么，你将有更大的危险成为代谢综合征的牺牲品。

锻炼、能量和环境

我们都知道应该定期做运动，但是好像只有20%的人这样做。最常见的借口是没时间，但我认为这一借口会误导人们并对人们也没有什么益处。确实，我们的生活很忙碌，但是这样就想象着我们远比以往人类史上任何时候都更忙碌当然不足为凭。然而，有些情况绝对发生了变化：从一个国家角度来看，我们变胖了，也更不健康了。

我认为，这不是由于天性懒惰造成的。我想更多的原因在于机体很难适应新的生活方式：特别是在学会如何迎接后工业社会的挑战以便适应生活这一方面。不仅仅是关于我们有多么忙碌的问题——而且也是关于我们怎样忙碌的问题。50年前，许多英国人的工作涉及到重体力劳动。很少有人拥有汽车。今天，许多人的工作不需要四处走动，一天中大部分时间都常常坐在桌子旁工作。汽车到处可见。工作了一大天，一路又烦闷地开车回到家，定期运动一下的想法看来就像是一项更加艰巨的任务。我认为这不是懒惰，完全可以理解。但某一天却突然醒悟过来，才发现自己所处的情形是多么的奇怪啊！几千年来，身体活动就是组成我们生活的一部分，是我们四处走动、谋生所依赖的主要方式。这些活动都是不可避免的，我们的身体由此得以强壮起来。现在，我们发明了这么多省力的装置，不再需要靠身体进行外出走动或谋生的活动了。

在西方，我们已劝说自己（或者被劝说）在办公室的这种生活方式远比使用双手劳动更加荣耀。锻炼成为一种爱好，和我们其他的休闲方式列于一起相媲美。如果我们当中只有20%的人进行了足够的锻炼，那么也不能说人们更愿意锻炼身体。

科技的进步好像对健康产生了消极的影响，这个矛盾现象看来很是有趣。一定要这样发展吗？我并不是一个彻底地反对科技进步的人；科技的各个方面，尤其是医学，意味着我们现在有潜力比以前更加健康。我们了解了许多疾病的作用机制并且已想出明智的办法预防疾病、保卫身体。但是科技带来的诸多益处也促使许多人过着不健康的生活，这真是很有讽刺意味。这并不意味着我们要摒弃所有的科学技术和神奇的医学进步回到狩猎者与采集者的生活。适应新环境的能力是把我们人类与动物区别出来，并使人类成功地在全球繁衍的根本原因。在发达国家我们所面临的问题确切来讲就是要适应一个新的环境。这或许就是我们人类获取成功的因素之一，不过环境的影响却没有减弱。当身体期待更大活动量的时候，身体活动量却减少了，这就是一次巨大的变化。身体天性喜欢活动，由此促进了我们的身体及其结构的进化，因而我们想要发明一种药在某种程度上弥补一下锻炼的缺乏

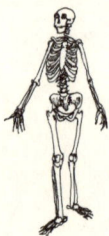

是不可能的。不管怎样，难道我们真的都想要制造出这样的一种药来吗？

　　我们真的有必要重新把锻炼推广到日常生活中以便解决这一问题，要把锻炼变成这样的一件事：尽管我们会感到有点不舒服或者沙发看起来很有诱惑力，但是也很难下决心放弃锻炼。如果你住的地方离工作地点没有几里路，那么走路上班。如果不到五公里远，考虑骑单车上班。诸如此类的简单改变能对你的健康产生巨大的影响，而且也更环保。把它看做是盖阿假说的一种延伸：照管你自身的健康意味着你也在照管我们这个星球的健康。或者换种方式来说，如果你照管地球，地球会回馈给你良好的环境，使你的健康状况更佳。大气污染也适用于这一假说：减少排到大气中的污染量能为我们和其他有生命的星球带来健康的回报。

健康生活的成本

　　在现代西方社会，人类身体结构的进化，同农业社会之前的狩猎者与采集者的生活方式相比较来看，不仅仅在身体活动上发生了根本的改变。狩猎者与采集者的饮食中钠、脂肪、胆固醇和精细碳水化合物水平都很低，而钾和纤维水平高；由瘦肉和鱼组成，并含有丰富的水果、坚果、浆果和蔬菜。与此形成对照的是现代的西方膳食：含有大量的深加工的、冷藏的快餐食品；这类膳食几乎导致了高血压、冠心病、卒中、肾衰、糖尿病、代谢综合征和肥胖的流行。

　　看来食物成本和其益处之间的关系很奇怪。加工食品，是需要花时间和精力进行生产的，看来更加便捷但却没有新鲜的水果、蔬菜、肉类和鱼那么贵。二者之间很难达到一种平衡。而且这产生了一个令人困扰的社会问题：新鲜的食品是健康膳食的基础，但是明显比那些不健康的被加工得面目全非的食品价格更高。有些人能多付些钱买新鲜的健康的食品，然而有些人却负担不起。如果你的预算很紧张，又想省些钱存起来，就会买加工食品，而不去买更健康的天然食品，买炸鱼条而不是买一块真正的鱼，买汉堡包而不是买一片瘦肉，手头有些积蓄可能很重要吧。

　　收入低的人想吃得健康并不容易。美国加利福尼亚的一项研究表明"普通菜篮子"食品比"健康菜篮子"便宜的幅度达40%。这项研究找出了超市存在的一些问题，超市不会把全麦面包作为店内品牌进行营销，不会卖大包的全谷类食品；如果你正努力削减日常用品开支,那么低成本的店内品牌和大包量的食品很重要。为了吸引消费者的注意力,给更健康的食品贴标签是一种普遍的趋势,看来价格比健康重要得多。我们该不该向食品零售商施加压力呢?

农贸市场是一种极好的新现象:生产者直接把产品卖给消费者,他们当然会觉得当地的新鲜产品价格应该是很低的。但当时从生产者那里直接买来的一些新鲜的水果、蔬菜、肉类和鱼可能还是更贵一些,我们只是希望这会有所改变。也有些环境的原因支持市场出售当地产品:食物每多运出一公里,就意味着运输成本的增加,而且添加的防腐剂的量就越大。

在个人问题和全球问题之间产生了另外一个大问题:我们如何在社会上照顾其他的不幸的人呢?首先要做的是确保健康的食品价格很低廉并能买得到。

最近读到篇引人深思的文章,里面列出了与哮喘致死相关的医疗和社会心理特点:"滥用酒精或毒品、精神疾病、否认、不按医嘱服药、学习困难、收入和求职困难、远离人群"。我们现代的富裕社会对有些人还没有照顾到。这并不需要用昂贵的治疗——让他们能在社会上发挥作用,作为回报社会能给他们支持。

5000年前,在小规模的狩猎者与采集者群体中,上述所列出的社会问题在那时可能是不存在的。如果过去几千年中所发生的应该称作进步的话,下面就是我们该如何判断它是否真的进步了:我们社会中最贫穷的人所得到的支持程度怎样。我们还是很乐观:我们可以把目前的情形看做是居住在科技化大城区的一种尝试,期望在现实生活中社会的进步能达到一种程度,那就是在这样的社会中,绝对是每一个人都能得到妥善安排。

对身体各器官的健康态度

大多数的新闻标题、使人惊恐的患病故事、食物标签和"健康权威人士"都给出了与健康有关的建议,与此相比较,照管身体各个器官和总体健康状况要容易得多也简单得多。如果你知道身体如何工作,并且什么对身体有益,那么你都能以质疑的态度考量任何有关健康的建议。不要只是接受教条式的条条框框;问问自己是否有证据证实那些东西有效。获得健康生活和均衡膳食的方法很重要,但是不要受到那些规则的约束,并且如果你违背那些规则时,也不要有罪恶感同样也是很重要的。对健康生活

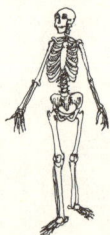

方式的过度追求是不健康的。对所吃的东西注意得太仔细会转变为对体重和体型的一种病态关注。法国人饮用葡萄酒却并不看重它对心脏的效果：法国人是世界上对健康状况担忧得最少的民族，他们认为食物是种愉悦的享受。美国人更加关注食物与健康的关系，对于食物所带来的乐趣却不那么在意。但哪个国家更健康呢？

在我们一生当中，许多不幸的事情会影响我们的身体。有些是由基因先天注定的，有些可能是我们不加控制的结果。但是这一趟器官旅行已经揭示了我们能做多少努力，并告诉我们保持身体各个器官健康的方法很简单：就是我们吃进了什么以及如何利用所摄入的物质——健康膳食并做大量运动是器官和整个身体健康的基础。记住这一数据：80%的心脏病、90%的2型糖尿病和30%的癌症都能通过改变膳食和生活方式得以避免。

五种保持全身健康的方法

均衡的"地中海式"膳食——吃你喜欢的食物，享受食物的美味，记得饮一点儿酒对你有好处。

大量运动——做你喜欢的运动，并帮助挽救这个星球。

减轻体重——如果你膳食均衡并做大量运动，体重应该能自然降下来。

尽量不要压抑——特别是不要影响到健康；对此也不要产生愧疚感。

不要吸烟——太太太糟糕的事情：只要不吸就可以了。

洗剂、饮剂和药丸

即使你在这个星球上过着最健康的生活，身体有时还是需要一点儿帮助的。如果你病了，病情的严重程度将决定你要采取的治疗程序。尽管有些病只要让身体的机械师（通常被称作外科医生）打开身体将其取出就能治愈，但有些病则不需如此侵入人体。喝杯薄荷茶就可能缓解消化不良，如果情况很严重或者疼痛更持久，需要医师开药减轻痛苦的话，你可以去看能开些草药的医师或向自己的医师寻求帮助。

一些洗液、饮剂和药丸——非处方药——在任何一家药店都有售。你可以在药物之间进行选择，包括草药和医疗用药，通常都在同一个货架上。所有这些都被认为足够安全，不需要医生处方（但这并不是说这些药对人就不会造成严重伤害）。这些药上会注明治疗的各个方面，但是你怎么知道说的那些都是真实的呢？

非处方药：有效果吗

任一常规医学号称所不接纳的疗法都混在一起成为没有用处的一类：补充和替代医药（CAM）。关于CAM疗效的研究出现了一个问题：这些疗法普遍便宜并且容易买到，因此不值得对其进行投资证明它们的疗效。一些CAM医师建议他们的疗法没有必要接受现代西方科学的检验，由此进一步使这一问题变得扑朔迷离。但是如果你要服用药丸、涂抹或者针刺，你要问问："它有效果吗？"对于任何疗法都该问这样的问题，不管是替代疗法还是常规医药。对于任何人所说的"不能检验"都要多多疑虑；因为即使他们认可其疗效，但他们也在承认是在兜售一种药物但并不知道是否有效。自从17世纪中期以来有一个词能准确描述这类事情。源于一个荷兰词汇，意思是大吹特吹药膏的神奇疗效：江湖郎中。

无须医嘱，任何人都能很容易地买到非处方药。因此记住一些草药会干预医师所开的处方药的药效，这一点是很重要的。例如，麻黄能减弱降压药的效果，银杏能增强血液稀释剂的效果，比如华法林这一抗凝血剂就会引起出血，贯叶连翘降低口服避孕药的效果。人参几乎没什么副作用，但是如果你正服用华法林，也会引起严重的血液过度稀释。如果你正服药，在服草药或任何非处方药前请咨询医师。

无论是不是草药，权衡任何一种疗法的益处与风险都是重要的。天然成分，比如那些草药疗法中的成分，对你不一定是肯定有好处的。对于任一药物或疗法，你要确保自己能意识到其潜在的副作用。草药疗法作为食物补充品在市场上出售，因此就质量和安全性而言不在法律约束范畴内。

对其他的疗法同样要有所怀疑。止咳药看来和安慰剂差不多，这并不让人吃惊，因为大多是糖浆。如果它们真的有安慰作用，可能是由于甜甜的味道而不是任一有效的成分，如果是这样的话，从自制的糖浆饮剂中你也可能得到同样的益处。人们争论维生素C对于预防并治疗感冒的作用已有60多年了。市场上有无数的含维生素C的感冒药。维生素C有可能缩短感冒的时间并减轻其严重性，但还是不足以证明有建议人人都服用的充分理由，而且如果你已经感冒了，服用维生素C看来根本就没有作用。几种草药常被用来治疗或抵御普通感冒，包括紫锥菊、人参和黄芪；紫锥菊看来能产生某种作用，缩短感冒时间并减轻症状，但好像没有什么预防功效。

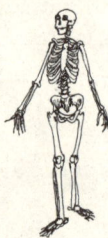

维生素补充剂

有25%的人定期服用维生素补充剂，但没有证据表明它们有什么好处。如果你身体获得的某种维生素不够，你一定会注意到维生素缺乏带给你的影响。但在发达国家，在膳食中，我们能从充足的各类食物中获取所需的所有维生素——过多服用维生素不会使你更健康。

有两种情况例外：上了年纪后可能额外需要维生素D，怀孕时服用叶酸绝对有益。我们应该从水果和蔬菜中获取所需的全部维生素D，但是老年人有理由服用维生素D补充剂以及钙，以便预防骨质丢失。自制维生素D比补充剂要好，人体暴露于阳光下时能合成维生素D，尽管我们需要权衡一下它的积极影响和患皮肤癌的风险。唯一的无疑有着积极作用的维生素补充剂是怀孕时要补充叶酸，因为能降低胎儿发育过程中出现神经管缺陷的危险，比如脊柱裂。但对于我们多数人，多数时间内都不需补充维生素。

处方药

知道处方药已经通过了严格的安全测试，并且医师知道你正服用的所有其他药品，已确信彼此不会有不良作用，有充分的证据表明医师开的药将有效地同疾病斗争，以及你的医师对药品没有既得利益，所有这些都可能使你认为自己完全相信处方药。

前两种假设还是合理的。在这个国家处方药必须要通过药品与医疗产品监管机构的严格审查，这表明它们是安全的并针对目标疾病发挥作用。法律和道德要求医生确保病人能意识到一种药品可能带来的任何副作用，尽量不要开相互会发生不良作用的混合药品。

但是疗效怎样呢？大多是针对疾病而开出的经证明的有效药品——但还有大概20%的药品开出时药效是未被证明的。这叫做"药品核准标示外使用"的处方，听起来比实际情况更危险，因为你的医师应该知道身体运作机制以及不同的药品如何发挥作用并且能相应地开出药品。但是它意味着可能没有研究支持药品某一特定的用法。医师应告诉你他们为什么开这种药，显然最终你来决定用还是不用。